遺伝子医学MOOK別冊

# 次世代ペプチド医薬創製

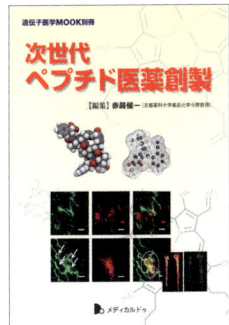

編集：赤路健一（京都薬科大学薬品化学分野教授）
定価：本体 3,000円＋税、B5判、140頁

## 第1章　ペプチドの調製
1. 高純度ペプチドの合成
2. 糖タンパク質の化学酵素合成
3. ファージライブラリーを用いた次世代分子標的ペプチドの創出
4. SARSコロナウイルスプロテアーゼ阻害剤の創薬
5. 異常アミノ酸含有環状ペプチド誘導体の合成と構造活性相関
6. 長鎖脂肪族アンカーの構造特性を活用した
AJIPHASE®ペプチド合成法の新たな展開

## 第2章　ペプチドのDDS
1. 膜透過ペプチドを利用する細胞内デリバリー
2. マイクロニードルを用いたペプチド・タンパク性医薬品の
次世代型経皮吸収製剤の開発
3. 細胞外マトリクス由来ペプチドを利用した薬物・遺伝子デリバリー
4. ペプチドの経鼻吸収

## 第3章　ペプチドの応用
1. コラーゲン3重らせんペプチドの応用：体内動態特性と薬物担体としての可能性
2. ペプチドアプタマー（人工抗体様ペプチド）探索法とその応用
3. 放射性標識ペプチドの分子病理診断への応用
4. ペプチド由来阻害剤への展開

**お求めは医学書販売店、大学生協もしくは弊社購読係まで**

発行／直接のご注文は

 **株式会社 メディカルドゥ**

〒550-0004
大阪市西区靫本町 1-6-6　大阪華東ビル5F
TEL.06-6441-2231　FAX.06-6441-3227
E-mail　home@medicaldo.co.jp
URL　http://www.medicaldo.co.jp

# 遺伝子医学 MOOK 26
## 脳内環境－維持機構と破綻がもたらす疾患研究

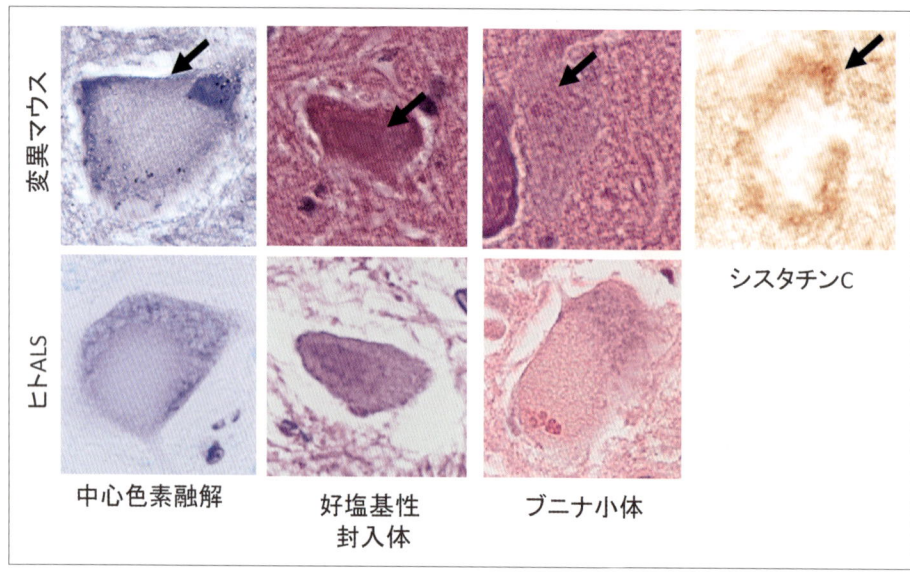

● 運動ニューロン特異的プロテアソームノックアウトマウスとヒトALSの脊髄運動ニューロンの光学顕微鏡所見の比較
（本文29頁参照）

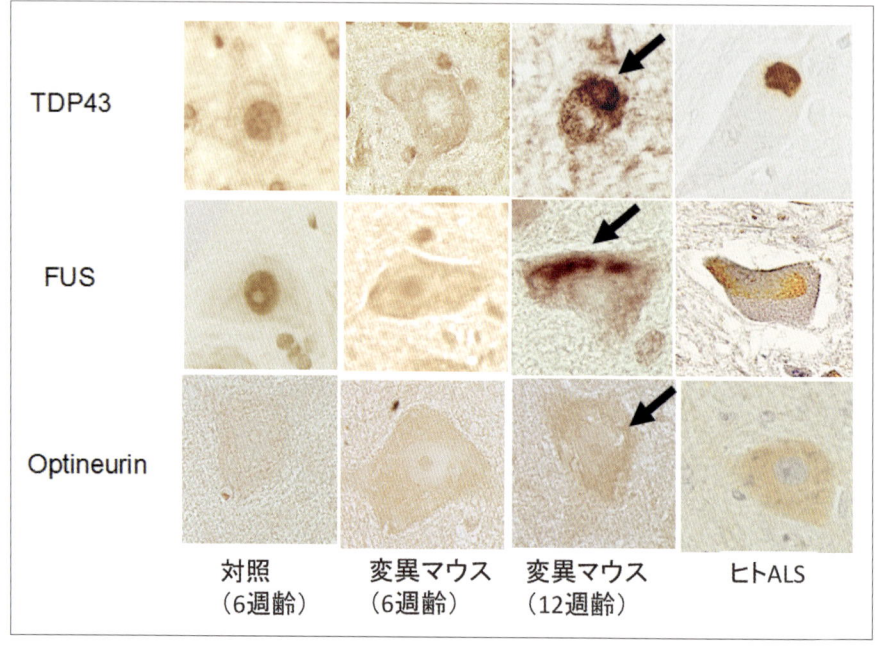

● 運動ニューロン特異的プロテアソームノックアウトマウスとヒトALSの脊髄運動ニューロンの免疫組織化学的所見の比較
（本文29頁参照）

## 巻頭 Color Gravure

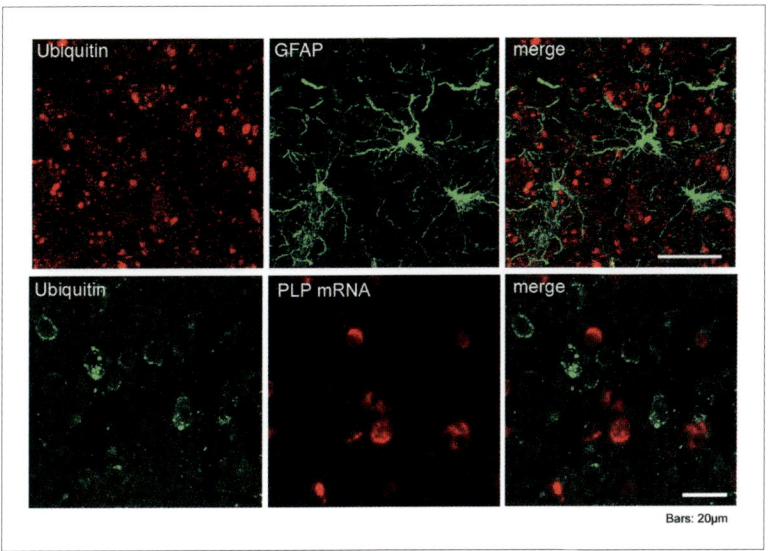

● マウス大脳皮質におけるユビキチン複合体（Ubiquitin）の局在を示す蛍光像
　　　　　　　　　　　　　　　　　　　　　　　　（本文38頁参照）

上段はGFAP陽性のアストロサイト（緑）にubiquitin（赤）陽性の顆粒は一致しない（merge）ことと，下段はPLP mRNA陽性のオリゴデンドログリアにユビキチン（緑）陽性の顆粒は一致しない（merge）ことが，共焦点走査型顕微鏡観察像でわかる。

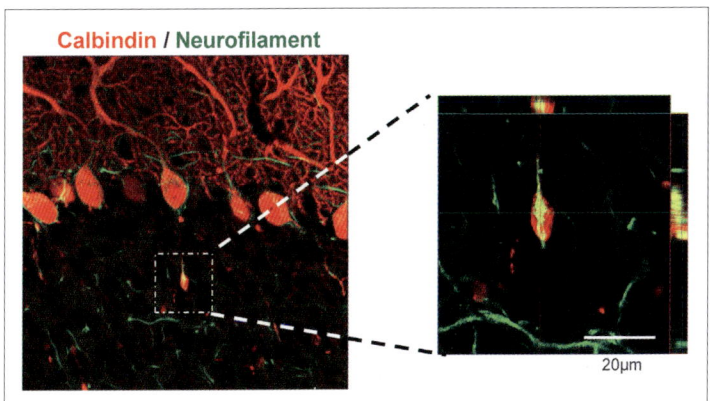

● HuC KOマウス小脳におけるプルキンエ細胞の軸索変性部位
　　　　　　　　　　　　　　　　　　　　（本文50頁参照）

生後7ヵ月のHuC KOマウスは小脳失調症を呈し，小脳プルキンエ細胞の軸索が球状に肥大した変性像がみられる。軸索変性部位には軸索輸送されるニューロフィラメントタンパク質が蓄積している。右は拡大した共焦点画像。

## 巻頭 Color Gravure

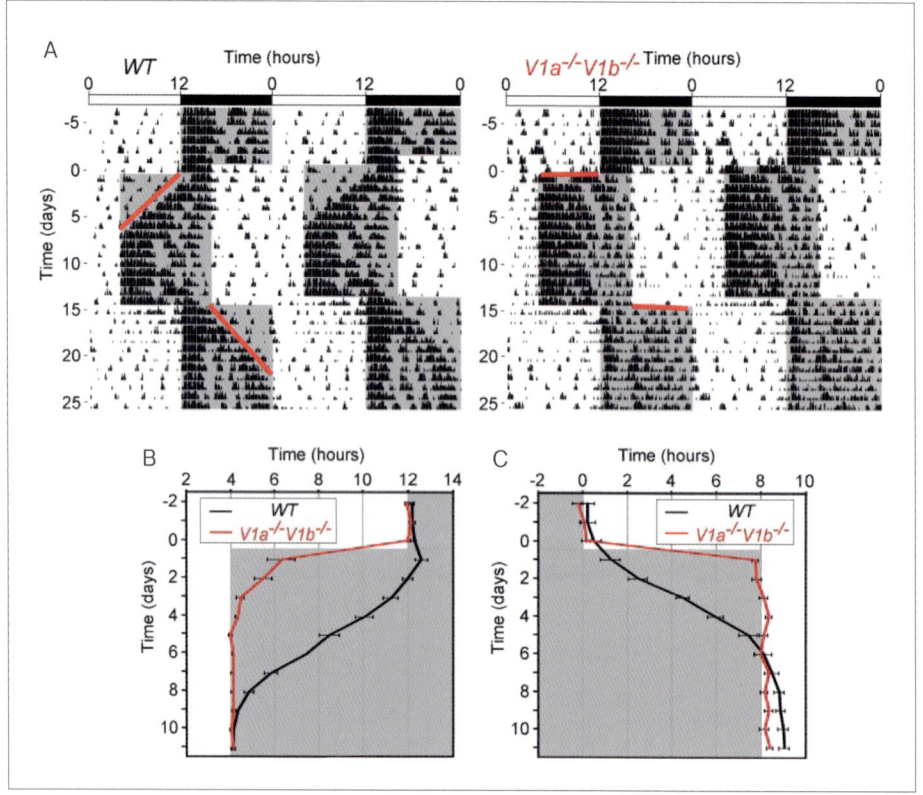

● 時差時の野生型マウス（左）と *V1a⁻/⁻V1b⁻/⁻* マウスの行動リズムの変化 （文献3より改変）
(本文 56 頁参照)

A. 行動リズムをダブルプロット法で示す。
B, C. 行動開始位相の時差後の変動。V1aV1b両受容体の欠損で，正常では8日かかる時差が消失し，再同調が速やかに起こる。

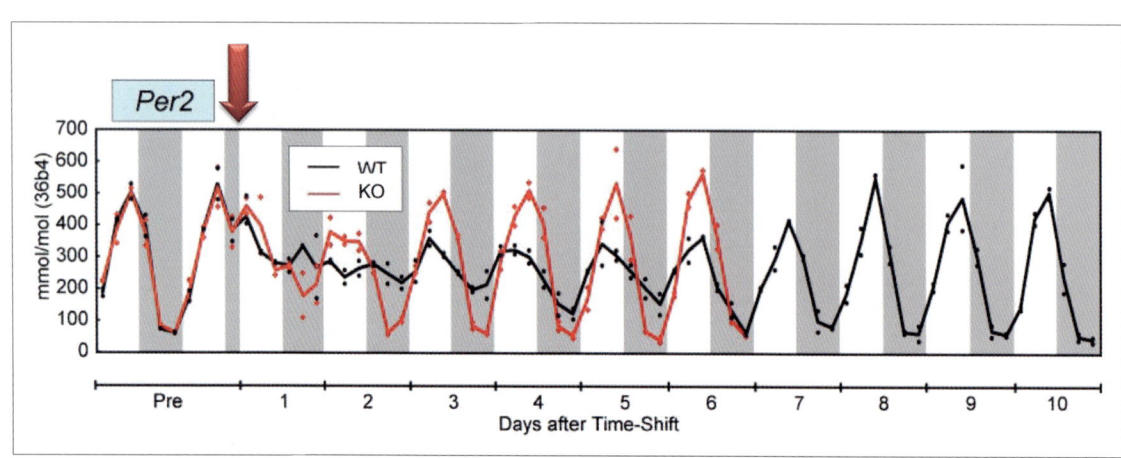

● 時差前後の *V1a⁻/⁻V1b⁻/⁻* マウスの SCN における主要時計遺伝子 *Per2* の発現変動 （文献3より改変）
(本文 57 頁参照)

対照として野生型の変動も示す。*V1a⁻/⁻V1b⁻/⁻* マウスのリズム振幅と位相は，3日で完全に回復することに注目。

## 巻頭 Color Gravure

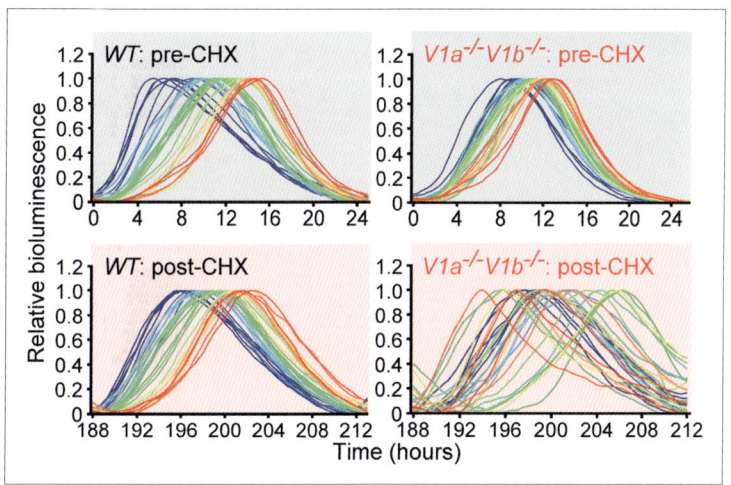

● SCN スライスカルチャーにおける cycloheximide（CHX）投与前（上）と投与後（下）の野生型（左）と $V1a^{-/-}V1b^{-/-}$（右）の細胞リズム
（文献3より改変） （本文58頁参照）

野生型ではSCN細胞の時刻順序は決まっており，CHX投与のような外的な攪乱でも乱れないが，$V1a^{-/-}V1b^{-/-}$ではCHX投与後，秩序は回復しない。

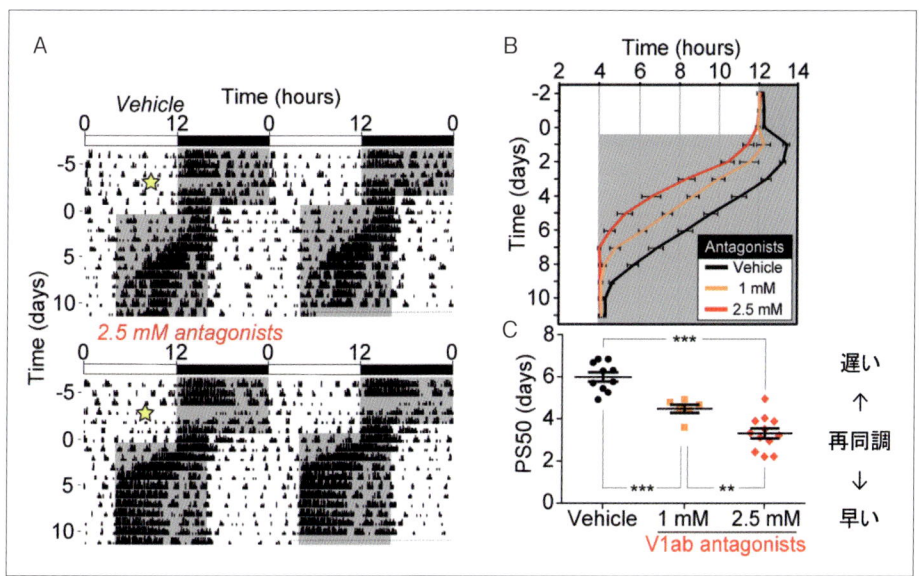

● V1a/V1b アンタゴニストは，用量依存的に時差を軽減する（文献3より改変）
（本文59頁参照）

野生型マウスにV1aアンタゴニスト OPC-21268，V1bアンタゴニスト SSR-149415 のカクテルを，時差前3日からSCNへ投与を始め，8時間位相を前進させる時差を起こすと，アンタゴニスト投与群は対照群に比して用量依存的に早く再同調していることに注目。

## 巻頭 Color Gravure

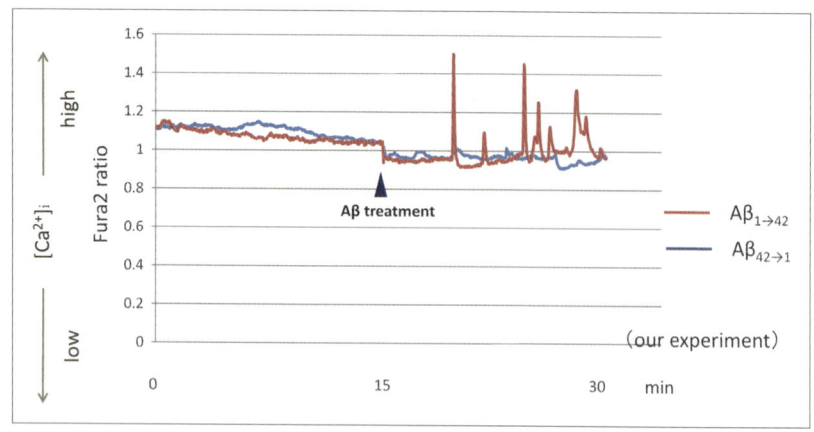

● Aβによりアストロサイト内カルシウム濃度の上昇を認める（本文62頁参照）

Aβによるアストロサイト内のカルシウム動態を調べた。マウス初代培養アストロサイトにAβとコントロールを負荷し，細胞内カルシウム濃度の変化を測定した。コントロール（青色）に比べて，Aβ（赤色）を加えた場合，アストロサイト内のカルシウム濃度が激しく上昇しては元に戻る（oscillation）ことがわかる。

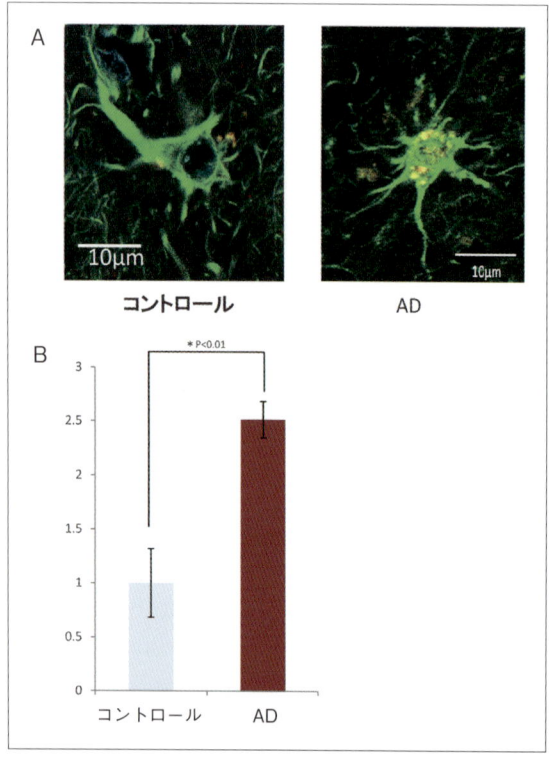

● アストロサイト内のカルシニューリン発現
（本文63頁参照）

A. ヒト脳の蛍光免疫染色である。緑色に染色された細胞がアストロサイトで，赤色でカルシニューリンが染色されている。コントロールでは，アストロサイト内にカルシニューリンはほとんど認めないのに対して，AD脳では，アストロサイト内にカルシニューリンが多く共局在している。
B. カルシニューリンと共局在しているアストロサイトの割合を示したもの。それぞれ4症例の大脳皮質から無作為に9ヵ所を拾い，共局在している割合を算出した（単位はコントロール脳を1としたarbitrary unit）。

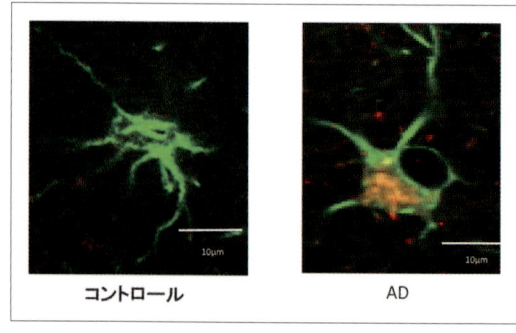

● アストロサイト内のIGFBP-3（本文64頁参照）

緑色に染色された細胞がアストロサイトで，赤色でIGFBP-3が染色されている。コントロールでは，アストロサイト内にIGFBP-3はほとんど認めないのに対して，AD脳では，アストロサイト内にIGFBP-3が非常に多く共局在している様子がわかる。

## 巻頭 Color Gravure

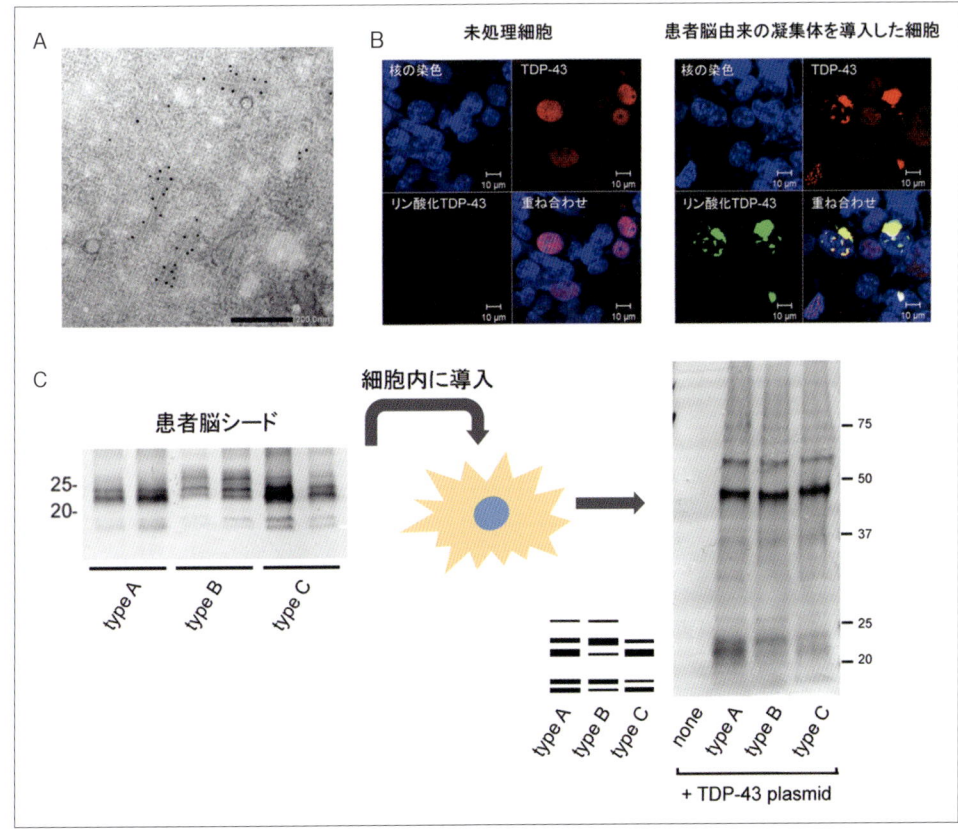

● シード依存的な細胞内 TDP-43 蓄積モデル（文献 3 より改変）　　　（本文 69 頁参照）

A. ALS 患者脳より調製した界面活性剤不溶性画分の電子顕微鏡写真．抗 TDP-43 リン酸化抗体で免疫染色した後に観察した．黒い点（金コロイド）で囲まれているものが TDP-43 凝集体．図中のスケールバーは 200 nm．
B. ALS 患者脳より調製した不溶化 TDP-43 を，TDP-43 プラスミドを一過性に発現する細胞に導入すると，リン酸化およびユビキチン化を受けた TDP-43 の細胞内蓄積がみられる（右）．未処理の細胞（左）ではそのような凝集体は認められず，TDP-43 の核内での発現がみられる．
C. 患者脳より調製した不溶化 TDP-43 は，その C 末端断片のイムノブロットパターン（左のブロット）の違いにより，いくつかのタイプに分けられる（タイプ A, B, C：右側の模式図参照）．それらをシードとして培養細胞に導入すると，それぞれのシードが鋳型として機能するため，それらとよく似た C 末端断片のパターン（右のブロット）を有する TDP-43 凝集体が培養細胞内で形成される．

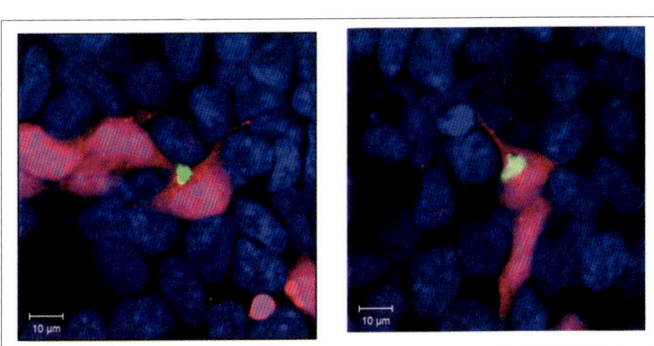

● 不溶化 TDP-43 の細胞間伝播
　　（文献 3 より改変）　　（本文 70 頁参照）

TDP-43 凝集体を含む細胞と含まない細胞を共培養すると，頻度は低いが，TDP-43 凝集体が細胞から細胞へと伝播する様子が観察される．

## 巻頭 Color Gravure

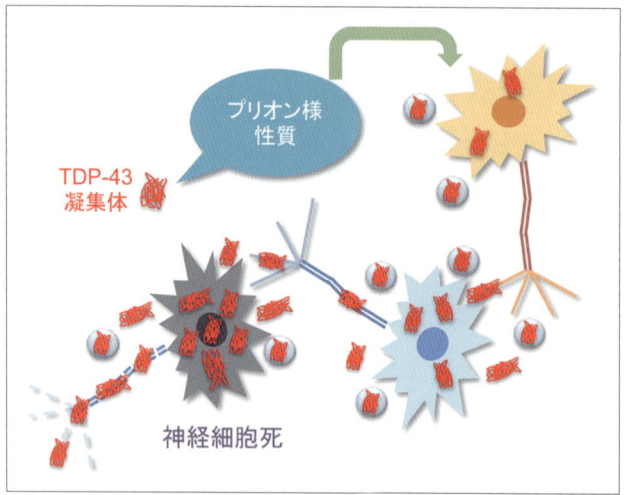

神経細胞内で異常凝集したTDP-43（赤い糸くず状のもの）は，その安定な性質のため生体による分解・排除機構を免れ，神経細胞から神経細胞へと伝達され，自身を鋳型として本来なら凝集しないはずの正常TDP-43を次々と凝集させ，最終的に神経細胞死が誘導される（左のグレーの細胞）と考えられる。

● 細胞内TDP-43蓄積による神経細胞死のメカニズム
（本文70頁参照）

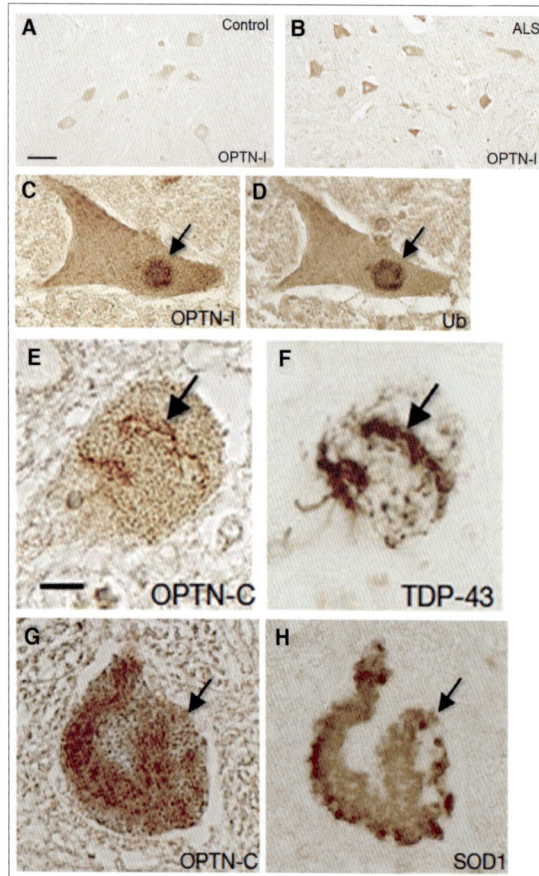

A,B. 脊髄前角の運動ニューロンの抗オプチニューリン抗体による免疫染色。A：健常者，B：弧発性ALS患者

C,D. 弧発性ALSの運動ニューロンに認められる封入体の抗オプチニューリン抗体（C），抗ユビキチン抗体（D）による免疫染色

E,F. 弧発性ALS患者のskein-likeな封入体の抗オプチニューリン抗体（E），抗TDP-43抗体（F）による免疫染色

G,H. SOD1変異によるALS患者の封入体の抗オプチニューリン抗体（G），抗SOD1抗体（H）による免疫染色

● ALS患者検体の封入体の抗体反応性 （文献2より改変）
（本文98頁参照）

## 巻頭 Color Gravure

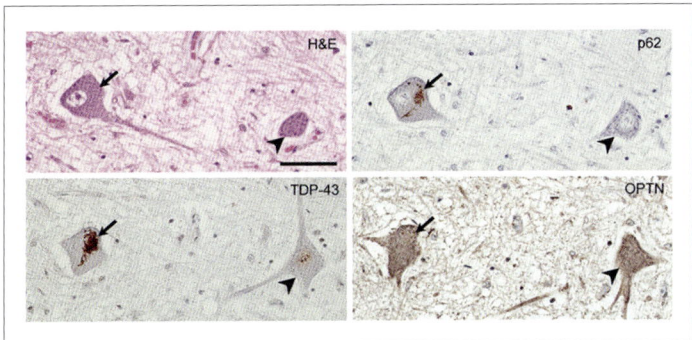

● E478G 変異による ALS の脊髄前角運動ニューロンの連続切片
（文献 4 より改変）　　　　　　　　　　　　　　　（本文 99 頁参照）

skein-like な封入体（矢印）は p62, TDP-43 陽性だが，オプチニューリン陰性である。

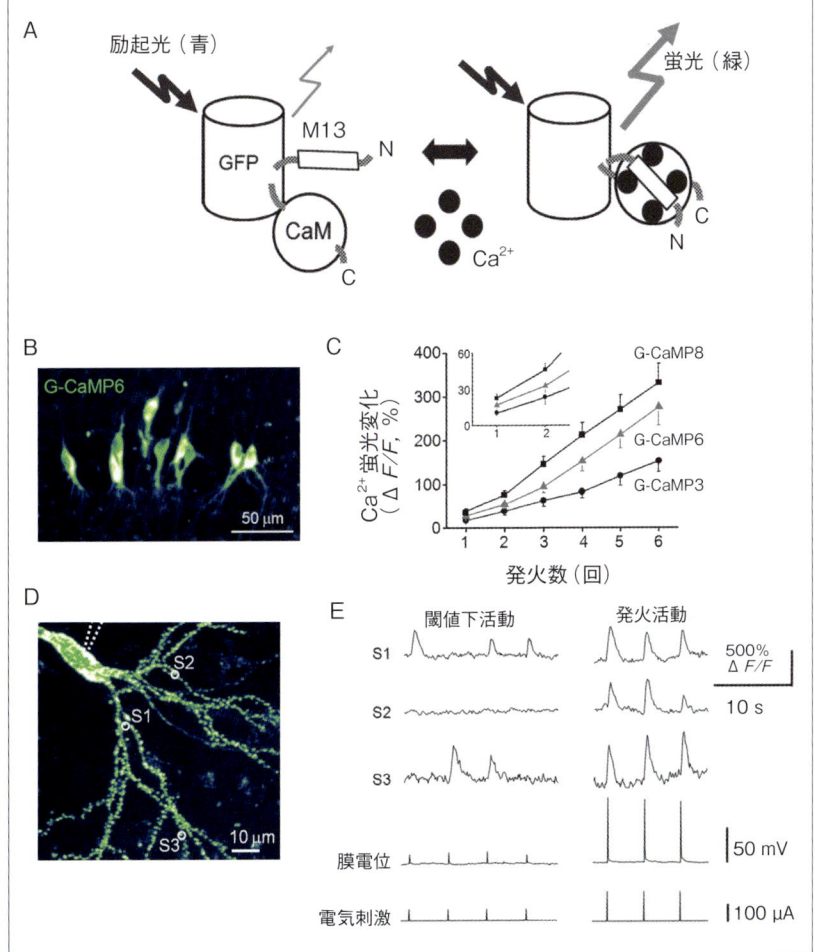

A. G-CaMP の動作原理。$Ca^{2+}$ が結合すると青色の励起光によって緑色の強い蛍光を発する。GFP：green fluorescent protein, M13：myosin light chain kinase M13 fragment, CaM：calmodulin

B. G-CaMP6 発現細胞の蛍光画像。海馬培養スライス標本の CA3 野錐体細胞に単一細胞エレクトロポレーション法で G-CaMP6 を発現させた。

C. 誘発させた 1～6 回の発火活動に対する各種 G-CaMP バリアントを発現する細胞の細胞体におけるピーク $Ca^{2+}$ 蛍光変化（Δ$F/F$）。

D. G-CaMP6-actin 発現細胞の蛍光画像。G-CaMP6-actin が視野内のほぼすべてのスパインに発現している。

E. 歯状回に電気刺激を行った際の典型的なスパインの $Ca^{2+}$ 活動と細胞体の膜電位変化。閾値下活動ではいくつかのスパイン（例：スパイン S1, S3）が確率的に $Ca^{2+}$ 蛍光上昇を示すのに対し，発火活動ではほぼすべてのスパインで $Ca^{2+}$ 蛍光上昇が観測される。

● 改良型 G-CaMP を用いた神経発火およびスパイン活動の計測（文献 9 より改変）
　　　　　　　　　　　　　　　　　　　　　　　　　（本文 110 頁参照）

## 巻頭 Color Gravure

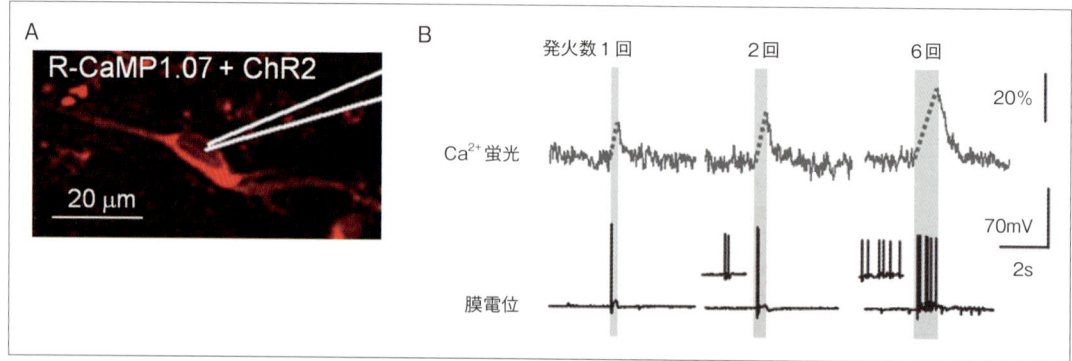

● ChR2 を用いた光操作により誘発された神経発火の R-CaMP1.07 を用いた計測（文献 11 より改変）

（本文 112 頁参照）

A. R-CaMP1.07 および ChR2 を同時に発現させた細胞の蛍光画像。海馬 CA3 野錐体細胞に単一細胞エレクトロポレーション法で発現させた。

B. R-CaMP1.07 および ChR2 を共発現させた細胞に青色光刺激を行った際の典型的な $Ca^{2+}$ 蛍光変化と細胞体の膜電位変化。光刺激で誘発された発火活動（下）に伴って $Ca^{2+}$ 蛍光変化（上）が観測された。

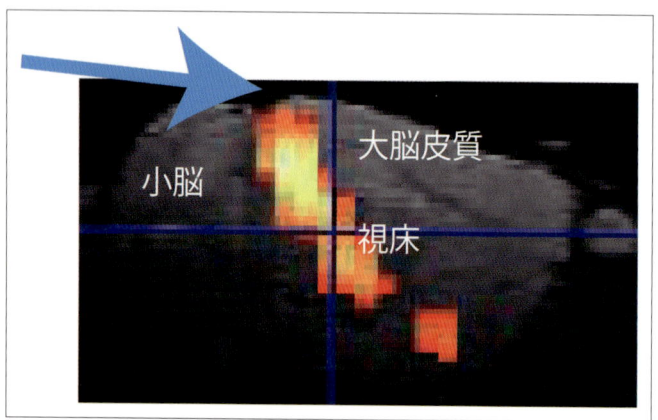

● アストロサイト光操作と fMRI の融合 （本文 128 頁参照）

経頭蓋的に大脳皮質アストロサイトを光活性化した時に fMRI 応答を示す脳部位の一例。青矢印は光ファイバーの向きを示す。矢状断像。応答は大脳皮質だけでなく，視床や中脳でもみられた。光ファイバーの先端は，大脳皮質視覚野付近の頭蓋骨上に留置した。

# 巻頭 Color Gravure

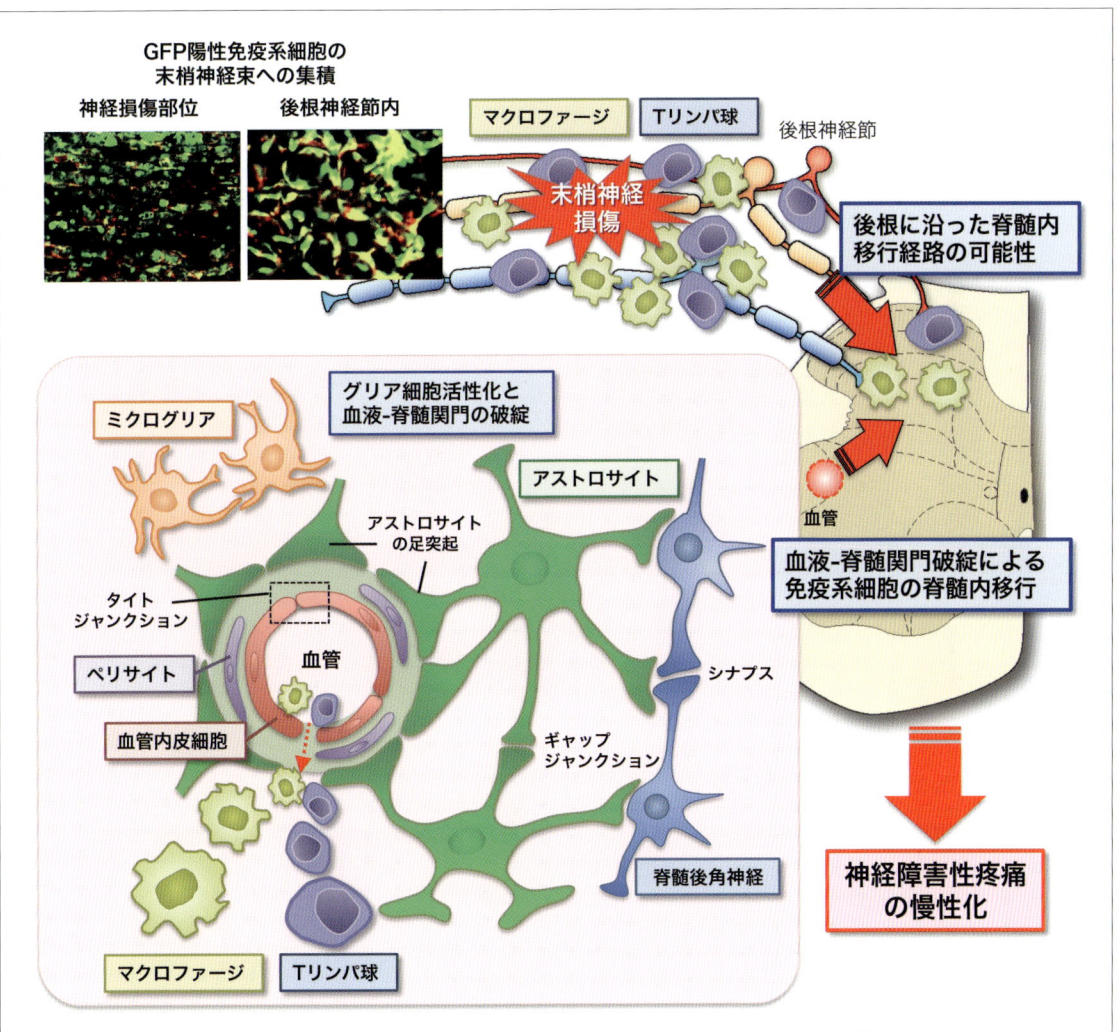

● 末梢神経損傷による末梢免疫系細胞の脊髄内移行の経路

（本文144頁参照）

## 巻頭 Color Gravure

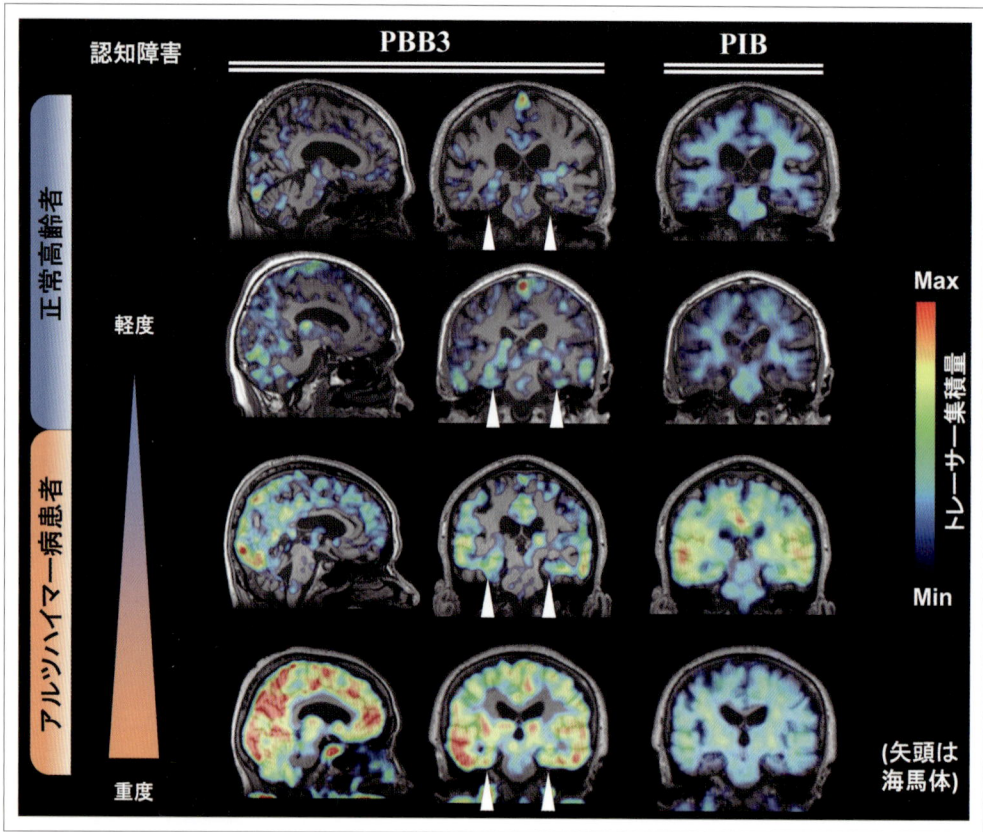

● PETトレーサー PBB3 で可視化された脳内タウ病変と，PIB で可視化された Aβ 病変
(本文 173 頁参照)

PBB3 画像は矢状断（左）と冠状断（中央），PIB 画像は冠状断（右）を表示。下に行くほど認知機能障害が顕著なヒトの画像となる。

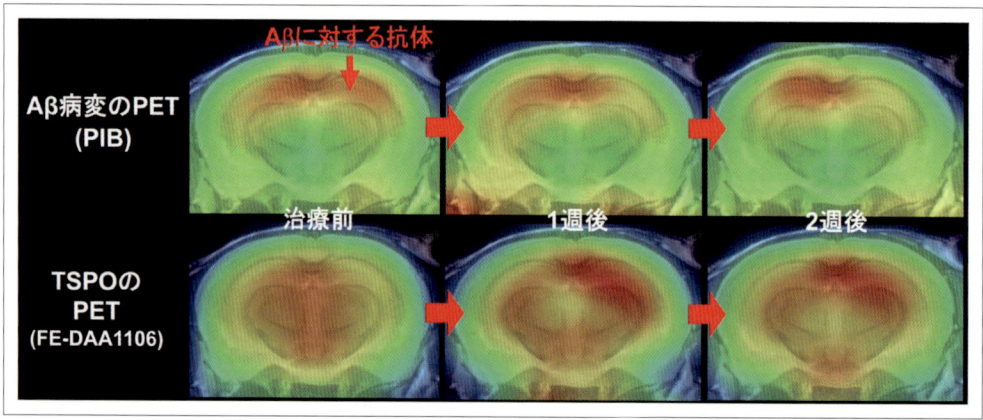

● APP Tg マウスの一方の海馬に抗 Aβ 抗体を投与した際の，Aβ 病変および TSPO の PET 画像の経時変化
(本文 175 頁参照)

抗体を注入した部位で，Aβ 病変の減少と TSPO の増加を認める。

# 巻頭 Color Gravure

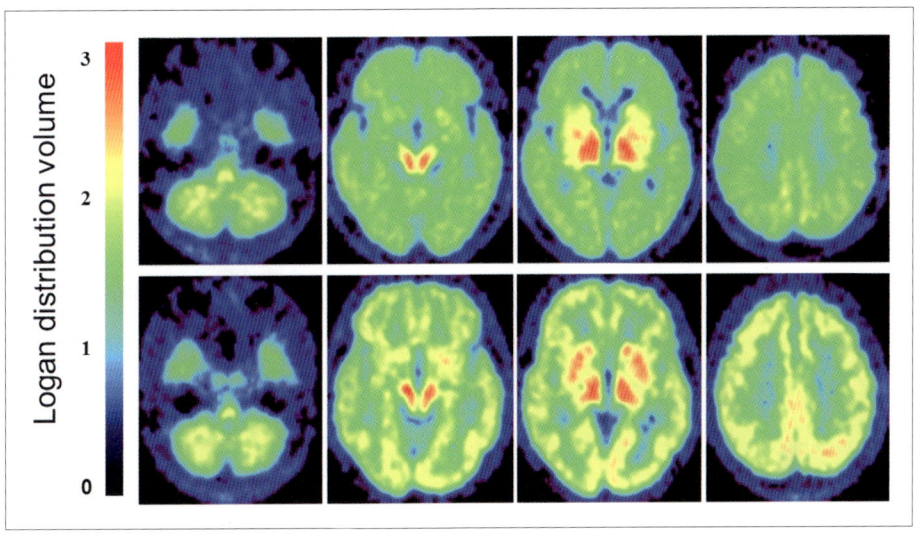

● [$^{11}$C]BF-227 による MSA の PET イメージ（文献 9 より）　　　（本文 187 頁参照）

健常者（上図）と比較し MSA（下図）では被殻などの大脳基底核や大脳深部白質において [$^{11}$C]BF-227 の集積亢進を認める。

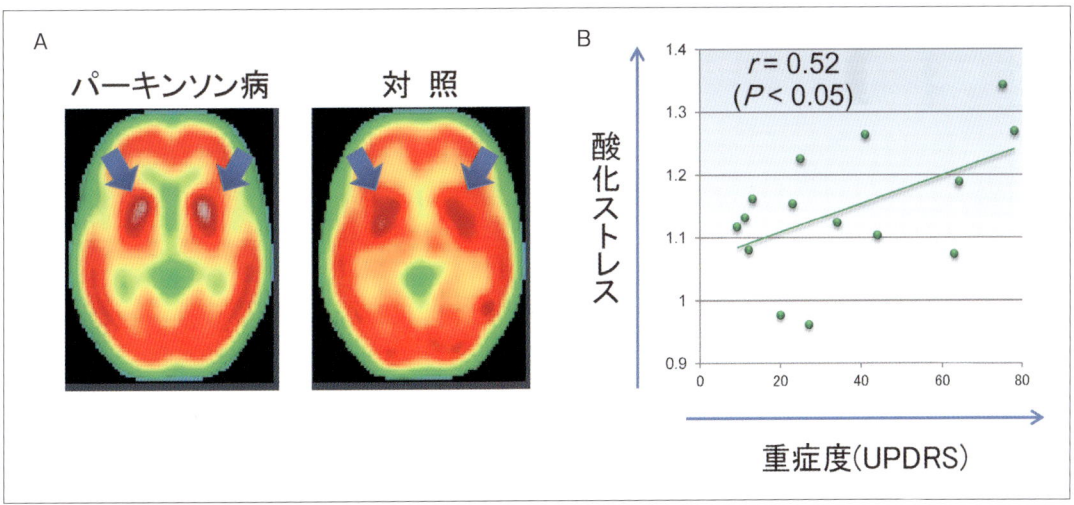

● 患者生体脳における $^{62}$Cu-ATSM PET 画像（文献 7 より改変）　　　（本文 214 頁参照）

A. PD 患者群（15 名）と健常対照者群（6 名）のそれぞれの平均画像。PD 患者群では線条体に集積増加が認められる（矢印）。
B. PD 患者では，臨床的重症度（UPDRS）と脳内酸化ストレスが正の相関にある。

**Thorlabs Solutions**

# 多光子顕微鏡 Bergamo II シリーズ
## 必要なモジュールを組み合わせて自由にシステム構築が可能

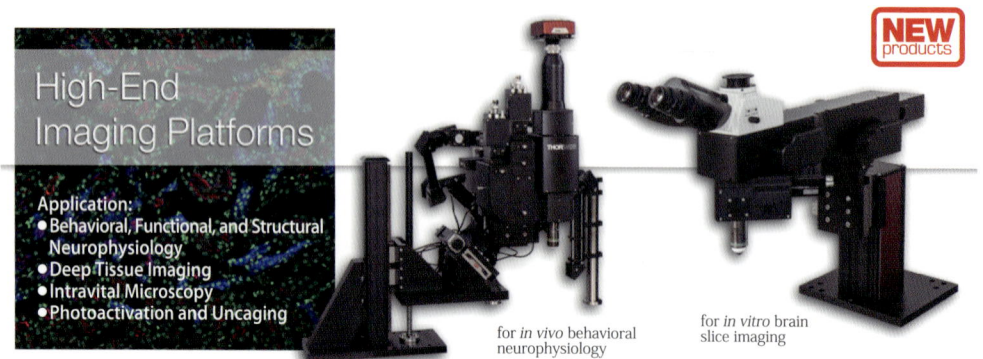

for *in vivo* behavioral neurophysiology

for *in vitro* brain slice imaging

High-End Imaging Platforms

Application:
- Behavioral, Functional, and Structural Neurophysiology
- Deep Tissue Imaging
- Intravital Microscopy
- Photoactivation and Uncaging

Bergamo IIシリーズは、細胞から小動物まで幅広いイメージングのニーズに応えるために開発されたモジュール式多光子顕微鏡です。実験用途の変化に合わせて組み直すことができる新発想の顕微鏡システムです。

### 特長
- 波長：400～1100 nmまたは600～1400 nm
- FOV：22 mm
- スキャナ（シングルまたはツイン）：「ガルバノ/8 kHz共振」または「ガルバノ/ガルバノ」の組み合わせから選択
- 走査分解能：2048 x 2048 Pixels (2方向)、4096 x 4096 Pixels (1方向)

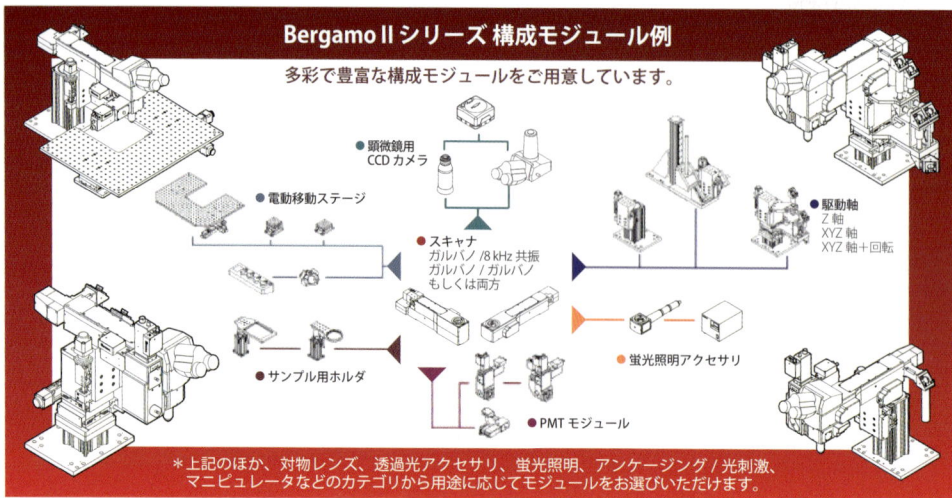

Bergamo IIシリーズ 構成モジュール例
多彩で豊富な構成モジュールをご用意しています。

＊上記のほか、対物レンズ、透過光アクセサリ、蛍光照明、アンケージング／光刺激、マニピュレータなどのカテゴリから用途に応じてモジュールをお選びいただけます。

■ Life Science Catalog V1 はこちらからダウンロードいただけます＞ http://www.thorlabs.jp/Catalog.htm

http://www.thorlabs.co.jp  E-mail: sales@thorlabs.jp

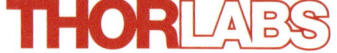

ソーラボジャパン株式会社
〒170-0013 東京都豊島区東池袋2-23-2 TEL：03-5979-8889 FAX：03-5979-7285

トランスレーショナルリサーチを支援する

# 遺伝子医学 MOOK 26

# 脳内環境−
# 維持機構と破綻がもたらす疾患研究

【編集】**高橋良輔**
（京都大学大学院医学研究科教授）

**漆谷　真**
（京都大学大学院医学研究科准教授）

**山中宏二**
（名古屋大学環境医学研究所教授）

**樋口真人**
（放射線医学総合研究所
分子イメージング研究センター
チームリーダー）

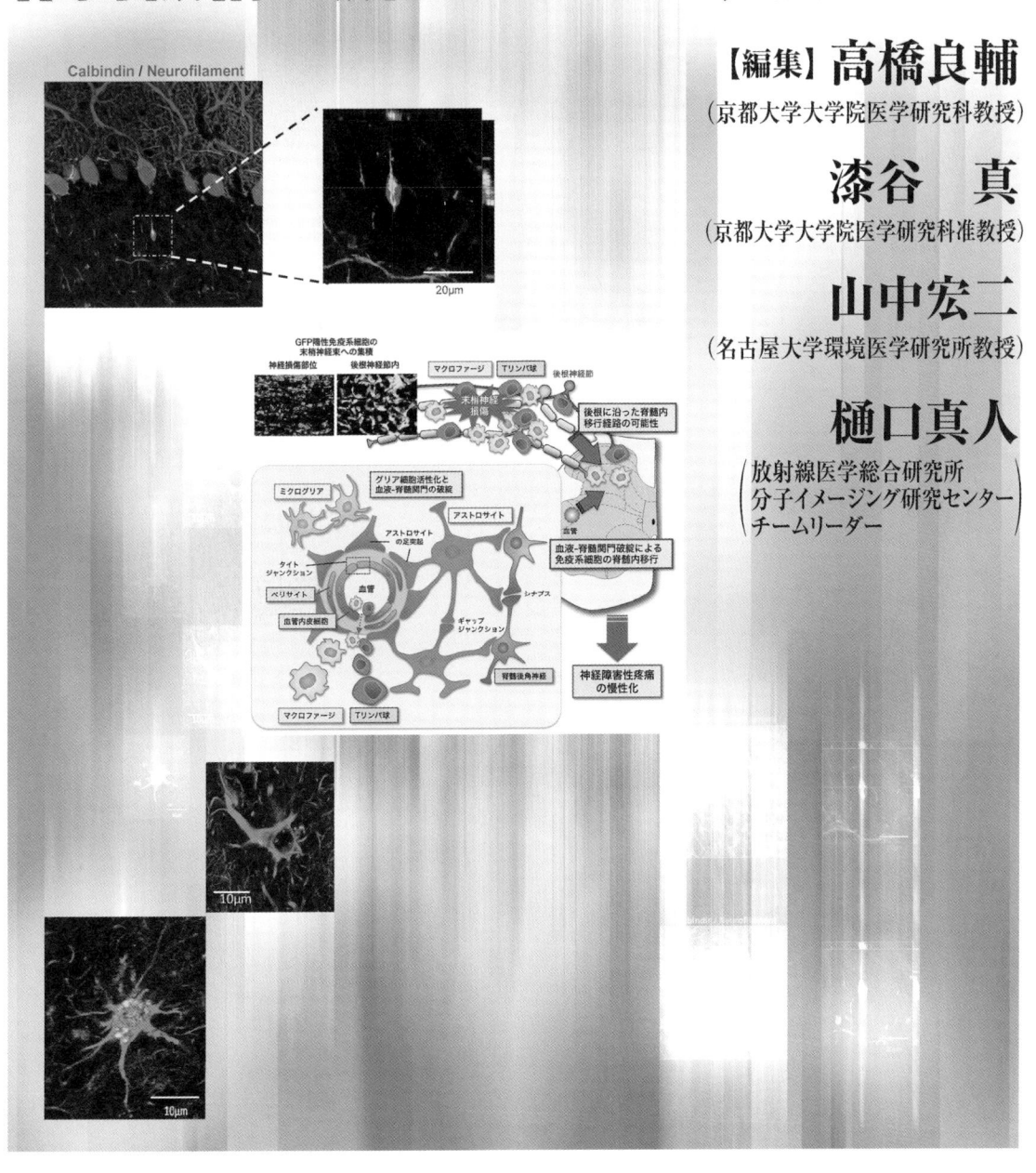

# 序文

「脳内環境」という言葉は，新学術領域「脳内環境 - 恒常性維持機構とその破綻」を立案するための議論の中で発案された造語である。山中宏二先生（名古屋大学），木山博資先生（名古屋大学），樋口真人先生（放射線総合医学研究所），服部信孝先生（順天堂大学），内山安男先生（順天堂大学），川上秀史先生（広島大学），内匠 透先生（理研脳センター），三澤日出巳先生（慶応大学），漆谷 真先生（京都大学），加藤英政先生（埼玉医大）と，神経変性疾患・精神疾患研究において，脳内の非神経細胞の役割に注目し，関連研究者が集まって議論できる組織を作るべき時機が到来したとの共通認識のもと，新学術領域への応募の準備を 2010 年秋から始め，2011 年度に首尾よく採択された。本書の寄稿者はその新学術領域「脳内環境」の計画班員と公募班員の先生方から構成されている。

新学術領域「脳内環境」のホームページには「脳内環境の目指すもの」と題して，下記のようにこの領域の目的を説明した（http://www.neurol.med.kyoto-u.ac.jp/brainenvironment/）。

\*

これまでの脳神経科学の研究の主役はニューロンでした。たとえばアルツハイマー病やパーキンソン病をはじめとする神経変性疾患では，「なぜニューロンが死ぬのか」という問題に研究の焦点があてられ，その過程で，異常タンパク質の蓄積，オルガネラの機能障害などの神経変性メカニズムが明らかになってきました。

しかし，いったん始まった変性過程がどのように進行するのか，なぜ病変が一か所にとどまらずに広がっていくのかが追求された結果，グリア細胞が関わる炎症の役割や，神経細胞から周囲の細胞への変性タンパク質の伝播という予想外の生命現象が新たに見出されました。つまり，これまで脇役と考えられていたグリア細胞や，ニューロンと周囲の細胞の相互作用の重要性が認識されるようになったのです。

本領域ではこのような脳内の細胞間相互作用によって形成・維持される「脳内環境」の解明に焦点を当てます。「脳内環境」の理解には，グリア神経生物学，神経発生・再生医学，神経内分泌学等の基礎神経科学や，細胞・組織・個体レベルでの分子イメージングの手法が不可欠です。本領域では「脳は多彩な細胞群からなるコミュニティーである」との共通認識のもと，基礎神経科学者と疾患研究者が積極的に共同研究を行い，「脳内環境」がいかにニューロンの健全性を保っているかを明らかにします。

同時にこれまでニューロンの解析だけでは理解できなかった脳内環境の破綻により生ずる精神・神経疾患の病態を解明し，新たな発想に基づく疾患バイオマーカー同定や治療戦略創出を行います。

\*

新学術領域「脳内環境」では脳内環境破綻をきたす神経細胞内メカニズムの解明を担当する A01 班「神経細胞内メカニズム」，脳内環境破綻と毒性転換の伝播メカニズムの解明を担当する A02 班「神経外環境」，イメージング技術の活用による脳内環境可視化を担当する A03 班「イメージング」の 3 班構成で研究を推進し，多くの成果を挙げてきた。本領域のアドバイザーとして貴重なご指導をいただいてきた金澤一郎先生（国際医療福祉大学），田中啓二先生（東京都医学総合研究所），

岡野栄之先生（慶応大学）にこの場を借りて感謝申し上げたい。

　「脳内環境」を，神経細胞とそれを取り巻く環境を合わせて包括的に解明するという流れは海外でも注目されており，例えば米国 NIH では neural environment といったグラントカテゴリーにより当該研究領域が支援されている。さらに本年，米国神経学会議（AAN）が伝統的な学会雑誌"Neurology"に加えて，オープンアクセスジャーナルの"Neurology：Neuroimmunology and Neuroinflammation"を発刊したことも本分野の世界的な重要性と今後の発展性を物語っている。本書が読者に「脳内環境」分野のおもしろさと熱気を伝え，この分野への若手研究者の参入のきっかけとなることを祈っている。

京都大学大学院医学研究科臨床神経学　高橋良輔

トランスレーショナルリサーチを支援する
遺伝子医学MOOK 26

# 脳内環境 − 維持機構と破綻がもたらす疾患研究

目　次

編　集：高橋良輔　（京都大学大学院医学研究科臨床神経学教授）
　　　　漆谷　真　（京都大学大学院医学研究科臨床神経学准教授）
　　　　山中宏二　（名古屋大学環境医学研究所病態神経科学分野教授，副所長）
　　　　樋口真人　（放射線医学総合研究所分子イメージング研究センターチームリーダー）

　　巻頭 Color Gravure ………………………………………………………………………… 4
　●序文 ……………………………………………………………………………………… 18
　　　　　　　　　　　　　　　　　　　　　　　　　　　　　　　　　　　　高橋良輔

## 第1章　神経細胞内病態と脳内環境

1. タンパク分解系障害による脳内環境変調と神経変性メカニズム ……… 26
　　　　　　　　　高橋良輔・漆谷　真・田代善崇・星野友則・山下博史
2. パーキンソン病における封入体形成のメカニズムと
　　細胞死の関連性について ……………………………………………… 32
　　　　　　　　　　　　　　　　　　　　　　　　　佐藤栄人・服部信孝
3. 神経系におけるオートファジー/リソソーム系を介する
　　タンパク質分解とその破綻 …………………………………………… 37
　　　　　　　　　　　　　　　　　　　　　　　　　　　　　　内山安男
4. 神経細胞におけるRNA障害と脳内環境の関連研究 ………………… 43
　　　　　　　　　　　　　　　　　　　　　　　　　黒坂　哲・内匠　透
5. 遅発性小脳失調症モデル動物にみられる軸索変性の病態 ………… 48
　　　　　　　　　　　　　　　　　　　　　　　　　岡野ジェイムス洋尚
6. 時差の分子機構とその治療 …………………………………………… 54
　　　　　　　　　　　　　　　　　　　　　　　　　岡村　均・山口賀章
7. アストロサイト内のカルシウム調節破綻を介した
　　アルツハイマー病の病態生理の解明 ………………………………… 61
　　　　　　　　　　　　　　　　　　　　　　　　　渡邉　究・木下彩栄
8. 神経変性における細胞内TDP-43凝集体の意義の解明 …………… 67
　　　　　　　　　　　　　　　　　　　　　　　　　　　　　　野中　隆

9. パーキンソン病の発症を予防するミトコンドリアストレス応答機構 ...... 72
　　　　　　　　　　　　　　　　　　　　　　　　　　　　　松田憲之

10. ミトコンドリアダイナミクスの破綻と神経変性疾患 ................ 77
　　　　　　　　　　　　　　　　　　　　　　　　　　長島　駿・柳　　茂

## 第2章　神経・非神経細胞ネットワークと脳内環境

1. グリア-抹消免疫組織連関からみた神経変性機序の解明
　　-筋萎縮性側索硬化症を中心として- ............................. 84
　　　　　　　　　　　　　　　　　　　　　　　　　　小峯　起・山中宏二

2. 損傷運動神経再生におけるグリア・神経間応答の形態と分子基盤 ...... 90
　　　　　　　　　　　　　　　　　　　　　　　　　　　　　木山博資

3. オプチニューリン遺伝子異常による脳内環境変化と神経変性の
　　関わりの解明 ................................................ 97
　　　　　　　　　　　　　　　　　　　　　　　　　　大澤亮介・川上秀史

4. アストロサイトの部位特異的プロファイルがもたらす
　　脳内環境と神経保護 .......................................... 102
　　　　　　　　　　　　　　　　　　　　　　　　　　浅沼幹人・宮崎育子

5. 高感度 $Ca^{2+}$ プローブ G-CaMP を用いた
　　脳内シナプス活動のイメージング .............................. 108
　　　　　　　　　　　　　　　　　　　　　　　　　　大倉正道・中井淳一

6. 膜型分子 CD47 と SIRPα による細胞間接触シグナルと
　　脳内環境制御 ............................................... 114
　　　　　　　　　　　　　　　　　　　　　　　　　　大西浩史・橋本美穂

7. ミクログリアの毒性転換の制御による神経変性疾患の新規治療法開発 ... 119
　　　　　　　　　　　　　　　　　　　　　　　　　　　　　竹内英之

8. オプトジェネティクスと小動物 functional MRI の融合による
　　脳内環境変化の解析 .......................................... 125
　　　　　　　　　　　　　　　　　　　田中謙二・三村　將・高田則雄

9. 神経炎症反応によって制御される脳内アミロイド代謝システムの
　　分子機構 ................................................... 130
　　　　　　　　　　　　　　　　　　　　　　　　　　　　　富田泰輔

10. 脳内温度・浸透圧の感知メカニズムとその破綻 .................. 136
　　　　　　　　　　　　　　　　　　　　　　　　　　　　　富永真琴

● CONTENTS

11. 末梢神経損傷により中枢移行する免疫系細胞と神経障害性疼痛の関連 ··· 142
中川貴之・白川久志・金子周司

12. 恒常性維持機構の破綻と Na$_x$ チャネル ·········································· 148
檜山武史

13. 筋萎縮性側索硬化症におけるタンパク質の線維化とシーディング現象 ··· 153
古川良明

14. 周産期疑似ウイルス感染モデルの神経発達障害における
インターフェロン誘導性膜タンパク質 IFITM3 の役割 ······················ 158
山田清文

15. シナプス伝達維持におけるアストロサイト・ニューロン間
エネルギー共生 ····························································· 163
永瀬将志・加藤総夫

## 第3章　脳内環境をモニターするイメージング

1. 毒性因子の伝達機構を標的とした脳内環境の分子イメージング ·········· 170
樋口真人

2. 内因性チャネルを用いた脳内レドックス環境イメージングと
老化・病態脳研究への応用 ················································· 178
柿澤 昌

3. シヌクレイノパチーの分子イメージング ······································ 185
武田　篤・菊池昭夫

4. フッ素 MR 画像法によるアミロイドオリゴマーの in vivo 病態解析 ····· 190
遠山育夫・柳沢大治郎・Nor Faeizah Ibrahim・田口弘康

5. 脳内環境変化による興奮性シナプス制御の分子イメージング解析 ········ 195
林　崇

6. 脳内環境のミクロ解析を可能にする顕微内視鏡の開発 ······················ 202
船曳和雄

7. 質量分析イメージングによる脳内環境の可視化 ······························ 207
矢尾育子

8. パーキンソン病および関連神経変性疾患の
PET 酸化ストレスイメージング ············································· 212
米田　誠・井川正道・岡沢秀彦

索引 ·············································································· 218

# 執筆者一覧（五十音順）

**Nor Faeizah Ibrahim**
滋賀医科大学分子神経科学研究センター神経難病診断学分野

**浅沼幹人**
岡山大学大学院医歯薬学総合研究科神経ゲノム学分野　教授
同　神経情報学分野

**井川正道**
福井大学医学部附属病院神経内科・遺伝診療部　助教

**内山安男**
順天堂大学大学院医学研究科神経疾患病態構造学講座　教授

**漆谷　真**
京都大学大学院医学研究科臨床神経学　准教授

**大倉正道**
埼玉大学大学院理工学研究科（脳末梢科学研究センター）　准教授

**大澤亮介**
広島大学原爆放射線医科学研究所分子疫学研究分野　助教

**大西浩史**
群馬大学大学院保健学研究科生体情報検査科学講座　教授

**岡沢秀彦**
福井大学高エネルギー医学研究センター　教授

**岡野ジェイムス洋尚**
東京慈恵会医科大学再生医学研究部　教授

**岡村　均**
京都大学大学院薬学研究科システムバイオロジー分野　教授

**柿澤　昌**
京都大学大学院薬学研究科生体分子認識学分野　准教授

**加藤総夫**
東京慈恵会医科大学総合医科学研究センター神経科学研究部　教授

**金子周司**
京都大学大学院薬学研究科生体機能解析学分野　教授

**川上秀史**
広島大学原爆放射線医科学研究所分子疫学研究分野　教授

**菊池昭夫**
東北大学病院神経内科　助教

**木下彩栄**
京都大学大学院医学研究科人間健康科学系専攻在宅医療看護学分野　教授

**木山博資**
名古屋大学大学院医学系研究科機能組織学分野　教授

**黒坂　哲**
理化学研究所脳科学総合研究センター精神生物学研究チーム
広島大学大学院医歯薬保健学研究院　特任助教

**小峯　起**
名古屋大学環境医学研究所病態神経科学分野　助教

**佐藤栄人**
順天堂大学医学部附属順天堂医院脳神経内科　准教授

**白川久志**
京都大学大学院薬学研究科生体機能解析学分野　准教授

**高田則雄**
慶應義塾大学医学部精神・神経科学教室　特任講師

**高橋良輔**
京都大学大学院医学研究科臨床神経学　教授

**田口弘康**
滋賀医科大学分子神経科学研究センター神経難病診断学分野　特任教授

**内匠　透**
理化学研究所脳科学総合研究センター精神生物学研究チーム　シニア・チームリーダー
広島大学大学院医歯薬保健学研究院　客員教授

**竹内英之**
名古屋大学環境医学研究所神経免疫学　助教

**武田　篤**
国立病院機構　仙台西多賀病院　院長

**田代善崇**
京都大学大学院医学研究科臨床神経学
京都大学大学院医学研究科メディカルイノベーションセンターSKプロジェクト

**田中謙二**
慶應義塾大学医学部精神・神経科学教室　特任准教授

**遠山育夫**
滋賀医科大学分子神経科学研究センター神経難病診断学分野　教授

**富田泰輔**
東京大学大学院薬学系研究科臨床薬学教室　教授

**富永真琴**
自然科学研究機構　岡崎統合バイオサイエンスセンター（生理学研究所）細胞生理研究部門　教授

**中井淳一**
埼玉大学大学院理工学研究科（脳末梢科学研究センター）　教授

**中川貴之**
京都大学医学部附属病院薬剤部　准教授／副薬剤部長

**長島　駿**
東京薬科大学生命科学部分子生化学研究室　助教

**永瀬将志**
東京慈恵会医科大学総合医科学研究センター神経科学研究部

## 執筆者一覧

**野中　隆**
東京都医学総合研究所認知症プロジェクト病態細胞生物研究室　副参事研究員

**橋本美穂**
群馬大学大学院保健学研究科生体情報検査科学講座　研究員

**服部信孝**
順天堂大学医学部附属順天堂医院脳神経内科　教授

**林　崇**
国立精神・神経医療研究センター神経研究所病態生化学研究部細胞生化学研究室　室長

**樋口真人**
放射線医学総合研究所分子イメージング研究センター分子神経イメージング研究プログラム脳分子動態チーム　チームリーダー

**檜山武史**
自然科学研究機構 基礎生物学研究所統合神経生物学研究部門　助教

**船曳和雄**
大阪バイオサイエンス研究所システムズ生物学部門　研究副部長

**古川良明**
慶應義塾大学理工学部生命機構化学研究室　准教授

**星野友則**
京都大学大学院医学研究科臨床神経学

**松田憲之**
東京都医学総合研究所蛋白質リサイクルプロジェクト　副参事研究員

**三村　將**
慶應義塾大学医学部精神・神経科学教室　教授

**宮崎育子**
岡山大学大学院医歯薬学総合研究科神経情報学分野　助教

**矢尾育子**
浜松医科大学メディカルフォトニクス研究センター光イメージング研究室　准教授
科学技術振興機構（JST）さきがけ

**柳　茂**
東京薬科大学生命科学部分子生化学研究室　教授

**柳沢大治郎**
滋賀医科大学分子神経科学研究センター神経難病診断学分野　助教

**山口賀章**
京都大学大学院薬学研究科システムバイオロジー分野　助教

**山下博史**
京都大学大学院医学研究科臨床神経学　院内講師

**山田清文**
名古屋大学医学部附属病院薬剤部　教授

**山中宏二**
名古屋大学環境医学研究所病態神経科学分野　教授

**米田　誠**
福井県立大学看護福祉学部看護学科看護福祉学研究科　教授
福井大学高エネルギー医学研究センター　客員教授

**渡邉　究**
京都大学大学院医学研究科臨床神経学

## 編集顧問・編集委員一覧 (五十音順)

**編集顧問**

**河合　忠**　国際臨床病理センター所長
自治医科大学名誉教授

**笹月健彦**　九州大学高等研究院特別主幹教授
九州大学名誉教授
国立国際医療センター名誉総長

**高久史麿**　日本医学会会長
自治医科大学名誉教授
東京大学名誉教授

**本庶　佑**　京都大学大学院医学研究科免疫ゲノム医学講座客員教授
静岡県立大学理事長
京都大学名誉教授

**村松正實**　埼玉医科大学ゲノム医学研究センター名誉教授
東京大学名誉教授

**森　徹**　京都大学名誉教授

**矢崎義雄**　国際医療福祉大学総長
東京大学名誉教授

**編集委員**

**浅野茂隆**　早稲田大学理工学術院特任教授
東京大学名誉教授

**上田國寬**　学校法人玉田学園神戸常磐大学学長
京都大学名誉教授
スタンフォード日本センターリサーチフェロー

**垣塚　彰**　京都大学大学院生命科学研究科高次生体統御学分野教授

**金田安史**　大阪大学大学院医学系研究科遺伝子治療学教授

**北　徹**　神戸市立医療センター中央市民病院院長

**小杉眞司**　京都大学大学院医学研究科医療倫理学教授

**清水　章**　京都大学医学部附属病院臨床研究総合センター教授

**清水信義**　慶應義塾大学 GSP センター
慶應義塾大学名誉教授

**武田俊一**　京都大学大学院医学研究科放射線遺伝学教室教授

**田畑泰彦**　京都大学再生医科学研究所生体材料学分野教授

**中尾一和**　京都大学大学院医学研究科内分泌代謝内科教授

**中村義一**　株式会社リボミック代表取締役社長
東京大学名誉教授

**成澤邦明**　東北大学名誉教授

**名和田新**　九州大学大名誉教授

**福嶋義光**　信州大学医学部遺伝医学・予防医学講座教授

**淀井淳司**　京都大学ウイルス研究所名誉教授

第1章

# 神経細胞内病態と脳内環境

# 第1章 神経細胞内病態と脳内環境

## 1．タンパク分解系障害による脳内環境変調と神経変性メカニズム

高橋良輔・漆谷　真・田代善崇・星野友則・山下博史

　筋萎縮性側索硬化症（ALS）の病因へのタンパク分解系の関与を調べるために，運動ニューロン特異的にそれぞれユビキチン・プロテアソーム系（UPS）とオートファジー・リソソーム系の構成因子であるRpt3とAtg7を欠損するマウスを作製した．Rpt3欠損マウスでは運動障害および運動ニューロンの変性脱落がみられ，残存ニューロンではヒトALSに酷似する所見が得られた．これに対し，Atg7欠損マウスでは2年齢でも運動機能，運動ニューロン数ともに保たれていた．以上より，ALSにはUPSの障害が関与している可能性が示唆された．

## はじめに

　神経変性疾患の病理所見を特徴づけるのは，折りたたみ（フォールディング）に失敗したミスフォールドタンパク質，すなわち異常タンパク質の蓄積である．多くの遺伝性神経変性疾患では，遺伝子変異によって生じた異常タンパク質が産生され，それが毒性を獲得（gain of toxic function）して，神経細胞内に不溶性の封入体を形成し，細胞死を引き起こすと考えられる．一方，孤発性の神経変性疾患の場合，遺伝性疾患と同様に異常タンパク質の蓄積がみられるが，そのタンパク質をコードする遺伝子に変異はみられない．この理由は不明であるが，有力な仮説の1つとして，翻訳後修飾などの影響でミスフォールド化したタンパク質を本来分解すべき分解系が加齢などの影響で障害されるために，遺伝性疾患と同様に異常タンパク質の蓄積が生じると考えることができる．

　異常タンパク質分解系には，ユビキチン・プロテアソーム系（UPS）とオートファジー・リソソーム系が知られている．UPSは異常タンパク質にポリユビキチン鎖が付与され，それを26Sプロテアソームが分解シグナルとして認識して，基質を非特異的に分解する系である．一方，オートファジー・リソソーム系は細胞質内に形成された隔離膜と呼ばれる二重膜が分解されるべきオルガネラやタンパク凝集体の周りに形成され，オートファゴソームとなり，それにリソソームが融合して内容物が分解される，より非特異的なバルク分解系である．パーキンソン病やポリグルタミン病などで蓄積するタンパク質の多くはユビキチン化されていたり，オートファジーの基質であるp62との共局在が示されており，これらの異常タンパク質の分解にはUPSとオートファジー・リソソーム系双方の関与が考えられている[1,2]．孤発性の神経変性疾患の場合，加齢により，オートファジー・リソソーム系の活性が低下したり，老化ミトコンドリアの機能障害がエネルギー依存性のプロテアソーム活性に影響し，異常タンパク質蓄積が生じるのかもしれない（図❶）．

---

**key words**

ALS，ユビキチン・プロテアソーム系，オートファジー・リソソーム系，Rpt3，Atg7，Cre-lox系，中心色素融解，ブニナ小体，TDP-43，FUS，オプチニューリン

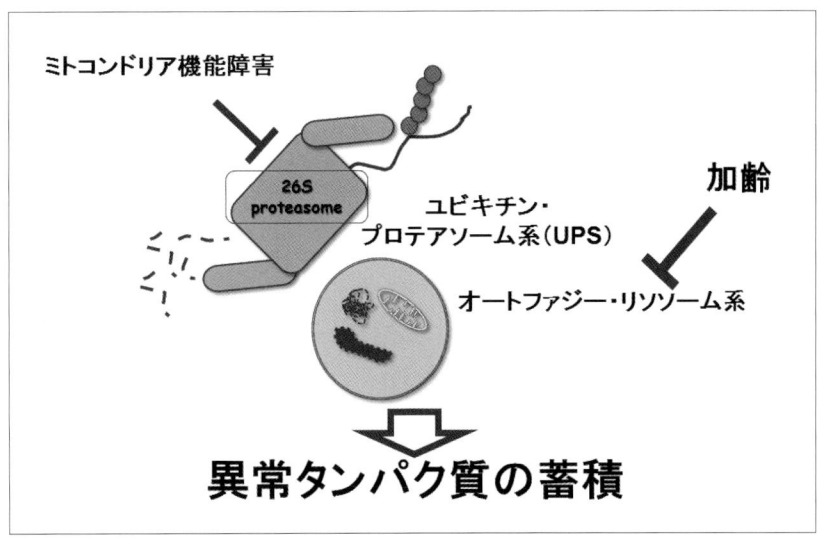

**図❶** タンパク分解系障害と異常タンパク質の蓄積（文献11, 12より）

筋萎縮性側索硬化症（ALS）は中高年に発症する神経変性疾患で，上位・下位運動ニューロンが比較的特異的に変性するために3〜5年で全身の随意筋が萎縮・麻痺し，呼吸筋障害によって人工呼吸器を装着しなければ死亡する難病である。われわれは運動ニューロン特異的に遺伝子をノックアウトするシステムを確立し，UPSおよびオートファジー・リソソーム系を運動ニューロン特異的にノックアウトすることにより，これらのタンパク質分解系のALSへの関与を探った。その結果，UPSを障害した場合にヒトのALSと極めて類似した表現型を示すマウスが得られたので，本稿で紹介する。

## Ⅰ．ALSとタンパク分解系

ALSのうち，5〜10％は家族性に発症することが知られており，その原因遺伝子も複数同定されている。その中で常染色体優性遺伝形式をとる主だった家族性ALSの原因遺伝子は，superoxide dismutase 1（SOD1），TAR DNA-binding protein 43 kDa（TDP-43）[3)4)]，fused in sarcoma（FUS）[5)6)]，オプチニューリン[7)]，ユビキチン2であり，これらは患者の運動ニューロンの細胞質内にユビキチン化封入体を形成する性質がある。また，孤発性ALSにおいても，TDP-43がユビキチン化され，skein-like inclusionやround inclusionと呼ばれる封入体の形成が観察される。

これらはユビキチン化タンパク質を基質とするUPSまたはオートファジー・リソソーム系の機能不全を疑わせる所見である。一方，われわれは変異SOD1を持続的に発現させることで，プロテアソーム活性が低下することを見出しており[8)]，ハンチントン病の原因遺伝子であるポリグルタミンを細胞で過剰発現することで，プロテアソーム活性が低下することも示されている[9)]。これらのことから，タンパク質分解系の破綻により，異常タンパク質が蓄積すると，それがプロテアソーム系を障害し，さらに異常タンパク質の蓄積を増悪させるという悪循環により，神経変性が進行するというシナリオを想定することができる（図❷）。このシナリオによれば，遺伝性疾患の場合は遺伝子変異による異常タンパク質の産生が，孤発性疾患の場合はタンパク質分解の障害が悪循環の引き金をひくことが考えられる。そこでわれわれは独自に構築したCre-lox系による運動ニューロン特異的遺伝子ノックアウトシステム[用解1]を用いて，UPSおよびオートファジー・リソソーム系を運動ニューロンでのみノックアウトし，ALSの臨床症状・病理所見を再現できるかどうか検討した。

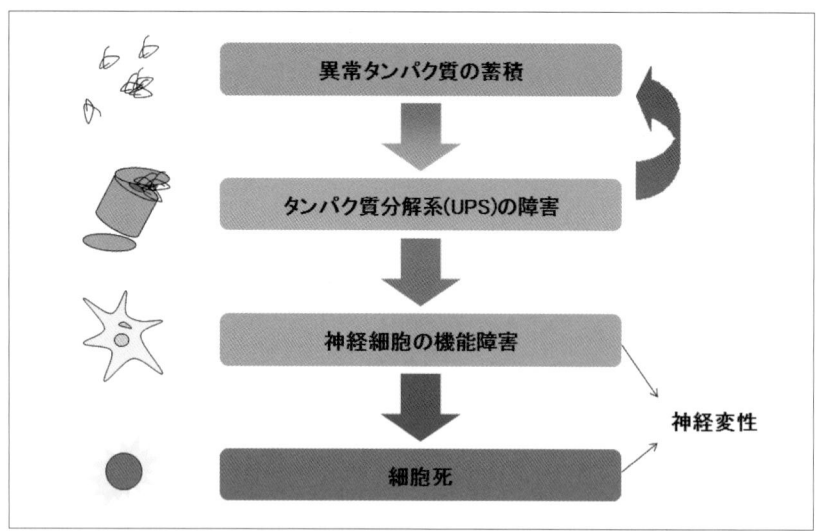

図❷ タンパク質分解経路阻害による神経変性メカニズム仮説

## II. 運動ニューロン特異的プロテアソームおよびオートファジーのノックアウトマウス作製

三澤，高橋らは，運動ニューロンに比較的特異的に発現する小胞性アセチルコリントランスポーター（VAChT）のプロモーターの下流にCreを連結したVAChT-Creマウスを作製した[10]。Creの発現時期の異なる2種類の系統，VAChT-Cre FastとVAChT-Cre Slowが得られたが，いずれの系統でも脳幹および脊髄の運動ニューロンの約50％がCreを発現する。

一方，26Sプロテアソームの19S複合体のサブユニットであるRpt3をlox配列で挟んだfloxed Rpt3マウスを作製した。Rpt3はマウスで単純に遺伝子欠損させると胎生致死となることが知られており，その欠損で26Sプロテアソーム機能は完全に失われる。また，Atg7はオートファジーに必須の分子であり，floxed Atg7マウスは神経特異的にCreを発現するNestin-Creマウスと掛け合わせることで，オートファジーが神経特異的に障害され，神経変性疾患の表現系を呈することが示されている[11)12]。

そこでわれわれは生後約5週間でCreの発現レベルが最高値に達するVAChT-Creと，floxed Rpt3マウスおよびfloxed Atg7マウスを掛け合わせ，約50％の運動ニューロンで特異的にそれぞれプロテアソームとオートファジーを欠損するマウスを確立した。

### 1. 運動ニューロン特異的プロテアソーム欠損マウスはALSの表現型を再現する

生後6週目で運動ニューロンのマーカーであるコリンアセチル転移酵素を発現する脊髄前角の運動ニューロンでRpt3陰性のニューロンは約50％であった。またRpt3陰性ニューロンではユビキチンが細胞質内に蓄積する所見が得られ，プロテアソームの運動ニューロン特異的ノックアウトが成功していることが確認できた。

運動ニューロン特異的プロテアソームノックアウトマウスでは26週にてロタロッドを用いて測定した運動機能の低下が認められ，36週まで進行した。最も早い運動症状としては10週目に尾を持って吊り下げると，後肢を進展させる反射（limb-clasping reflex）が障害されていた。

病理学的には運動ニューロン変性は生後6週から始まり，40週まで進行し，50％以上の運動ニューロンの脱落が観察された。また，残存する運動ニューロンには中心色素融解と好塩基性封入体が観察された。これらは孤発性ALSの細胞病理学上の特徴的な所見であった。さらに孤発性ALSに

特異性が高いとされるシスタチンC陽性のブニナ（Bunina）小体に光学顕微鏡上，極めて類似した性質をもつ封入体も変異マウスで観察された（**図❸**）。

さらにわれわれは，いずれも遺伝性ALSの原因遺伝子であり，ALSの運動ニューロンでみられるALS関連分子，すなわちTDP-43，FUS，オプチニューリンの封入体の有無を調べた。その結果，TDP-43およびFUSが通常存在する核から細胞質に移動している所見が6週目に，封入体を形成する所見が12週目にみられた。またオプチニューリンの細胞体内封入体形成も12週目に確認することができた。これらも孤発性ALSで観察される所見に極めて類似していた（**図❹**）。

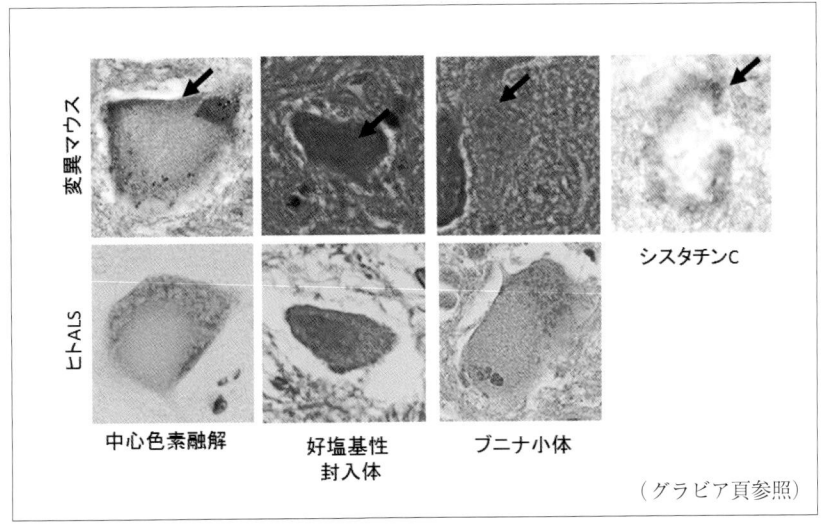

**図❸** 運動ニューロン特異的プロテアソームノックアウトマウスとヒトALSの脊髄運動ニューロンの光学顕微鏡所見の比較

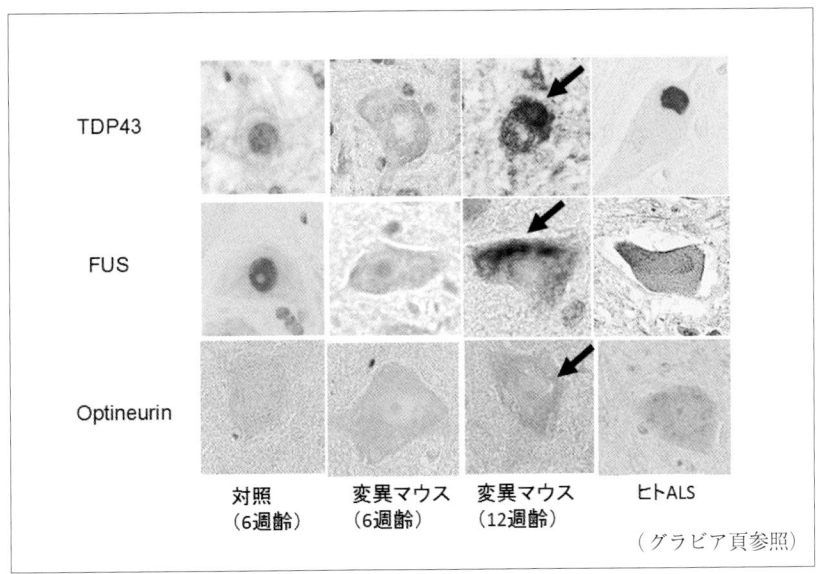

**図❹** 運動ニューロン特異的プロテアソームノックアウトマウスとヒトALSの脊髄運動ニューロンの免疫組織化学的所見の比較

## 2. アストロサイトの活性化が神経細胞死に先行する

グリア細胞は神経変性において、発症や病勢の進行に大きな役割を果たすとの実験的証拠が挙げられている[13]。GFAPでアストロサイトの活性化を調べたところ、無症候である6週目からすでにアストログリアの活性化が始まっており、40週までグリオーシスが持続することがわかった。一方で、MAC-2陽性活性化ミクログリアは12週で運動ニューロン周囲に出現するが、40週ではほとんどみられなくなっていた。

## 3. 運動ニューロン特異的オートファジー欠損マウスは運動障害を呈さない

運動ニューロン変性におけるオートファジー障害の役割を解明するため、われわれはRpt3と同様、オートファジーに不可欠な因子であるAtg7のfloxedマウスとVAChT-Creマウスの掛け合わせにより、運動ニューロン特異的オートファジー欠損マウスを作製した。驚いたことに、2年齢の高齢に達しても、このマウスの運動機能は野生型マウスと変わりなく正常であった。病理学的には運動ニューロン数は全体として減少せず、Atg7を欠損した運動ニューロンは2年齢になっても封入体を形成しつつ残存していた。一方、プロテアソーム欠損マウスでみられたような、TDP-43、FUS、オプチニューリンの細胞質への局在異常や凝集体形成は観察されなかった。

## III. タンパク質分解障害とALSの神経変性メカニズム

以上の結果、すなわち運動ニューロンにおけるプロテアソーム欠損で細胞病理学上も非常にALSによく似た運動ニューロン変性が生じ、逆にオートファジーの阻害では2年齢でも運動障害も運動ニューロン変性も観察されないという結果は、ALSの発症あるいは進行のどこかのステージでプロテアソーム阻害が生じており、治療のターゲットになりうることを示唆している。

これまでTDP-43の分解経路は培養細胞での選択的タンパク質分解阻害剤を用いた実験から、プロテアソーム、オートファジーの両方だとされてきた[14]。しかしTDP-43の細胞質内蓄積がみられるのは、プロテアソーム阻害剤でのみであり、特にミスフォールド化したTDP-43をもっぱら分解するのはプロテアソームだと考えられる[14]。またRpt3ノックアウトマウスでも、Rpt3の減少はTDP-43の細胞質内凝集形成に5週間先立っており、時間的経過からもTDP-43蓄積はプロテアソーム不活性化の直接的な結果と考えられる。

プロテアソーム特異的障害で運動ニューロン変性が生じるシグナル経路は明らかではない。TDP-43の細胞質内蓄積はプロテアソーム阻害でしか起きないが、一方SOD1変異で生じる家族性ALSの動物モデルではオートファジー活性化が観察されており、孤発性ALSと変異SOD1関連ALSでは神経変性メカニズムが異なっている可能性がある[15]。

Rpt3ノックアウトマウスでみられた注目すべき現象はグリア細胞の反応である。ミクログリアの浸潤は細胞死が明らかになる生後12週で観察されたのに対し、アストログリオーシス(アストロサイトの増生)は、細胞死がみられる以前の6週で観察された。プロテアソームの不活性化で運動ニューロンから放出される何らかの因子がアストログリアを活性化する可能性も考えられ、その分子的実体に興味がもたれる。

## おわりに

われわれはプロテアソームおよびオートファジーを運動ニューロン特異的に欠損するマウスを作製し、プロテアソーム欠損がALSの臨床経過と病理所見を忠実に再現したことから、プロテアソーム阻害がALSの病態形成のうえで重要な役割を果たしていることを示唆する結果を得た。また運動ニューロン変性に先立ちアストログリオーシスがみられ、運動ニューロンのプロテアソーム阻害が非神経細胞など脳内環境にも影響を与えることを見出した。ヒトのALSで、どのステージでプロテアソーム阻害が起こるのか、プロテアソーム阻害の結果、どのようなシグナル異常が発生するのかを明らかにし、それらを治療法開発に結びつけることが今後の課題である。

## 謝辞

共同研究者の伊東秀文（和歌山県立医大），阿部　学，山崎真弥，崎村建司（新潟大学），三澤日出巳（慶応大学），井上治久（京都大学），小池正人，内山安男（順天堂大学），小松雅明（新潟大学），田中啓二（東京都医学研）の諸先生方，図の一部を作成してくださった澤田知世氏（理研脳センター）に深謝いたします。

### 用語解説

1. **Cre-lox系によるコンディショナルノックアウトマウス**：Cre-lox系はバクテリオファージP1の研究で見出された部位特異的組換え反応である。Creタンパク質は部位特異的組換え反応を媒介する酵素であり，DNA分子の *loxP* と呼ばれる特定の配列同士の間で組換えを起こす。コンディショナルノックアウトマウス作製では欠損させたい分子の機能的に重要な配列（通常はエクソン）をlox配列で挟むようなノックインマウス（floxedマウス）を用意し，部位・時間的に制御されるプロモーター下にCreを配置したトランスジェニックマウス（Creマウス）と掛け合わせる。その結果，loxで挟まれた配列が切り出され，Creを発現する組織・時間でのみその分子が欠損する。

### 参考文献

1) Taylor JP, Hardy J, et al : Science 296, 1991-1995, 2002.
2) Wong E, Cuervo AM : Nat Neurosci 13, 805-811, 2010.
3) Arai T, Hasegawa M, et al : Biochem Biophys Res Commun 351, 602-611, 2006.
4) Neumann M, Sampathu DM, et al : Science 314, 130-133, 2006.
5) Kwiatkowski TJ Jr, Bosco DA, et al : Science 323, 1205-1208, 2009.
6) Vance C, Rogelj B, et al : Science 323, 1208-1211, 2009.
7) Maruyama H, Morino H, et al : Nature 465, 223-226, 2010.
8) Urushitani M, Kurisu J, et al : J Neurochem 83, 1030-1042, 2002.
9) Bence NF, Sampat RM, et al : Science 292, 1552-1555, 2001.
10) Misawa H, Nakata K, et al : Genesis 37, 44-50, 2003.
11) Komatsu M, Waguri S, et al : Nature 441, 880-884, 2006.
12) Hara T, Nakamura K, et al : Nature 441, 885-889, 2006.
13) Yamanaka K, Chun SJ, et al : Nat Neurosci 11, 251-253, 2008.
14) Urushitani M, Sato T, et al : J Neurosci Res 88, 784-797, 2010.
15) Zhang X, Li L, et al : Autophagy 7, 412-425, 2011.

### 参考ホームページ

・新学術領域「脳内環境 - 恒常性維持機構とその破綻 -」
http://www.neurol.med.kyoto-u.ac.jp/brainenvironment/

**高橋良輔**

| | |
|---|---|
| 1983年 | 京都大学医学部卒業 |
| 1999年 | 理化学研究所脳科学総合センターチームリーダー |
| 2005年 | 京都大学医学研究科臨床神経学（神経内科）教授 |
| 2011年 | 新学術領域「脳内環境 - 恒常性維持機構とその破綻」領域代表 |

第1章　神経細胞内病態と脳内環境

## 2．パーキンソン病における封入体形成のメカニズムと細胞死の関連性について

佐藤栄人・服部信孝

　アルツハイマー病，パーキンソン病，ハンチントン病，筋萎縮性側索硬化症に代表される神経変性疾患には封入体と呼ばれる不溶性タンパク質の凝集体が病理学的な特徴となっている。新たにコンフォメーション病という概念が浸透し，早くも10年以上が経過した。その間，封入体の形成および分解機構からのアプローチは着実に進展し，最近は伝播の可能性が指摘されている。パーキンソン病を例に神経変性疾患の分子・細胞生物学的研究の最先端を踏まえつつ，封入体形成と細胞障害の因果関係の現状を概説する。

### はじめに

　過去に多数の病因遺伝子が同定され，その産生タンパク質はしばしば細胞の内外に蓄積することが判明した（表❶）。これらは高次構造の変化により封入体として観察される。神経変性疾患の研究には共通した流れがあり，パーキンソン病も例外ではない。1997年，家族性パーキンソン病の原因遺伝子としてsynucleinのA53T変異が同定された[1]。このイタリア地中海域を起源とする家系は常染色体優性の遺伝形式を呈し，病理学的にはLewy小体を有していた。さらに翌年にはドイツから異なる変異A30Pを有する家系が報告された[2]。synuclein変異の頻度は稀なものであったが，一方でsynucleinがLewy小体の構成成分であることが判明し，封入体研究の中心に躍り出ることとなった。時を同じくしてタンパク質分解研究の爆発的な発展は封入体研究にも大きな影響を与えつつある。すなわち，ユビキチンプロテアソーム系とオートファジーの分解機構の理解なくしては語れないほどである。オートファジー研究の始まりは1950年代後半から1960年代前半とされ，de Duve，Ashford，Novikoffらによってオートファゴソーム（自食胞）が形態学的に観察されていたころが始

表❶　神経変性疾患と蓄積タンパク質

| | |
|---|---|
| Aβ | アルツハイマー病 |
| synuclein | パーキンソン病，びまん性Lewy小体病，多系統萎縮症 |
| Tau | アルツハイマー病，FTDP-17，FTLD-Tau（皮質基底核変性症，進行性核上性麻痺，Pick病） |
| TDP-43 | 筋萎縮性側索硬化症　FTLD-TDP |
| poly Q | 球脊髄性筋萎縮症，脊髄小脳変性症，DRPLA |
| prion | CJD，GSS |
| FUS | 筋萎縮性側索硬化症　FTLD-FUS |

**key words**

封入体，パーキンソン病，遺伝性パーキンソン病，Lewy小体，synuclein，オートファジー，リソソーム，神経変性疾患

まりとされる．それに遅れることユビキチンとプロテアソームが認識されたのが1980年代である．その後の両者の隆盛は言うまでもないが，今や封入体形成の謎に踏み込みつつある．封入体形成については，本来であればAβ，Tau，polyQ，TDP-43についても言及すべきであるが，誌面の都合上パーキンソン病を中心に解説を行う．

## Ⅰ．パーキンソン病とLewy小体

　Lewy小体はヘマトキシリンエオジン（HE）染色で神経細胞の胞体内あるいは突起内に認められる好酸性のcoreと周囲の明瞭なhaloからなる封入体である．進行したパーキンソン病では神経細胞脱落は黒質に限局するばかりではなく，青斑核，迷走神経背側核，マイネルト核にも及び，同部位は必須であるが，その他の中枢神経系および末梢自律神経に広範囲に分布するとされている．典型的なLewy小体の中心部分には脂質が存在し，それを取り囲むようにユビキチンとsynucleinが存在する．synucleinは2次構造をもたないタンパク質であるが，病的代謝によりクロスベータ構造からなるfibril形成に至って封入体を形成すると考えられている．また，その中間形の構造（protofibril）をとることも明らかになり，中間体は強い毒性を示すことから，主に細胞毒性に関与するのはprotofibril中間体であって，封入体にいたっては細胞保護的に働くのではないかという議論が巻き起こるきっかけとなった．パーキンソニズムも認知症も認められないが，剖検によりLewy小体が認められた例をincidental Lewy body diseaseと呼ぶが，これは発症前の集団であり，発症以前から細胞内で凝集変化が起こっていることがわかった．BraakらがパーキンソンにおけるLewy小体の進展様式を報告したのが2003年であるが，それは延髄と嗅球に始まり，延髄の病変は脳幹を上行し大脳に展開するというものであり，Braak仮説と呼ばれるようになった[3]．1950年代に中脳黒質における神経細胞脱落とLewy小体の出現がパーキンソン病の責任病巣であることが発見されて以来，パーキンソン病の病変は黒質に始まると考えられていたため，Braak仮説は驚きをもって迎えられた．しかしながらその後，複数の同様な報告があり，パーキンソン病の病期を表すスタンダードとして国際的に認知されるようになった．さらに，その後の研究によりパーキンソン病にかぎっていえばBraak仮説の合致率は80％以上の高い確率を示すことが判明した．しかしながら，大脳皮質に多数のLewy小体が出現するびまん性Lewy小体病（DLBD）を含めると，その合致率が極端に低下する．村山らによると，Lewy小体の進展は嗅球と扁桃核に始まり，その後，皮質に進展する経路と脳幹に進展する経路の2つがあることを提唱している[4]．このように考えると疾患特異的にsynucleinが伝播しているようでもあり，後ほど解説するsynuclein伝播の基礎研究も興味深い．

## Ⅱ．Synucleinの過剰状態と動物モデル

　以上のようにsynucleinについては多くの課題が残されているが，synucleinが過剰な状態になることも封入体形成に重要な要素であり，遺伝学的あるいは生化学的なアプローチがなされている．遺伝学的な側面として，遺伝性パーキンソン病PARK4の家系がsynucleinのtriplicationの変異を有することが報告され[5]，その後duplicationの家系も見出された[6]．このようなsynucleinのmultiplicationの病理からはsynucleinも広範囲に発現している傾向にあり，synucleinのgene dosageに比例したsynucleinタンパク質の発現量が神経変性につながっていることを示唆している脳内の証拠として興味深い．

　このような知見をもとにsynuclein過剰発現系の再構築モデルを検討するわけであるが，自身の経験を含めて，一般的な培養細胞にsynucleinを過剰発現させても封入体は形成されない．これまでのin vitro実験を俯瞰して眺めると，synucleinの過剰状態にあって神経系の細胞では凝集体が形成されやすい，あるいはミトコンドリア酵素活性阻害剤，酸化ストレス誘導剤，鉄の付加などの何らかの外部刺激が必要である．しかしながら，細胞実験系で観察される凝集体はfibril構造がないなど脳内でみられるLewy小体とは程遠いといえる．一方で，synuclein過剰発現モデルも多数報告があるため，

1つ1つの概説は困難であるが，synucleinノックアウトマウスを含めsynuclein過剰発現マウスではシナプスでの変性や機能異常は認めるものの細胞死までは観察されないのが現状である．以前からパーキンソン病のモデル作製に利用されてきたMPTPやミトコンドリア酵素活性阻害剤投与モデルでは，細胞死は誘導されるが封入体形成がみられないのが現状である．また，ショウジョウバエのモデルにおいても封入体形成の再現性や内在性のsynucleinをもたない種での過剰発現であり，モデルとしての有効性を疑問視する意見もある．これらのことからsynucleinの過剰状態は封入体形成のために必要条件ではあるが，細胞死を証明するのに十分な証拠について，モデル動物をもってしても提示するには至っていない．

## Ⅲ．Synucleinの伝播

ヒト胎児由来のドーパミン神経細胞をパーキンソン病患者に移植すると，ドナー由来の神経細胞内にLewy小体が確認されるという報告[7)8)]は衝撃的であったが，以降パーキンソン病を含む神経変性疾患において，その病原タンパク質がプリオン同様に伝播するのではないかという新たな疑問が生じた．synucleinタンパク質についても同様な拡大が指摘され，新たな展開をみせつつある．synucleinの他にもTauやAβなども伝播の可能性が言われているが，これらに共通の構造としてクロスベータ構造を有する線維を形成する．線維の形成過程についてはいまだ不明な点も多いが，初めに核となる病的タンパク質の凝集があり，その周囲に正常なタンパク質が結合しつつ構造変化していくシード依存性線維化機構が指摘されている．先にも述べたが，正常のsynucleinを過剰発現しても凝集体を形成しないのはこのような理由によるのかもしれない．また，動物モデルではsynucleinトランスジェニックマウスにGFPを発現する野生型マウス幹細胞を移植すると，移植細胞にsynucleinが陽性になる[9)]．さらにはsynuclein A53Tトランスジェニックマウスに核となる線維synucleinを脳内に注入するとsynucleinの凝集体が観察され，時間経過とともに拡大していく[10)]．これらの結果はsynucleinが細胞間を伝播することを示唆している．

## Ⅳ．タンパク質分解系と封入体形成

封入体の多くはユビキチン陽性を示し，それらの周囲にオートファゴソームやオートリソソーム様の膜構造物が散見される．このことはユビキチンプロテアソーム系とオートファジーリソソーム系の関与を暗示させるものである．オートファジーの特性として栄養飢餓の状態で誘導されるという特性があるが，脳においてはその作用機序が他の臓器と異なる．多大なエネルギーを消費し，他の臓器に比べてその栄養供給が優先されるべき状況を考えれば利にかなっているのかもしれないが，エネルギー供給という意味での脳におけるオートファジーの役割は小さい．だが，その役割は長期にわたり発揮されるようである．すなわち，脳内では最低限（基底レベル）のオートファジーが掃除役（ハウスキーピング）として働いている．神経変性疾患にみられる封入体形成には長期の時間を有するが，このようなオートファジーの機能不全によって封入体が形成されることが明らかになってきた．脳特異的にオートファジーの構成因子であるAtg7をノックダウンするとユビキチンとP62陽性の凝集体が観察される[11)]．残念ながらそこにはsynucleinは含まれないが，P62はオートファジーの基質であることからオートファジーが封入体形成に寄与していることを示唆している．一方で，オートファジーリソソーム系の最終段階であるリソソームについてもリソソーム病を含め膨大な研究の歴史がある．リソソームに含まれる代表的な水解酵素の1つにカテプシンがあるが，カテプシンDはリソソームのタンパク質分解において主要な役割を担っている．カテプシンDノックアウトマウスではオートファゴソームとfinger-print様の膜構造体が細胞質に貯留[12)]するとともにsynucleinの蓄積が観察される[13)]．最近，遺伝性パーキンソン病PARK9（表❷）の原因遺伝子としてATP13A2が単離され解析が進んでいる．オートファジーリソソーム系の障害がパーキンソン病関連疾患の直接の原因になる例として興味深い．

表❷　遺伝性パーキンソン病の原因遺伝子

| Locus | Gene | Inheritance | Protein function/nature |
| --- | --- | --- | --- |
| 4q21-23 | PARK1 α-synuclein | AD | Aggregate |
| 6q25.2-27 | PARK2 Parkin | AR | Ubiquitin ligase |
| 4q21-22 | PARK4 α-synuclein | AD | Triplication of PARK1 |
| 4p14-15.1 | PARK5 UCH-L1 | AD | Ubiquitin C-terminal hydrolase |
| 1p35-36 | PARK6 PINK1 | AR | Protein kinase in mitochondria |
| 1p36 | PARK7 DJ-1 | AR | Antioxidant |
| 12p11.2-q13.1 | PARK8 LRRK2 | AD | Protein kinase |
| 1p36 | PARK9 ATP13A2 | AR | Lysosome |
| 2q36-37 | PARK11 GIGYF2 | AD | Grb10 interact: signal |
| 2p13 | PARK13 Omi/HtrA2 | AD | Protease in mitochondria |
| 22q13.1 | PARK14 PLA2G6 | AR | Phospholipase |
| 22q12-q13 | PARK15 FBX7 | AR | F-BOX protein |
| 16q12 | PARK17 VPS35 | AD | Retromer |

## V. 遺伝性パーキンソン病とオートファジーリソソーム系の障害

　PARK9の家系は常染色体劣性の遺伝形式を呈し，L-ドーパ有効な若年発症パーキンソニズムに錐体路障害，認知症を併発する臨床的特徴を有する。古くからヨルダンやチリの一部の地域ではKufor-Rakeb syndrome（KRS）という病名で知られていた原因不明の疾患であったが，2006年その原因遺伝子として*ATP13A2*が同定された[14]。*ATP13A2*はリソソームに局在し中脳に強く発現することがわかっていたが，その機能については謎であった。各種*ATP13A2*欠損細胞を作製し解析を行ったところ，神経系の細胞では有意に脆弱性を示した。さらにリソソームの影響を評価するために電顕観察を行ったところ，オートファゴソームとfinger-print様の膜構造凝集物の貯留を認めた。ノックダウンメダカではホモの変異を有するものでは1年の経過でドーパミン細胞の欠損と同様な凝集物が観察された。リソソームの機能を評価するためにカテプシンDの活性を測定したところ特異的な活性の低下を認めた[15]。*ATP13A2*の欠損はリソソームの機能不全を引き起こし，その結果として凝集物の形成と細胞死が誘導された。患者由来の線維芽細胞にはsynucleinが蓄積しており，脳の剖検の詳細な報告はないがLewy小体の有無が気になるところである。

## おわりに

　パーキンソン病にまつわる病理，遺伝，細胞生物学的研究を封入体形成に着目し横断的に解説した。昨今，常染色体劣性遺伝形式を呈する若年発症遺伝性パーキンソン病の病態の一端が明らかになりつつあり，PARK2やPARK6を含め早期発症の原因としてオートファジーリソソーム系の障害が浮かび上がってきた。同時に封入体はプロテアソームやオートファジーを阻害するとする知見も集積しつつある。だが，封入体形成と細胞障害の因果関係の解明にはもうしばらく時間を要しそうである。一方で，凝集体の形成阻害，オートファジーの活性化などの手法により治療に向けた動きもある。いまなお未解明な封入体形成の謎を解き明かす試みは必ずやパーキンソン病の核心に迫る礎になるであろう。一刻も早い全容解明に向け今後の研究の展開に期待したい。

### 参考文献

1) Polymeropoulos MH, et al : Science 276, 2045-2047, 1997.
2) Krüger R, et al : Nat Genet 18, 106-108, 1998.
3) Braak H, et al : Neurobiol Aging 24, 197-211, 2003.
4) Saito Y, et al : J Neuropathol Exp Neurol 63, 742-749, 2004.

5) Singleton AB, et al : Science 302, 841, 2003.
6) Chartier-Harlin MC, et al : Lancet 364, 1167-1169, 2004.
7) Li JY, et al : Nat Med 14, 501-503, 2008.
8) Kordower JH, et al : Nat Med 14, 504-506, 2008.
9) Desplats P, et al : Proc Natl Acad Sci USA 106, 13010-13015, 2009.
10) Luk KC, et al : J Exp Med 209, 975-986, 2012.
11) Komatsu M, et al : Nature 441, 880-884, 2006.
12) Koike M, et al : J Neurosci 20, 6898-6906, 2000.
13) Qiao L, et al : Mol Brain 1, 17, 2008.
14) Ramirez A, et al : Nat Genet 38, 1184-1191, 2006.
15) Matsui H, et al : FEBS Lett 587, 1316-1325, 2013.

**佐藤栄人**
1996年　佐賀医科大学医学部卒業
2004年　順天堂大学大学院医学研究科修了
2007年　同医学部脳神経内科助教
2008年　同准教授

第1章 神経細胞内病態と脳内環境

# 3．神経系におけるオートファジー/リソソーム系を介するタンパク質分解とその破綻

内山安男

　神経細胞は極性のはっきりとした細胞で，細胞体/樹状突起と軸索/シナプス前領域では形態と機能も異なる。この極性のある神経細胞でオートファジー/リソソーム系を介するタンパク質分解について調べた。その結果，オートファジーができないマウスのPurkinje細胞は軸索/シナプス全領域から変性が始まることがわかってきた。一方，リソソームカテプシンD欠損マウスの解析から，カテプシンDの基質がたまったリソソームが細胞体に蓄積し，軸索にはオートファゴソームが蓄積することがわかった。

## はじめに

　リソソームは真核生物に共通する細胞内オルガネラで，酸性条件下（pH5～5.5）で働く加水分解酵素を数多く含む。このリソソームへの経路は主に3つで，細胞外のリガンドとそのレセプターをエンドサイトーシスで，また細胞残滓などを貪食により細胞に取り込み，初期エンドソームや貪食胞を形成し，リソソーム酵素を受けて後期エンドソームやヘテロファゴリソソームとなり分解が始まる。もう1つの経路は，細胞内で不要となった構成成分を分解する機構で，オートファジーと呼ばれる。この機構では，小胞様の二重膜（隔離膜）で不要な細胞の構成成分を細胞質から隔離し（オートファゴソームの形成），リソソーム酵素を受けてオートリソソームとなり分解が始まる[1)-4)]。このオートファゴソームの形成に関連する因子（autophagy-related gene：Atg）の多くは出芽酵母で明らかにされ，その哺乳類のホモログもわかってきた[1)-4)]。オートファジーは，細胞の基礎代謝に関わる基本的なオートファジーと飢餓や様々な病的な状態に応答して誘導されるオートファジーとがある。オートファジーは非選択的で，一度にたくさんの細胞の構成要素を分解する機構と考えられてきたが，タンパク質のユビキチン化がトリガーとなりユビキチンと隔離膜上のLC3の両者とそれぞれ結合する領域をもつp62/NBR1というアダプタータンパク質を介して選択的にオートファゴソームに取り込む機構もあることがわかってきた[3)4)]。細胞内の長寿命の構造タンパク質の分解はこのリソソームで実行され，寿命の短い代謝調節に関わるタンパク質の分解はユビキチン化を介してプロテアソームによって分解される。この両者は，クロストークすることもわかってきた。

　神経細胞は領域によって形態的にも機能的にも異なることが知られている。例えば，粗面小胞体やGolji装置は核周囲や樹状突起には認められるが，軸索突起には侵入できない。しかし，ミトコンドリアや小胞体は軸索突起にも認められる。軸索は，細胞体と樹状突起で受けた信号を次のター

---

**key words**

神経細胞，軸索，オートファジー，オートファゴソーム，リソソーム，カテプシンD，アダプタータンパク質，p62/NBR1

ゲットに伝達することが主な役割である。軸索の基本構造は、細胞骨格のニューロフィラメントと微小管で、シナプス前領域に向かってミトコンドリア、管状-小胞構造、分泌顆粒などがみられ、終末部にはシナプス小胞、ミトコンドリアがみられる。このようにニューロンの中で軸索/シナプス前領域は、他の領域と異なり高度に特殊化している。

この特殊化した神経細胞におけるオートファジーリソソーム系を介したタンパク質分解とその破綻について述べる。

## I．オートファジーと神経疾患

神経系においても末梢組織と同様にオートファジーは起こる。ただ、単純に絶食状態にマウスやラットを置いても神経細胞にオートファジーの誘導は起きない。この神経細胞におけるオートファジー現象を検討するために中枢神経系でオートファジーができないマウスが作製された[5)6)]。同マウスは短命で（28週までに死んでいたが、B6へのバッククロスが進むと10週以前に死に至ることがわかってきた）、日齢とともに limb-clasping 反射や協調運動の失調などの異常な神経症状が現れて死に至ることがわかった。形態的に解析すると、大脳皮質の大型神経細胞、海馬錐体細胞、小脳Purkinje細胞などの神経細胞の脱落と神経細胞内にユビキチン複合体が蓄積することが明らかとなった。このユビキチン複合体を抗体で検索すると、GFAP陽性のアストロサイト、PLP（myelin proteolipid protein）mRNA陽性のオリゴデンドログリアとは一致せず、ほとんどは神経細胞に局在する（図❶）。ユビキチンは分解すべきタンパク質にE1、E2、E3酵素を介して結合することで、プロテアソームでの分解のシグナルとなることはよく知られた事実である。Atg7を欠損するマウス脳でプロテアソーム活性やプロテアソームのサブユニットタンパク質の発現は全く正常であることから、神経細胞に蓄積したユビキチン複合体の処理はオートファジーを介して行われることが明らかとなった。すなわち、ユビキチンはプロテアソームでの分解に加え、オートファジーを介してリソソームでの分解にも関わることがわかってきた。ユビキチン複合体には多機能タンパク質とし

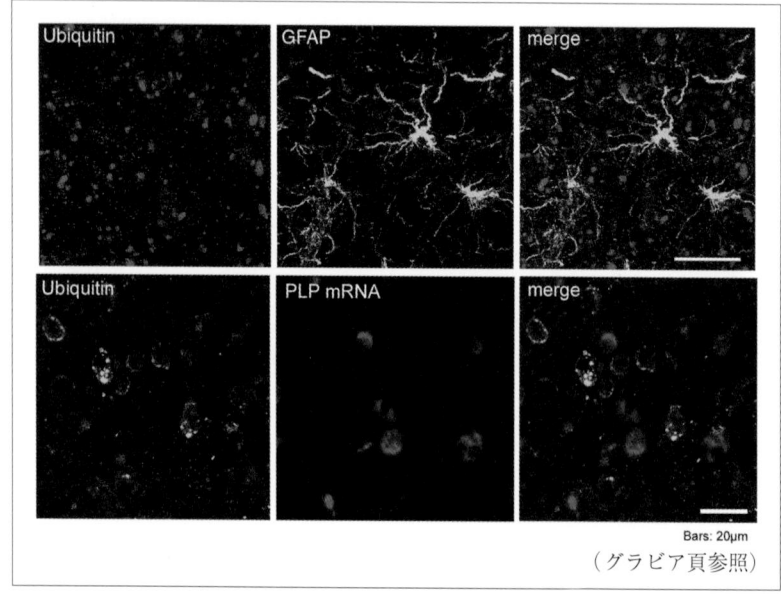

（グラビア頁参照）

**図❶　マウス大脳皮質におけるユビキチン複合体 (Ubiquitin) の局在を示す蛍光像**
上段はGFAP陽性のアストロサイト（緑）にubiquitin（赤）陽性の顆粒は一致しない（merge）ことと、下段はPLP mRNA陽性のオリゴデンドログリアにユビキチン（緑）陽性の顆粒は一致しない(merge)ことが、共焦点走査型顕微鏡観察像でわかる。

て知られるp62が存在する．p62はユビキチンやオートファゴソームの隔離膜上に局在するLC3と結合する領域を有している[3)7)]．すなわち，p62をユビキチン化して隔離膜上のLC3と結合することによってp62を選択的にオートファゴソームに取り込むことが可能となる．さらに，ターゲットとなるタンパク質（例えば，膜小器官にあるタンパク質）をユビキチン化し，そこにp62が結合してオートファゴソーム上のLC3と結合すれば，このターゲットタンパク質，あるいはそのタンパク質が局在する膜小器官をオートファゴソームに取り込むことが可能となる．p62と同様な役割のあるタンパク質（オートファジーのアダプタータンパク質）としてNBR1が知られている．両者は多くの場合，相互依存性である．他のアダプタータンパク質も知られているが，この両者が多くの場合，主に働いている．

近年，パーキンソン病の原因遺伝子として初めに同定されたParkinはE3リガーゼとして働くことが報告されたが，このParkinは障害を受けたミトコンドリアに集まり，ミトコンドリア内のPink1によりリン酸化されると外膜のタンパク質をユビキチン化する．このユビキチンにp62/NBR1が結合して隔離膜上のLC3とさらに結合することで，障害を受けたミトコンドリアはオートファゴソームに取り込まれる（mitophagy）．しかし，異常なParkinはミトコンドリアが障害されても異常なミトコンドリアに集合できず，ミトコンドリアをmitophagyによって処理できない．このような機構で障害を受けた膜小器官（例えば，小胞体やペロキシソーム）は選択的オートファジーによって処理されると考えられている．すなわち，同じように膜タンパク質がユビキチン化されp62/NBR1が結合し，隔離膜上のLC3とともにオートファゴソームに取り込まれる．

このオートファジーが小脳Purkinje細胞でできなくなると神経細胞は徐々に変性に陥るが，軸索/シナプス前領域では異常な膜の蓄積が強く惹起される（axonopathy）．Atg7やAtg5をPurkinje細胞特異的に欠損させることで，この現象を見ることができる[8)9)]．神経終末部ではシナプス小胞の分泌と膜の取り込みが繰り返されている（図❷）．空間的な問題なのか活発な代謝活動の結果なのかは不明であるが，オートファジーという分解系の機構が正常に働くことが神経終末部の代謝活動の維持に必須で，その破綻により神経細胞は変性に陥る．

## II．リソソームカテプシン群とその異常

新たに形成されたオートファゴソームは，リソソーム酵素をもつエンドソームと癒合してオートリソソームとなり，取り込んだ内容物の分解が始まる．私たちは，リソソームのタンパク質分解に関わるカテプシン群の組織細胞における分布やそれらの役割について検討してきた．リソソームのタンパク質分解酵素はカテプシンAからZまでの名称で呼ばれるが，ナプシンやtripeptidyl peptidase 1（TPP-1）のようにカテプシンの名称がつかない酵素もある．カテプシンはギリシャ語の「消化する」の語に由来する．リソソームのプロテアーゼは15種類以上知られているが，その多くは活性中心にシステインをもつシステインプロテアーゼで，中枢神経系ではカテプシンBやLがよく知られている．数は少ないが，活性中心にアスパラギン酸をもつアスパラギン酸プロテアーゼも存在し，カテプシンDはその代表的な酵素として知られている．また，TPP-1は活性中心にセリンをもつセリンプロテアーゼで，酸性環境下で働く数少ないセリンプロテアーゼである．このTPP-1の働きは，ミトコンドリアのATP合成酵素のサブユニットCをN末端から3個ずつ切断することにある．

リソソーム酵素の異常で，その基質がリソソームに蓄積する．このようにリソソームが増える疾患をリソソーム病（リソソーム蓄積症）と呼ぶ．リソソームのプロテアーゼのみならず膜タンパク質の異常によりセロイドリポフスチン（ほとんどの場合サブユニットCを中心に，プロテオリピッドが蓄積する）がリソソームにたまる（神経性セロイドリポフスチン蓄積症，neuronal ceroid-lipofuscinosis：NCL）．自家蛍光，異常な膜構造，指紋様形態，granular osmiophilic deposits

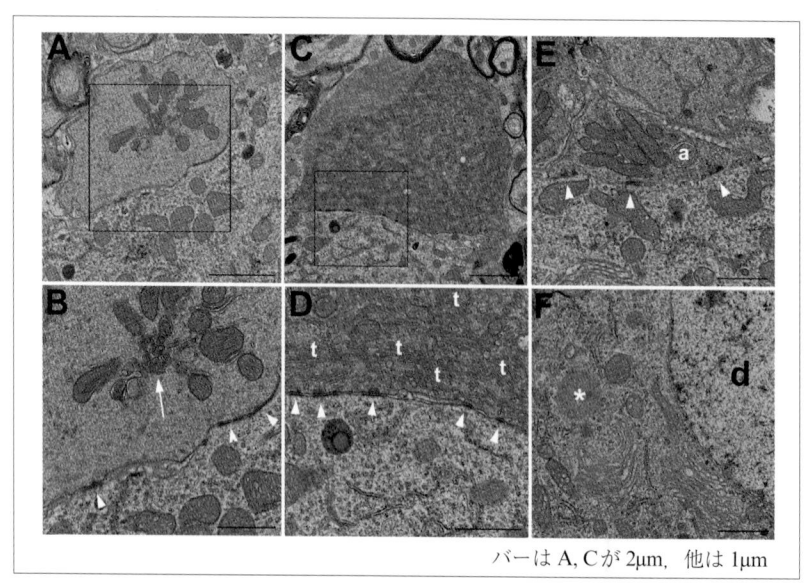

**図❷　Atg7を特異的に欠損するPurkinje細胞に認められる異常な膜系**

A. 小脳核のシナプス前領域には，二重膜（隔離膜）様構造によって不完全に小胞構造を取り囲んでいる像（矢印）が認められる．
B. Aの四角に囲んだ部分の拡大図．
C. 小脳核のシナプス前領域には小胞構造（t）が集積した像が認められる．このように集積した小胞構造にはIP3受容体が局在することが多い．
D. Cの四角に囲んだ部分の拡大図．
E. 小脳核のシナプス前領域（白三角印）に認められる二重膜で小胞構造を不完全に取り囲む像（a）が認められる．
F. Purkinje細胞の核周囲には小管状構造の集積した領域（＊）が認められる．この領域ではユビキチン複合体が陽性となる．

（GROD）などが蓄積する．この疾患は常染色体劣性遺伝で，リソソームシステインプロテアーゼが原因となって引き起こされると考えられてきた．最も典型的な遅幼児型NCLの原因遺伝子として，セリンプロテアーゼであるTPP-1が同定された[8]．NCLの原因遺伝子（ceroid lipofuscinosis neuronal proteins：CLN）は，CLN1からCLN14まで報告されている．これらの中ですべての遺伝子が同定されているわけではないが，リソソームの酵素異常〔CLN1（palmitoyl protein thioesterase 1），2（TPP-1），10（カテプシンD），13（カテプシンF）〕，酵素以外のタンパク質の異常でその特性が十分理解されていないもの（CLN3，5，6，7，8，4，11，12，14），さらに現在までにいまだ同定されていないもの（CLN6，9など）がある．

私たちは，現在CLN10として認められているカテプシンDの欠損マウスを解析した．同マウスは，生後2週までは正常に生育するが，けいれん発作，盲目，成長（体重）不良，小腸壊死，血小板減少，リンパ球減少で生後約26日で死に至る．私たちは，このマウスの脳を中心に解析した結果，NCLの病態像と類似し，GROD，指紋様構造とオートファゴソームが核周囲に蓄積することから，カテプシンD欠損マウスはNCLのモデルマウスであり，新しいタイプのリソソーム蓄積症（病）であることを明らかにした[9)-12)]（図❸）．私たちが発表して6年後にヒトの例が報告され，カテプシンDはCLN10とされた．カテプシンD欠損ニューロンに認められるGRODにはサブユニットCをはじめカテプシンDの基質が蓄積し，自家蛍光を発することもわかった．神経細胞の細胞体と樹状突起に認められるGRODの20%はオートファゴソーム中にみられ，またオートファゴソームの半数はGRODを有していることがわかった[12)]．すな

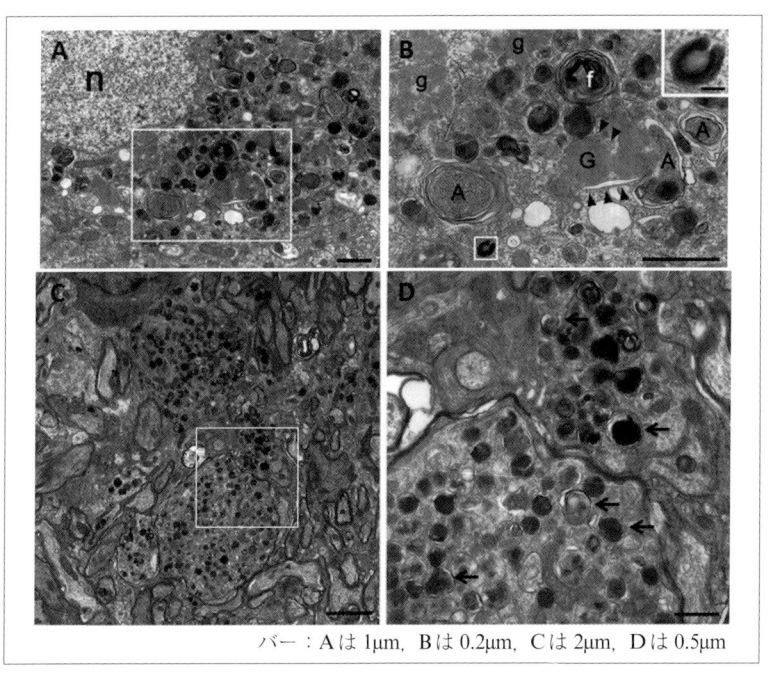

バー：Aは1μm，Bは0.2μm，Cは2μm，Dは0.5μm

**図❸　カテプシンDを欠損するマウス小脳のPurkinje細胞の細胞体（A,B）と軸索（C,D）（生後23日）を示す電子顕微鏡像**

A. 細胞体は大小の顆粒状構造で占められる。
B. Aでみられる四角で囲んだ部分の拡大像。細胞質の一部を隔離膜（小胞様構造）で取り囲まれたオートファゴソーム（A），膜構造が指紋様に集まった構造（f），granular osmiophilic deposit（GROD）（g），さらにはGRODを二重膜構造で取り込んだ（G）オートファゴソーム（矢頭）が認められる。小さな四角で囲った部分の拡大像をインセットで示す。二重膜構造で取り囲まれつつあるGROD。
C. spheroid様に膨らんだ軸索。
D. Cでみられる四角で囲んだ部分を拡大像。軸索は薄くなったミエリン構造を有している。中には，たくさんの二重膜によって取り囲まれたオートファゴソームが見られる（矢印）。

わち，GRODは強力なオートファジー誘導因子であることが示唆された。実際，カテプシンD欠損ニューロンにはLC3陽性の顆粒が集積する。非常に興味あることに，リソソームカテプシンB陽性のこのGRODは決して軸索やシナプス前領域には認められないし，カテプシンD欠損ニューロンの軸索にはオートファゴソームが集積するspheroidが形成される。前述したように，オートファジーができないPurkinje細胞には異常な膜系が集積することを考えると，軸索/シナプス前領域で形成されたオートファゴソームは，逆行性に神経細胞体に送られて，そこでリソソーム酵素を受けて分解が始まることを示している。

## おわりに

現在，カテプシンDを欠損するニューロンでGRODがどのようにオートファゴソームに取り込まれるのか，アダプタータンパク質のp62/NBR1との関係を調べている。私達は，遺伝学的手法を用いて解析をするとともに，初代培養大脳皮質細胞を用いてこれらタンパク質の局在を検討している。さらに，リソソームが軸索にほとんどみられないのはなぜか，その機構の解明も重要と考えている。今後これらの課題の解析を進めるつもりである。

#### 参考文献

1) Uchiyama Y, Shibata M, et al : Histochem Cell Biol 129, 407-420, 2008.
2) Uchiyama Y, Koike M, et al : Methods Enzymol 45303, 32-49, 2009.
3) Komatsu M, Koike M, et al : Autophagy of the nervous system -Cellular self-digestion in neurons and neurological diseases (Zhenyu Y, Charleen TC, ed), 175-204, World Scientific, 2012.
4) Mizushima N, Komatsu M : Cell 147, 728-741, 2011.
5) Komatsu M, Waguri S, et al : Nature 441, 880-884, 2006.
6) Hara T, Nakamura K, et al : Nature 441, 885-889, 2006.
7) Komatsu M, Waguri S, et al : Cell 131, 1149-1163, 2007.
8) Sleat DE, Donnelly RJ, et al : Science 277, 1802-1805, 1997.
9) Koike M, Nakanishi H, et al : J Neurosci 20, 6898-6906, 2000.
10) Nakanishi H, Zang J, et al : J Neurosci 21, 7526-7533, 2001.
11) Koike M, Shibata M, et al : Mol Cell Neurosci 14, 142-155, 2003.
12) Koike M, Shibata M, et al : Am J Pathol 167, 1713-1728, 2005.

#### 内山安男
1972 年　群馬大学医学部医学科卒業
1981 年　筑波大学基礎医学系助教授
1991 年　岩手医科大学医学部解剖学教室教授
1995 年　大阪大学医学部解剖学教室教授
1997 年　同医学系研究科神経機能構造学教授
2008 年　順天堂大学医学研究科神経機能構造学教授
2013 年　同医学研究科神経疾患病態構造学特任教授

## 第1章 神経細胞内病態と脳内環境

# 4．神経細胞における RNA 障害と脳内環境の関連研究

黒坂　哲・内匠　透

　RNA代謝は現在の神経変性疾患研究の主要トピックである。様々なRNA結合タンパク質が筋萎縮性側索硬化症の原因遺伝子として報告され，それらのタンパク質の機能と疾患との関係についての多くの研究が進められている。RNAプロセシングの異常，RNP顆粒の形成および分解の異常，細胞質中の凝集体・封入体の毒性など，疾患の原因と考えられる現象についての数多くの研究成果によって，疾患のメカニズムが徐々に明らかになりつつある。解明すべき課題は多いが，RNA障害と疾患の関連についての研究が病態の解明につながることが期待される。

## はじめに

　パーキンソン病，アルツハイマー病，ハンチントン病，筋萎縮性側索硬化症（ALS）などの神経変性疾患は，細胞死を起こす神経細胞の種類によって様々な症状を示す。これらの疾患を単に神経細胞の異常であると捉えるのではなく，グリア細胞などの非神経細胞も含めた脳全体の環境の破綻がもたらす疾患であると考え，脳内環境という新たな分野の研究が進められている。

　転写に始まり，スプライシングなどのプロセシング，輸送，翻訳，分解にいたるRNA代謝が生命活動において必要不可欠であることは当然であるが，最近では特に神経変性疾患の研究においてRNA代謝が主要トピックとなっている。

　ここでは，ALSの原因遺伝子であり，われわれの研究チームの研究対象であるRNA結合タンパク質（translocated in liposarcoma/fused in sarcoma：TLS/FUS）を中心に，RNA障害がどのようなメカニズムで神経変性を引き起こすのかについて最近の知見と今後の展望を述べる。

## I．RNA結合タンパク質の変異とALS

　ALSは運動神経細胞が欠落し，筋肉の麻痺を伴って死に至る神経変性疾患であり，現在のところ治療法のない難病である。この疾患の原因については様々な説があるが，最近になりRNA代謝が大きく関与していることを示す報告が次々となされており，神経変性研究の主要トピックの1つとなってきている。

　RNA代謝とALSとの関連については，まずTAR DNA-binding protein 43（TDP-43）がALSの原因遺伝子であることが報告され[1,2]，TLS/FUS[3,4]，Ataxin-2[5]，heterogeneous nuclear ribonucleoprotein A2B1（hnRNPA2B1）およびhnRNPA1[6]といったRNA結合タンパク質の変異がALSの原因または危険因子であるという報告が相次いでなされた。このことは，RNA代謝がALSの発症と密接に関連していることを示している。

---

**key words**

神経変性疾患，筋萎縮性側索硬化症（ALS），RNA結合タンパク質，RNA代謝，RNAプロセシング，translocated in liposarcoma/fused in sarcoma（TLS/FUS），選択的スプライシング，RNP顆粒，ストレス顆粒，局所的翻訳

## II．RNAプロセシング

　TLS/FUSとTDP-43は主に核内に存在するRNA結合タンパク質であり，crosslinking and immunoprecipitation（CLIP）法を用いた最近の研究では，新生RNAに結合し，選択的スプライシングに大きく関わっていることが報告された[7)-9)]。

　Ishigakiらの報告では，TLS/FUSが*Mapk*，*Camk2a*，*Fmr1*といった神経変性に関わる遺伝子のRNAにおいて選択的スプライシングの対象となるエクソン周辺に結合することが示されている[7)]。Rogeljらの報告においてもTLS/FUSは選択的スプライシングの対象となるエクソン近傍に結合し，さらに野生型（WT）マウスとTLS/FUSノックアウト（KO）マウス胎仔脳において選択的スプライシングの違いを調べたところ，神経疾患に関わる遺伝子や神経細胞において重要な機能をもつ遺伝子の選択的スプライシングの違いがみられている[8)]。Lagier-Tourenneらは，TLS/FUSとTDP-4は長いイントロンによく結合する傾向があること，TDP-43あるいはTLS/FUSの発現抑制によって*PARK2*（*parkin*），*SMYD3*，*KCNIP4*といった神経細胞において重要な遺伝子の発現が減少すること，これらの遺伝子は長いイントロンをもつこと，さらにはALS患者の運動神経細胞においてこれらの遺伝子の発現が減少していることを報告している[9)]。

　これらのいずれの報告においても，TLS/FUSとTDP-43がRNAプロセシングにおいて重要な機能を担っていることは明らかであり，変異がこれらのRNA結合タンパク質の機能に影響すると，神経細胞において重要な遺伝子のRNAプロセシングに異常がもたらされて，神経変性が引き起こされるというメカニズムが考えられる（図❶）。

　また，*C9ORF72*のイントロンに存在するGGGGCCリピート数の変異がALSの原因となりうるとみられることが報告されているが[10)11)]，TDP-43およびFUSは標的RNAのイントロンに結合してスプライシングを制御するので，*C9ORF72*のイントロンの変異によりRNAプロセシングの異常が引き起こされてALSが発症する可能性が考えられ，これもRNA障害と神経変性の関係を強く示唆するものといえる。*C9ORF72*の変異は，23.5％の家族性ALS[10)]，または46.0％の家族性ALSおよび21.1％の孤発性ALS[11)]にみられ，これまでに発見されたALS原因遺伝子の中では最大の割合を占める。このことは，多くのケースにおいてALSの発症機序にRNAプロセシングが関わっていることを示すものである。

## III．変異タンパク質の細胞質中での蓄積とその毒性

　TLS/FUSの変異によるALSの病態の特徴として，細胞質中にTLS/FUS陽性の封入体が存在することが挙げられる。TLS/FUSのALS変異は核移行シグナルが存在するC末端に集中しており，C末端の変異によって本来核内に存在するTLS/FUSが核外へ排除されて細胞質中に存在することが知られている。したがって，変異TLS/FUSを発現する細胞では細胞質中に過剰なTLS/FUS変異体が存在することになり，これが分解されずに封入体を形成して毒性を獲得する可能性が考えられる。

　また，TDP-43およびTLS/FUSはRNAとタンパク質の複合体であるRNP顆粒の一種であるストレス顆粒の構成因子である。ストレス顆粒は細胞が熱ショック，感染，毒物のようなストレスを受けたときに形成される。RNAを取り込んで翻訳を抑制することがストレス顆粒の主な機能であり，ストレス条件下での細胞の生存に必要なメカニズムであるが，変異TDP-43あるいは変異TLS/FUSによって構成されたストレス顆粒が正常な機能をもたずに神経細胞死を引き起こすことが考えられる。また，変異TDP-43あるいは変異TLS/FUSにより分解されにくいストレス顆粒が形成され，封入体として細胞質中に蓄積して毒性をもつ可能性も考えられる。

　変異がALSの危険因子となるAtaxin-2はpoly A-binding protein（PABP1）とともにmRNAのポリA付加を制御しており，ストレス顆粒の構成タンパク質でもある。Ataxin-2は脊髄小脳失調症2型（SCA2）の原因遺伝子として知られてお

り，Ataxin-2のポリグルタミン配列は通常22-23グルタミンであるが，SCA2患者においては34以上のグルタミン配列がみられる。ALS発症リスクが高まるのはその中間の27-33グルタミンである。Ataxin-2の変異がALS発症リスクを高める要因メカニズムとして，細胞質中のAtaxin-2とTDP-43がRNAとの結合を介して凝集し，Ataxin-2の変異がその凝集体の毒性を高めることが示唆されている[5]。

hnRNPA2B1とhnRNPA1はともにRNP顆粒の構成タンパク質であり，プリオン用ドメインを介して凝集する。このプリオン用ドメインに変異が生じると，過剰なhnRNPを含むRNP顆粒が線維化し，封入体として細胞質中に蓄積する[6]。

ここで述べたような細胞質中に蓄積した変異タンパク質の毒性は，RNA代謝に関わる凝集体の形成を介していること，RNA代謝の最終ステップである分解が正常に行われていないことから，広い意味でRNA代謝の障害であるといえる。

## IV. 神経細胞におけるTLS/FUSの機能

封入体の毒性やストレス顆粒の機能不全だけではなく，TLS/FUSが細胞質内で担っている機能に異常が生じて神経変性を引き起こす可能性も考え

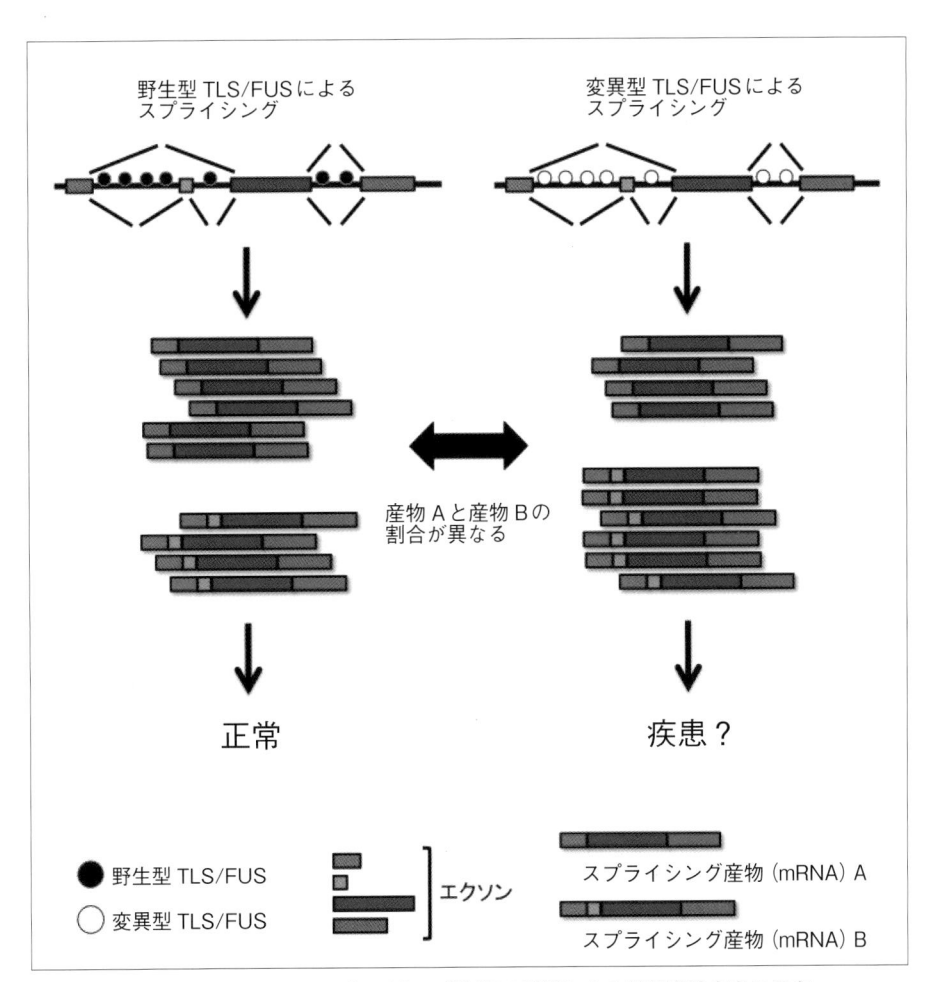

**図❶ 仮説：TLS/FUSによるスプライシング制御の破綻による神経変性疾患の発症**
TLS/FUSは広い領域にわたって新生RNAに結合し，スプライシングを制御する。これまでの報告から（本文参照），変異型TLS/FUSによる選択的スプライシングの変化が神経変性を引き起こすという仮説が提唱される。

われわれの研究室では，神経細胞においてTLS/FUSが核内だけではなく樹状突起およびスパインにも分布し，スパイン形成において重要であること，スパインの形態に関与するRNAの運搬に関わっていることなどを報告してきた[12)-14)]。TLS/FUSはRNP顆粒としてスパインに輸送されるが，そのRNP顆粒にはβアクチン，Nd1-Lといった細胞骨格タンパク質をコードするmRNAが含まれる。Nd1-Lはアクチンフィラメントの安定化に関わっており，Nd1-Lを過剰発現させることにより，アクチン重合阻害剤であるサイトカラシンによるダメージからスパイン形態が保護される[13)]。これらのことから，TLS/FUSの細胞質中での機能，特にスパインにおける局所的な翻訳において重要であることが示唆され，TLS/FUSによる細胞骨格関連遺伝子のRNA代謝が神経細胞のダメージへの感受性に関わっている可能性が考えられる。神経細胞の細胞質中における変異TLS/FUSの挙動についてはいまだ不明であるが，核内におけるRNAプロセシングや細胞質中の封入体・凝集体の毒性だけではなく，細胞質中のTLS/FUSの機能不全が神経変性に関わっている可能性について今後の検討が必要である。

## おわりに

上記のように，RNA代謝に関わる様々な遺伝子の変異がALSという共通の疾患を引き起こすということは，RNA代謝の異常がALSの主要な原因であることを示している。現時点では解明すべき課題が山積みであるが，RNA結合タンパクの研究が，すべてのALSではないとしてもALSの多くのケースにおける病態の解明や治療法の開発につながると考えられる。

現在のところ，なぜ特定の神経細胞だけがRNA障害の影響を受けるのかといったことは明らかになっていないが，マウス胎仔の皮質神経細胞，小脳神経細胞，脊髄運動神経細胞，グリア細胞を用いて，TLS/FUSのノックダウンにより発現あるいは選択的スプライシングの影響を受ける遺伝子を網羅的に探索し，組織間で比較した最近の研究では，特に選択的スプライシングにおける影響で組織特異性が強かったという結果が得られていることから[15)]，神経変性疾患において，RNA結合タンパク質の変異によるRNAスプライシングの影響を受けやすい組織が神経変性の病巣となることが考えられる。

神経変性疾患だけではなく多くの疾患について言えることであるが，疾患の発症・進行のメカニズムは単一の要因ではなく複数の要因の組み合わせであると考えることが必要である。ここで述べた様々な可能性がどのように関わり合って神経変性を引き起こすのか，さらなる研究が必要である。

### 参考文献

1) Neumann M, Sampathu DM, et al : Science 314, 130-133, 2006.
2) Arai T, Hasegawa M, et al : Biochem Biophys Res Commun 351, 602-611, 2006.
3) Kwiatkowski TJ Jr, Bosco DA, et al : Science 323, 1205-1208, 2009.
4) Vance C, Rogelj B, et al : Science 323, 1208-1211, 2009.
5) Elden AC, Kim HJ, et al : Nature 466, 1069-1075, 2010.
6) Kim HJ, Kim NC, et al : Nature 495, 467-473, 2013.
7) Ishigaki S, Masuda A, et al : Sci Rep 2, 529, 2012.
8) Rogelj B, Easton LE, et al : Sci Rep 2, 603, 2012.
9) Lagier-Tourenne C, Polymenidou M, et al : Nat Neurosci 15, 1488-1497, 2012.
10) DeJesus-Hernandez M, Mackenzie IR, et al : Neuron 72, 245-256, 2011.
11) Renton AE, Majounie E, et al : Neuron 72, 257-268, 2011.
12) Fujii R, Okabe S, et al : Curr Biol 15, 587-593, 2005a.
13) Fujii R, Takumi T : J Cell Sci 118, 5755-5765, 2005b.
14) Yoshimura A, Fujii R, et al : Curr Biol 16, 2345-2351, 2006.
15) Fujioka Y, Ishigaki S, et al : Sci Rep 3, 2388, 2013.

**参考ホームページ**

- 理化学研究所脳科学総合研究センター内匠透チーム
  http://www.brain.riken.jp/jp/faculty/details/79
- ALS Association
  http://www.alsa.org/
- Amyotrophic Lateral Sclerosis (ALS) Fact Sheet: National Institute for Neurological Disorders and Stroke
  http://www.ninds.nih.gov/disorders/amyotrophiclateralsclerosis/detail_ALS.htm
- 日本ALS協会
  http://www.alsjapan.org/
- LIVE TODAY FOR TOMORROW
  http://www.als.gr.jp/
- 難病情報センター
  http://www.nanbyou.or.jp/entry/52

**黒坂　哲**

| | |
|---|---|
| 1995年 | 京都大学農学部畜産学科卒業 |
| 1997年 | 同大学院農学研究科畜産学専攻修士課程修了 |
| 2002年 | 同大学院農学研究科応用生物科学専攻博士課程指導認定退学<br>博士（農学）（京都大学）<br>Postdoctoral Researcher, School of Veterinary Medicine, University of Pennsylvania（〜2008年） |
| 2008年 | Research Associate, School of Veterinary Medicine, University of Pennsylvania（〜2011年） |
| 2011年 | 広島大学大学院医歯薬保健学研究院特任助教（現在に至る） |
| 2013年 | 理化学研究所脳科学総合研究センター研究生（現在に至る） |

第1章　神経細胞内病態と脳内環境

# 5．遅発性小脳失調症モデル動物にみられる軸索変性の病態

岡野ジェイムス洋尚

　RNA結合タンパク質HuCの遺伝子ノックアウトマウスは生後7ヵ月になると歩行障害などの運動失調症状を呈する．遅発性にシナプス脱落を伴ったプルキンエ細胞の軸索変性が起こるが，プルキンエ細胞は細胞死には至らない．球状に変性した軸索にはミトコンドリアやAPPが貯留していることから軸索輸送の不全が疑われている．小脳におけるHuCの標的RNAが同定されたことにより，軸索輸送を担う複数のモータータンパク質のレベルがHuCの欠失に伴って同調的に低下し，結果的に軸索輸送の障害が起こって軸索変性・シナプス脱落に至るという病態モデルが示唆された．

## はじめに

　近年，家族性神経変性疾患の原因遺伝子の探索が進み，神経疾患発症に関わると考えられる多くの因子群が同定され，その病態生理の一端が分子レベルで明らかになってきた．興味深いことに，多くの報告で神経変性の原因にRNA結合タンパク質をコードする遺伝子の変異やRNAプロセシング異常が関与する可能性が示唆されてきた．家族性ALS（*TDP-43*遺伝子変異：スプライシング制御を担うRNA結合タンパク質），染色体9p-linked FTD/ALS（*C90RF72*遺伝子 non-coding領域のGGGGCCCリピート異常伸長），脊髄性筋萎縮症（*SMN1*遺伝子変異：snRNPのリサイクルに関与），脆弱X症候群（*FMR1*遺伝子変異：RNA輸送，翻訳調節に関わるRNA結合タンパク質），SCA10（*ATXN10*遺伝子イントロンのAUUCUリピート異常伸長）などの疾患では，RNAスプライシングや翻訳調節の不全，RNA結合タンパク質のトラップなどが病態に深く関わっていることが疑われている．しかし，RNAプロセシングの異常が神経変性を引き起こす分子メカニズムについては依然不明な点が多い．

　本稿では，RNA結合タンパク質HuCの神経細胞における機能の解明を通して，軸索変性の分子メカニズムの一端が明らかになりつつあるので紹介する．また，遅発性小脳失調症を呈する*HuC*遺伝子欠失マウスの解析から得られた知見をもとに，軸索の恒常性維持機構について新たな視点から考察する．

## I．神経系におけるHuタンパク質の機能

　Huタンパク質は，肺小細胞がんに伴う自己免疫性傍腫瘍性脳脊髄症（PND）の標的抗原として同定された．PNDは，担がん患者において自己免疫機序により引き起こされる神経症候群であ

---

key words

RNA結合タンパク質，HuC，遅発性小脳失調症，プルキンエ細胞，軸索変性，RNAプロセシング異常，軸索輸送，モータータンパク質

り，神経症状やがんの種類に関連した高力価の抗神経自己抗体が血液および脳脊髄液中に出現する。傍腫瘍性脳脊髄炎，辺縁系脳炎，感覚性運動失調ニューロパチーにみられる自己抗体の標的抗原としてクローニングされたHuタンパク質は，ショウジョウバエのElavの哺乳類ホモログであり，Elavはショウジョウバエの発生期において神経細胞への分化促進因子として機能することが知られる。哺乳類では，神経細胞特異的に発現するHuB，HuC，HuDと，神経組織以外においても幅広く発現するHuRを含むHuファミリーを形成する。神経系Huファミリーの発現は，神経発生初期から成体期の成熟神経細胞に至るまで，中枢および末梢神経系のほぼすべてのニューロンで高く維持されている。しかし，領域によって発現しているHuファミリーメンバーの組み合わせが異なることが知られており，成体の海馬歯状回と小脳プルキンエ細胞ではHuCのみしか発現していないことが確認されている[1]。哺乳類の胎生期の神経系において，HuタンパクがGAP-43, NF-M, p21/waf1などの標的mRNAに直接結合し，それらのmRNAの安定性や翻訳を調節することにより神経分化を促進することがHuDノックアウトマウスを用いた解析などにより明らかになっている[2)-4)]。

Huタンパク質は3つのRNA認識モチーフ（RRM）を有し，RRMを介して標的mRNAと特異的に結合する。筆者らは，Huタンパク質が特異的に認識するRNA配列を同定するため，in vitro selection法（SELEX法）を施行した。RNA配列ライブラリーからRNA結合タンパク質に結合する配列を精製したのち，逆転写反応・PCRを用いて指数関数的に増幅し，この過程を複数回繰り返すことによって高親和性に結合する配列を濃縮することが可能である。52merランダム配列ライブラリーを使ったSELEX法により，Huタンパク質が高親和性に結合する基質RNA配列（GUUGUリピート）の同定に成功した（図❶）。さらに，in vivoにおける標的RNAを網羅的に同定するために，HITS-CLIP法を行った。これはロックフェラー大学のDarnellらが開発した技術で，細胞からRNA結合タンパク質を免疫沈降し，その免疫沈降産物に含まれるRNAを精製・cDNA化したのち直接シークエンスする方法である。この技術は操作が極めて煩雑であるため遂行できる研究グループが世界でも少ないが，標的特異性が高く，標的の配列のみならずRNA結合タンパク質が直接結合した塩基までも同定することができる。筆者らはDarnell教授と共同で，Huタンパク質についてHITS-CLIP解析を施行し，マウス新生仔の脳におけるHuCおよびHuDの標的RNAを同定した。これらの配列には，GAP-43やp21/

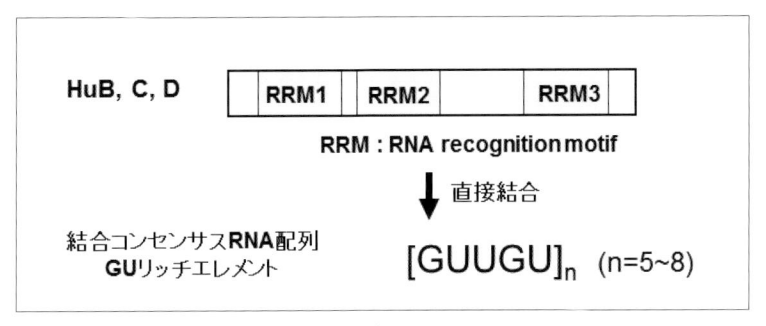

**図❶ Huタンパク質の構造と結合配列**

Huタンパク質はショウジョウバエの神経分化に重要なElavの哺乳類ホモログで，配列の相同性が高く，動物種を越えてよく保存されている。RNA認識モチーフ（RRM）を介して直接標的RNAに結合し，翻訳，RNA安定性もしくはスプライシングパターンを制御する。
結合コンセンサスRNA配列：GUリッチエレメントと呼ばれ，5〜8回のGUUGU繰り返し配列である。

waf1 RNA の 3' 非翻訳領域など既知の標的のみならず，多くの遺伝子のイントロン配列が含まれていた。一連の研究により，Hu タンパク質はグルタミナーゼ，Robo2，キネシンタンパク質 Kif2A などのイントロン配列に結合し，近傍のエクソンの選択的スプライシングを調節していることが示された[5]。

## Ⅱ. 遅発性小脳変性症を呈する HuC ノックアウトマウス

HuC ノックアウト（KO）マウスは発生期を通して神経系に顕著な解剖学的異常が認められないが，生後 7 ヵ月になると歩行時に下肢の震えを伴った歩行障害と姿勢保持機能の低下をはじめとする運動失調症状および下肢筋力低下が出現する。7 ヵ月齢の HuC KO マウスの小脳は全体的に若干小さめではあるが，分子層，顆粒細胞層，白質層における層構造の厚みや細胞形態に明らかな異常はみられない。しかし，プルキンエ細胞の細胞体近傍において軸索が球状に肥大した変性像がみられ，ほとんどのプルキンエ細胞の軸索が退縮し投射先である小脳核との連絡が途絶えてしまう（図❷）。一方，生後 2 ヵ月の個体ではプルキンエ細胞の軸索が小脳核に投射しており，プルキンエ細胞の軸索の形態にも異常は認められない。以上のことから HuC KO マウスにおいては，一度小脳神経回路が正常に形成されたのちに遅発性に軸索変性を伴った小脳変性が起こり，その結果，運動失調症状が出現するということがわかった。

### 1. プルキンエ細胞における軸索変性

HuC KO マウスでは，生後 3 ヵ月以降から小脳顆粒層内でプルキンエ細胞の軸索が変性しはじめ，経時的に軸索変性を起こしたプルキンエ細胞の数が増加傾向をたどるとともに，徐々にその変性部位が肥大化する。そして生後 5 ヵ月以降から小脳核に投射するプルキンエ細胞の軸索に明らかな退縮が起こり，生後 7 ヵ月までに投射線維のシナプス接合がほぼ消失する。この頃から運動失調様症状がみられるようになる。プルキンエ細胞の軸索が段階的に変性過程を経る一方で，プルキンエ細胞への入力シグナルを受ける樹状突起においては，その形態のみならず突起の分岐などに異常はみられない。さらに，プルキンエ細胞体へ直接シグナルを入力する興奮性ニューロンの登上線維と，プルキンエ細胞の樹状突起とシナプスを形成する抑制性の平行線維のシナプスの数についても野生型マウスと比べて有意な差はなく，形態学的にも正常なシナプス接合が維持されている。しかし興味深いことに，プルキンエ細胞は細胞死を起こすことなく 21 ヵ月齢に至っても脱落は起こら

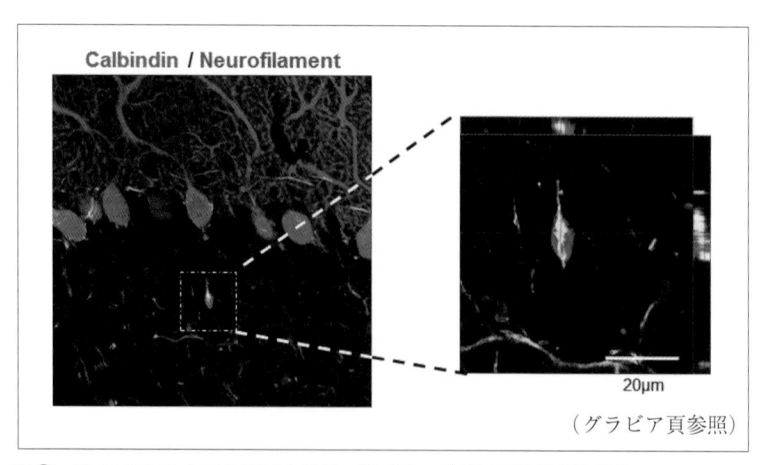

（グラビア頁参照）

**図❷ HuC KO マウス小脳におけるプルキンエ細胞の軸索変性部位**
生後 7 ヵ月の HuC KO マウスは小脳失調症を呈し，小脳プルキンエ細胞の軸索が球状に肥大した変性像がみられる。軸索変性部位には軸索輸送されるニューロフィラメントタンパク質が蓄積している。右は拡大した共焦点画像。

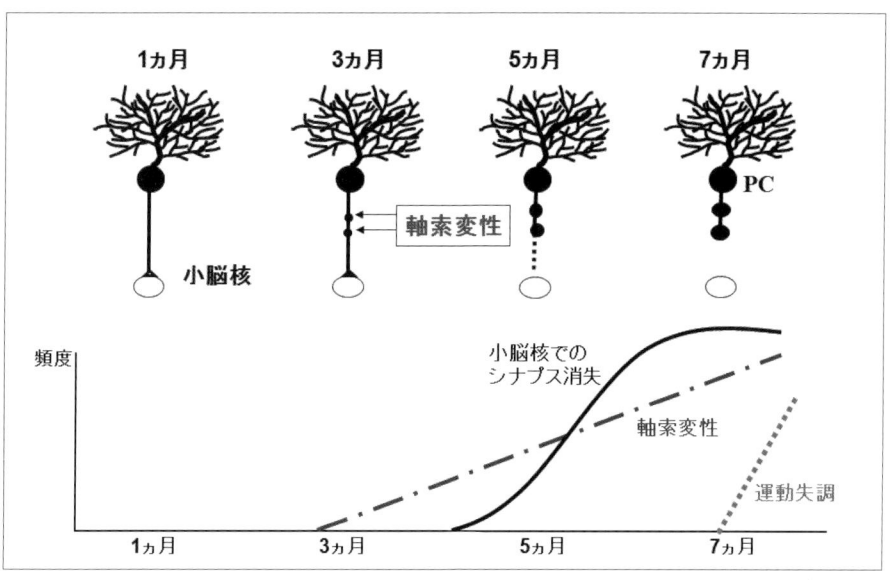

**図❸ HuC KO マウスにおけるプルキンエ細胞の軸索変性過程**

プルキンエ細胞の軸索変性は段階的に進行し，生後3ヵ月頃から球状の肥大化が出現し，5ヵ月頃から投射先の小脳核からの軸索の退縮が起こりはじめる。生後7ヵ月頃から運動失調を発症するが，プルキンエ細胞の細胞死は起こらない。

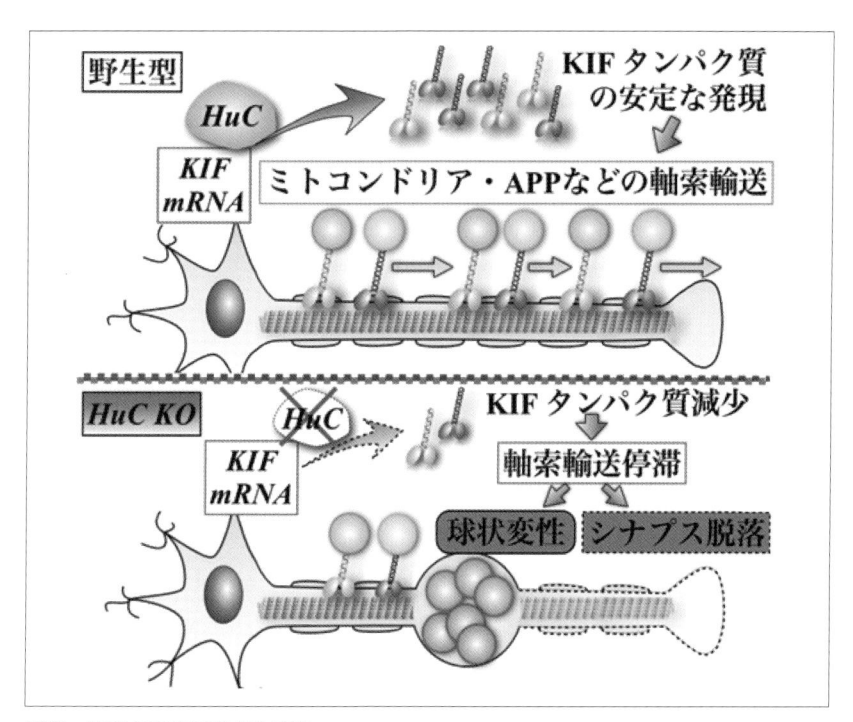

**図❹ 軸索の恒常性維持と変性**

複数のKIFタンパク質のmRNAがHuCによる翻訳調節を受け，HuC KOマウスのプルキンエ細胞において発現レベルが低下している。HuCが欠失すると軸索輸送を担う複数のKIFタンパク質のレベルが同調的に低下し，結果的に軸索輸送の障害が起こって軸索変性・シナプス脱落に至るという病態モデルが考えられる。

ず，野生型と比較して細胞数は減少しない（図❸）．これらの知見から，HuCが成体期のプルキンエ細胞の軸索変性を抑制し，正常な軸索機能を維持する役割を担っていることが予測される．運動失調を発症した7ヵ月齢のHuC KOマウスでは，小脳プルキンエ細胞以外の領域に顕著な変性はみられない．病変がプルキンエ細胞に限定しているのは，プルキンエ細胞がそれ以外の神経細胞と異なりHuタンパク質ファミリーのうちHuCのみを発現しているため，他のHuファミリーメンバーによる機能補完が起こらないことが原因と推測される．これらの知見からHuC KOマウスは，遅発性に小脳特異的神経変性が出現する新たな神経変性疾患モデル動物といえる．興味深いことに，球状に膨満した変性軸索の内部にはニューロフィラメントや大量のミトコンドリア，重積した膜オルガネラが充満していることが観察されており，HuCがプルキンエ細胞における軸索輸送に関わる因子の調節に寄与している可能性が示唆されている．

## Ⅲ．軸索輸送の障害か？

軸索変性の分子メカニズムを解明するためには，小脳においてHuタンパク質が結合する標的RNAを同定する必要がある．われわれはRIP-CHIP法により成体小脳組織を用いてHuCの標的スクリーニングを行った．RIP-CHIP法は免疫沈降法の応用技術であり，HuCが複合体を形成するRNAを検出することができる．その結果，kinesin（キネシンスーパーファミリー，KIF）を含む多くのHuC標的候補遺伝子が同定された．これまでの解析により複数のKIFタンパク質のmRNAがHuCによる翻訳調節を受け，HuC KOマウスのプルキンエ細胞において発現レベルが低下していることがわかった．さらに，HuC KOマウス由来プルキンエ細胞にこれらの*KIF*遺伝子を強制発現させると部分的に軸索変性を是正できることが明らかになった．これらの知見は，HuCが軸索輸送を担う複数のモータータンパク質の発現量を統合的に制御する翻訳調節システムのキープレイヤーであることを示唆している．そして，HuCが欠失すると軸索輸送を担う複数のKIFタンパク質のレベルが同調的に低下し，結果的に軸索輸送の障害が起こって軸索変性・シナプス脱落に至るという病態モデルが考えられる（図❹）．

## まとめ

軸索が球状に肥大する変性所見は様々な神経疾患で観察されるが，神経症状発症との関連性については不明な点が多い．軸索に球状変性が出現する分子機序も詳細はわかっていない．さらに，なぜ多くの神経変性疾患が加齢に伴って発症するのかという大きな疑問も残されている．ヒトの神経変性疾患と同様に高年齢になってから発症するHuC KOマウスは，ヒトの疾患の病態を研究するうえで極めてユニークかつ有用な小脳変性症モデル動物であり，HuC KOマウスを用いた研究により加齢に伴う軸索の変性に関する多くの分子生物学的知見が得られる可能性がある．また，プルキンエ細胞が細胞死に至らないという観察結果は，軸索の変性・消失のメカニズムが単に「神経細胞死を引き起こす病態の一過程」に過ぎないのではなく，軸索の恒常性維持システムに特異的に起こる障害である可能性を強く示唆しており，このモデル動物の解析により神経変性疾患の病態の新たな側面が明らかになると期待される．

### 参考文献

1) Okano HJ, et al : J Neurosci 17, 3024-3037, 1997.
2) Akamatsu W, et al : Proc Natl Acad Sci USA 102, 4625-4630, 2005.
3) Yano M, et al : J Biol Chem 280, 12690-12699, 2005.
4) Fukao A, et al : Mol Cell 36, 1007-1017, 2009.
5) Ince-Dunn G, et al : Neuron 75, 1067-1080, 2012.

**岡野ジェイムス洋尚**
1988 年　東京慈恵会医科大学卒業
1993 年　米国ロックフェラー大学分子神経腫瘍学研究室研究員
1994 年　東京慈恵会医科大学大学院医学研究科博士課程修了，博士（医学）
2001 年　慶應義塾大学医学部生理学教室専任講師
2005 年　同助教授
2007 年　同准教授
2011 年　東京慈恵会医科大学再生医学研究部教授

第1章 神経細胞内病態と脳内環境

# 6．時差の分子機構とその治療

岡村　均・山口賀章

　時差は，体内時計が容易に海外の現地時間にリセットされず，両者が不一致となるために起こる．今回，この不一致の神経生理機構とそれを裏打ちする分子機構が明らかとなった．驚くべきことに，時差では体内時計の中枢である視交叉上核の時計が止まり，これが回復するとともに時差が解消された．同時に，時差の分子機構の中枢を担っているのがバソプレッシンおよびそのV1a受容体とV1b受容体であることが解明され，その拮抗薬が時差解消に効果があった．時差は，近年急増するシフトワークによる生活習慣病の病因としても注目され，今後の展開が期待される．

## はじめに

　考えてみれば，誰であろうが毎日夜明けとともに起床し活動を開始することに変わりはない．朝食，昼食，夕食とエネルギー供給を挟むが，日暮れとともに活動を停止し，やがて長い眠りにつく．数百万年前の人類発祥以来，われわれはこの周期的な活動を繰り返してきた．しかし，現代のグローバル経済はライフスタイルを一変させ，この周期的生活をも終演させようとしている．今や日本でも，就労者の3人に1人は時間外勤務者（交代勤務者）で，5人に1人は1日の勤務時間が10時間を超える長時間勤務者である．加えて，利便性の高い数千ルクスの照明下の24時間営業のコンビニエンスストアやテレビやゲームなどの遊興がサプライされ，ヒトは知らず知らずのうちに24時間周期の生体リズム（概日リズム）に変調をきたすようになってきた．

　だが，本当にリズムを無視した「自由な」ライフスタイルが，われわれにとって望ましい生活なのであろうか．当初は，睡眠時間を交代に確保する交替制勤務によって問題は起こらないと考えられたが，この予測は見事に外れた．原子力発電の事故（1979年スリーマイル島，1986年チェルノブイリ原子力発電所）やオイルタンカー事故（1997年ナホトカ号）などのカタストロフともいうべき事故がいずれも深夜早朝に起こったからである．これは，夜の時間に昼の時間と同じだけの仕事効率が保てないことを表しており，生体リズムの研究の重要性が広く一般に認知されることとなった．さらに，この生体リズムを無視した生活が続くと，個人の健康に深刻な影響を与えることがわかってきた．多くの疫学的データは，このような生活が睡眠障害だけでなく，より深刻な高血圧，メタボリックシンドローム，発がんなどの生活習慣病の誘因となっていることを明らかにしている[1,2]．

　では，なぜ，このようなことが起こるのか？ 交替制勤務や長時間労働による障害は，生体リズムと環境の明暗リズムとがずれて，生体機能が十

---

**key words**

時差，シフトワーク，生体リズム，視交叉上核，時計遺伝子，末梢時計，バソプレッシン，V1a受容体，V1b受容体，拮抗薬，局所神経回路

全に機能しなくなっていることに帰着する。すなわち，これらの勤務形態では海外旅行時の時差ボケのような病態が慢性的に起こっている常態であると言える。しかるに，この時差の生理機構や分子機構は全く不明であった。そこでわれわれは，この分子神経機構を探ることにした。

## I. 時差は視交叉上核の時計発振の異常

時差（jet lag）がなぜ起こるのかと言えば，自身の体内で正確に時を刻み続ける時計が，瞬時には海外の現地時間にリセットされないためである。ただ，この機構は全くわかっていない。体内時計を統括するのは視床下部にある視交叉上核（suprachiasmatic nucleus：SCN）である。そこで，われわれはまずSCNの時計が時差のとき，どのようになっているのかを検索した[3]。

SCNは，マウスでは最大径0.5mmのラグビーボール状の小神経核で，ヒトでも2mmもない。非常に重要なことに，時計遺伝子の刻む時刻がSCNを一歩出ると，その時間位相が逆転することである。したがって，SCNの時間を知りたければ，きっちりSCNのみを取り出し，周囲のものを完全に排除して測定しなければならない。そこでわれわれは，脳の凍結切片をレーザーマイクロダイセクション装置（LMD）を用いてSCNを切り分け採取し，RTPCRにて時計遺伝子の発現量を定量することにした。

われわれはマウスを用い，日本から米国西海岸への移動にあたる，飼育する明暗環境を8時間早める時差実験を行った。時差を起こす前は1日半，時差の後は10日間にわたって，4時間ごとにSCNをサンプリングし，定量的に時計遺伝子の量を測定した。哺乳類時計の中枢振動体を構成する Per2 時計遺伝子を見ると，時差を起こす前は明瞭な日周リズムを示していたが，時差を起こした直後はそのリズム性が消失した（図❶）。これは Per2 だけに限らず，他の時計遺伝子も同様であった[3]。

SCNは，その極めて安定したリズム性が最大の特徴であるので，この時差後のリズム消失は想定外の驚きであった。その後，リズム性は日々少しずつ回復し，8日後には時差前と同様の明瞭な日周リズムが観察された。この時計遺伝子の結果は行動レベルに反映され，マウスは時差の後，新しい明暗環境に順応するのに10日程度を要した。

### 1. 末梢時計は時差でも動き続ける（ただし，位相はおかしいが）

生体リズムは全身の細胞で発現する。確かに，全身にある体内時計を統括するのはSCNであるが，全身の細胞も発振能力をもつ。だが，これも時差の時どのようになるのかわからない。今回，SCNサンプリングに用いたのと同じマウスの肝臓，腎臓の時計の動態を調べた。その結果，末梢

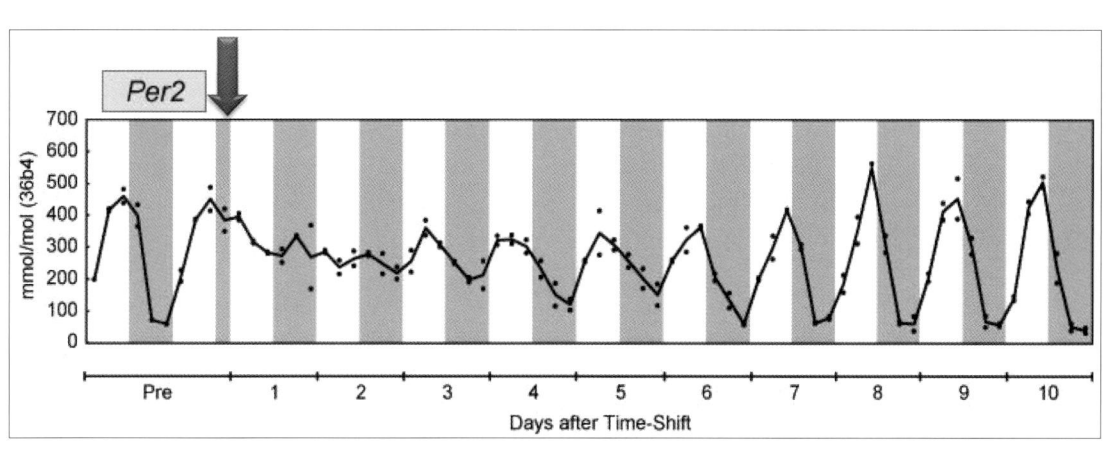

**図❶ 時差前後のSCNの主要時計遺伝子 Per2 の発現変動**（文献3より改変）
時差（矢印）直後より，Per2 mRNAのリズムが止まることに注目。リズム振幅と位相の回復には8日かかっている。LMDとRTPCRを用いた。

臓器の時計遺伝子のリズムは，SCNのようなリズム振幅の減弱は伴わず，十分保たれていた。しかし，新しい明暗周期へのリズムの位相の同調はなかなか起こらず，10日もかかった。SCNの位相変位が末梢時計よりも常に先行すること，完全同調でも末梢臓器の同調はSCNの同調よりも1～2日長くかかること，肝臓と腎臓では位相変位の程度はほぼ同程度に進行することから，まずSCNが同調し，この情報が全身の臓器の時計の同調を誘導しているように思われる。

## Ⅱ. 時差を惹起する分子機構の同定

以上の実験より，時差の本態はSCNにあることがわかる。その分子を同定するため，以前より進めていたSCNに発現する遺伝子を網羅的に免疫組織化学によりスクリーニングし，ノックアウトマウスを作製するプロジェクト（SCN-Gene Project）を用いることにした[4]。このプロジェクトで作製したマウスに，時差環境の行動実験パラダイムを加え，異常を検出するということである。

SCNの神経科学的特徴として，ペプチド作動性ニューロンが豊富なことがある。なかでも，1975年にすでに知られていたが，バソプレッシンが大量に発現し，その受容体であるV1aおよびV1b受容体も存在している。そこでわれわれは，V1aとV1b受容体を共に欠損したダブルノックアウトマウス（V1a-/-V1b-/-マウス）を作製し，8時間明暗位相を早める時差実験を行った。その結果，V1a-/-V1b-/-マウスは瞬時に順応した（図❷）。野生型マウスでは，新しい明暗環境に順応するのに10日要

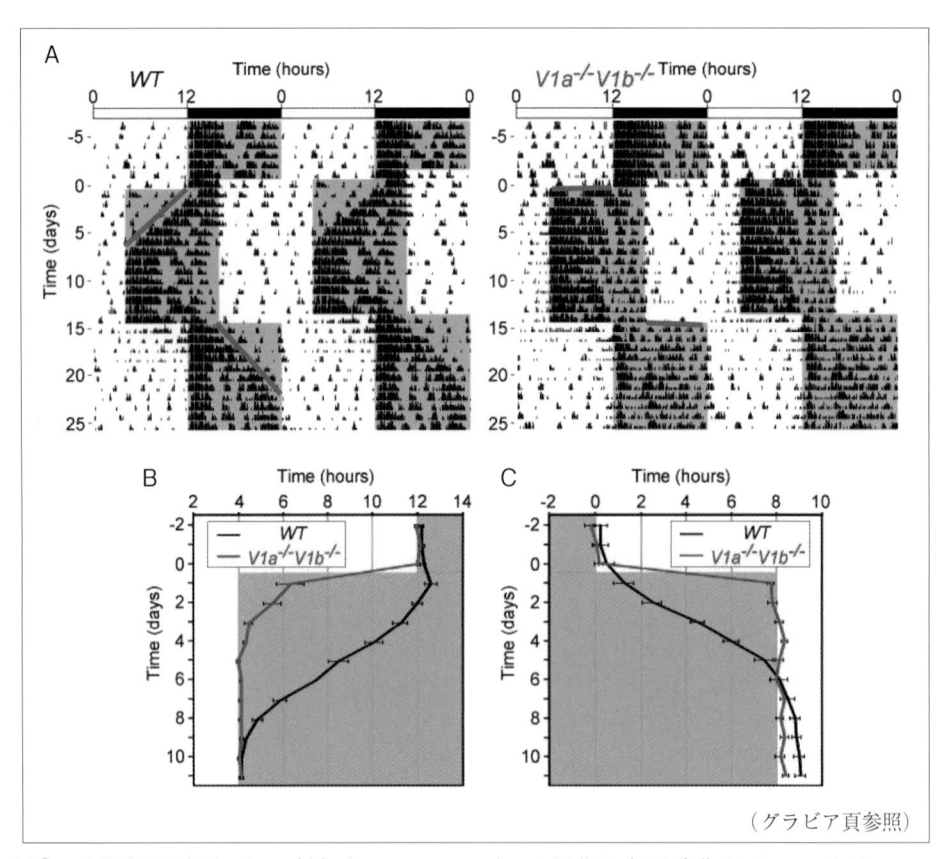

**図❷ 時差時の野生型マウス（左）とV1a-/-V1b-/-マウスの行動リズムの変化**（文献3より改変）
 A. 行動リズムをダブルプロット法で示す。
 B, C. 行動開始位相の時差後の変動。V1aV1b両受容体の欠損で，正常では8日かかる時差が消失し，再同調が速やかに起こる。

するのに比べれば，明らかな変動である。また，明暗環境を8時間遅らせる時差環境下でも，*V1a*^-/-^*V1b*^-/-^マウスは同様に素早く順応した。では，V1aとV1bのどちらの遺伝子が関与しているのであろうか？　単独*V1a*^-/-^マウスや単独*V1b*^-/-^マウスでは，時差同調時間は野生型マウスと*V1a*^-/-^*V1b*^-/-^マウスの中間の値を示した。すなわち，V1aとV1bの両遺伝子とも時差形成に関与しているのである。

このマウスの時計機能はどうなっているのであろうか？　興味深いことに，*V1a*^-/-^*V1b*^-/-^マウスにおける，恒常暗条件下での概日行動リズムの周期，SCNにおける時計遺伝子の発現リズム，および短時間光照射に対するリズム応答性はすべて正常であった[3]。すなわち，*V1a*^-/-^*V1b*^-/-^マウスは，慣例的な時間生物学的見地からは一見正常なマウスであるが，唯一，時差環境下におかれた時のみ素早く同調するという特徴をもったマウスである。

このマウスの時差環境下でのSCNにおける時計遺伝子の動態を，前に記したLMDの手法で検索した。*V1a*^-/-^*V1b*^-/-^マウスにおいては，時計遺伝子はすべて，時差を起こしてから3日目という早い段階で時差前と同様の明瞭な日周リズムを示した（図❸）。これは，野生型が8日かかることからすると，大きく変わっている。末梢臓器でも同じで，*V1a*^-/-^*V1b*^-/-^マウスにおいては，時差後5〜6日目に完全に同調したが，これも野生型マウス9〜10日目の同調より明らかに早い。

## Ⅲ. SCNでのバソプレッシン神経系の役割

SCNバソプレッシンニューロン系は，室傍核や視索上核に発し下垂体後葉の毛細血管に終わるホルモンとしてのバソプレッシンニューロン系とは大きく異なる。ホルモンとしてのバソプレッシンニューロン系は，腎臓の集合管のV2受容体に働き，アクアポリンを介する水の再吸収に関与する。SCNバソプレッシンニューロンは髄液中のバソプレッシンの主要な供給源として知られる[5]。脳内には，V1a受容体，V1b受容体があることが知られており，腹側線条体や中隔核では社会行動に，視床下部背内側核や弧束核では血圧調節に関与すると言われているが，SCNでのその機能は解明されていない[3]。SCNでは，バソプレッシンもV1a受容体も両方とも時計遺伝子でリズミックに産生が制御されていることも注目される[3]。

細胞レベルの検索より，このたびSCNのほとんどのバソプレッシンニューロンにV1a受容体が発現することがわかった[3]。電子顕微鏡ではまた，バソプレッシン終末とバソプレッシン樹状突起や細胞体への豊富なシナプスが報告されている[6]。また，SCNでのV1b受容体の報告もある。これらの所見は，バソプレッシン神経細胞同士がSCN

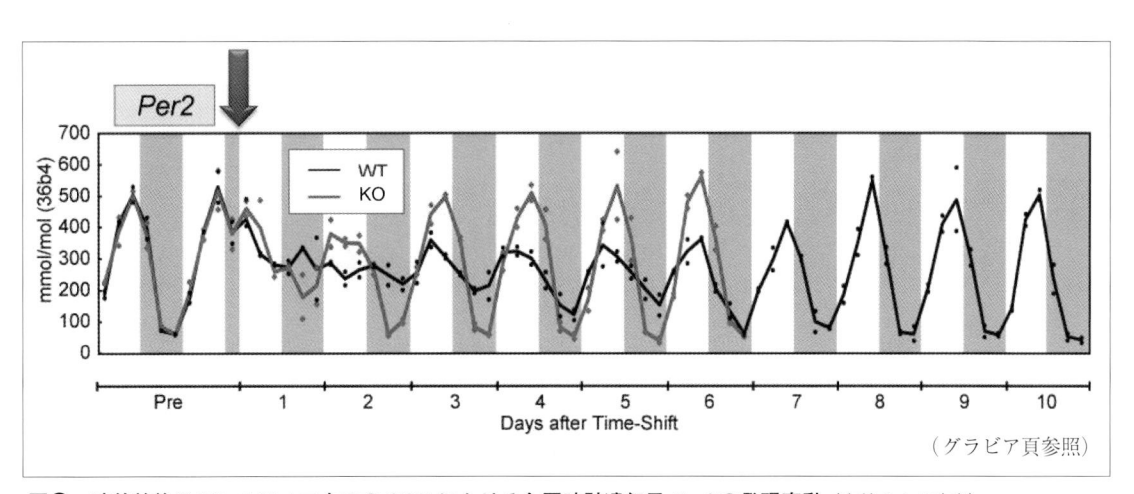

**図❸　時差前後の *V1a*^-/-^*V1b*^-/-^ マウスのSCNにおける主要時計遺伝子 *Per2* の発現変動**（文献3より改変）
対照として野生型の変動も示す。*V1a*^-/-^*V1b*^-/-^マウスのリズム振幅と位相は，3日で完全に回復することに注目。

内の局所神経回路を形成していることを示している．この局所ネットワークが，$Vla^{-/-}Vlb^{-/-}$マウスでは機能消失していると考えられる．

このSCNの局所ネットワークがいかにして時差に結びつくのかを検証するため，われわれはリアルタイムでSCN各細胞の各々のリズムが測定可能なSCNスライス培養系を用いることにした．$Per1$-$luc$レポーターマウスから作製したSCNスライスの生物発光をモニタリングすることにより，SCNに存在する何百というニューロンの概日リズムを同時に測定することができる．SCNの各細胞は安定した概日リズムを示すが，各細胞のリズムの位相は異なる．すなわち，まず最初にSCNの背内側の細胞がピークを迎え，その後，波が伝播していくように，腹外側に向かって次々と細胞がピークを迎えていく[7]．

このSCNスライスにタンパク質合成阻害剤であるcycloheximide（CHX）を投与すると，全細胞の発光リズムは完全に消失する．これは，PERタンパク質が産生されないため，時計遺伝子の転写翻訳ループが成立しないからである．続いてCHXを除去すると，この転写翻訳が再開され，その3時間後にすべてのSCN細胞が全く同時に発光リズムのピークを示す．その後，野生型のSCNスライスでは，背側から腹側の順序のとおりに各細胞の概日リズムは回復した．しかし，$Vla^{-/-}Vlb^{-/-}$マウスから採取したSCNスライスでは，CHX投与前は野生型と同じく背内側から腹外側への順で概日リズムのピークを示したが，CHX投与後はその順序のとおりの回復はなかった（図❹）[3]．このことは，バソプレッシン-V1aV1b受容体神経連絡が細胞のリズムの位相を規定すると言える．

## Ⅳ．時差の新しい治療法の可能性

以上の所見は$Vla^{-/-}Vlb^{-/-}$マウスという遺伝子改変マウスで得られたものである．だが，この機構がバソプレッシン神経伝達のみで起こるなら，野生型マウスに受容体アンタゴニストを投与すれば同じことが起こるのではないかと考えた．そこで，バソプレッシンV1aアンタゴニストとV1bアンタゴニストをSCNに同時投与して，8時間の時差をかけた．その結果，アンタゴニスト投与群では非投与群に比して用量依存的に時差後の同調日時が短縮することが判明した[3]（図❺）．この結果は，SCNの局所神経伝達が時差を規定することを示すのみならず，薬剤投与でも時差を制御できる可能性を示す所見として注目される．しかも，$Per1$-$luc$レポーターを用いたスライス実験で，バソプレ

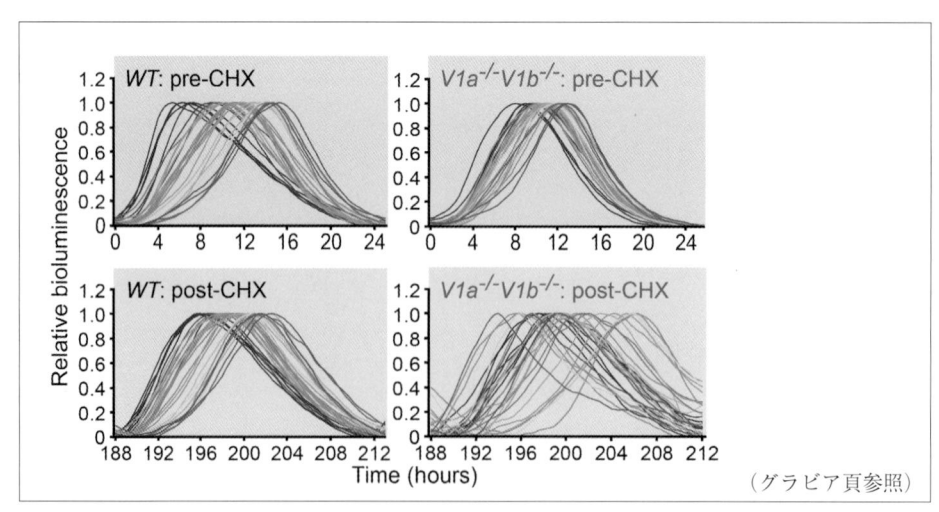

**図❹** SCNスライスカルチャーにおけるcycloheximide（CHX）投与前（上）と投与後（下）の野生型（左）と$Vla^{-/-}Vlb^{-/-}$（右）の細胞リズム（文献3より改変）
野生型ではSCN細胞の時刻順序は決まっており，CHX投与のような外的な攪乱でも乱れないが，$Vla^{-/-}Vlb^{-/-}$ではCHX投与後，秩序は回復しない．

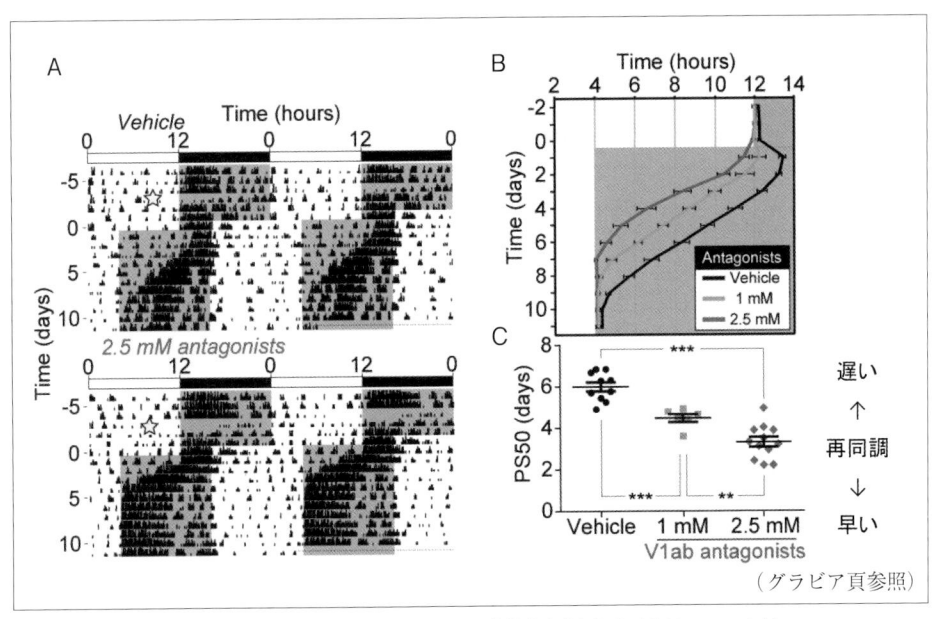

**図❺ V1a/V1bアンタゴニストは，用量依存的に時差を軽減する**（文献3より改変）

野生型マウスにV1aアンタゴニストOPC-21268，V1bアンタゴニストSSR-149415のカクテルを，時差前3日からSCNへ投与を始め，8時間位相を前進させる時差を起こすと，アンタゴニスト投与群は対照群に比して用量依存的に早く再同調していることに注目。

ッシン受容体アンタゴニスト投与時は，CHXを除去しても，CHX投与前に観察されていた背側から腹側の順序のとおりの回復は，$V1a^{-/-}V1b^{-/-}$と同じく起こらなかった。このことは，アンタゴニストは細胞間の位相較差の制御という全く新しい機構で，時差による体内時計の位相変位を制御している可能性がある。

## おわりに

地球上の生物は何億年もかけて約24時間のリズムを刻む概日時計システムを確立した。特に夜行性の哺乳類は，体内時計システムを素晴らしく発展させ，リズム発振機能と光同調機能が合体したSCNを生み出した。SCNは，地球上の生物では最強の振動システムで，この神経核だけを取り出して生体外で培養しても数ヵ月もの間，正確に規則正しいリズムを刻む能力をもつ。この夜間に正確に動き，捕食者が活動しはじめる朝を正確に予測する体内時計システムは，生存に必須だったのであろう。

しかしながら，明暗環境を自由にコントロールし，生産性を上げようとする現代では，進化の末獲得したその抜群の安定性がかえって邪魔となっているのは，逆説的である。グローバル経済のもとで24時間体制の工場や物流・輸送サービスを担

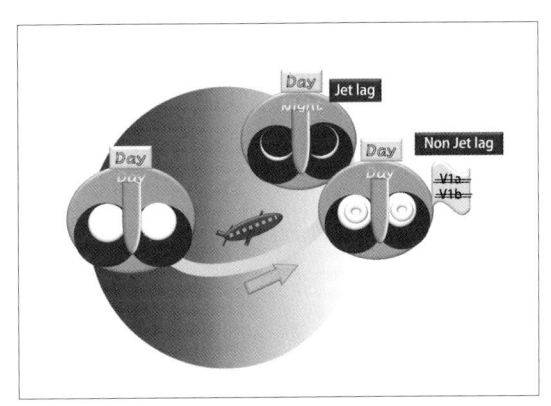

**図❻ SCNのバソプレッシン/V1ニューロン（白）のリズムとJet-lagの漫画**

左右のSCNは黒で，バソプレッシンは白目で表し，中央に第三脳室の鼻がある。飛行機で旅行しても体内時計は容易には位相変位しないので，現地時間が朝でもSCNは夜のままである。しかし，V1aV1b受容体を抑制すると，SCNは早期に現地時間に同期する。

うシフトワーカーは,日々の時差勤務のため,体内時計と環境時計が不一致となり,生活習慣病（高血圧,メタボリック症候群,がんなど）のリスクにさらされている[1,2,8]。今回,遺伝学的にV1a/V1b受容体を欠損させたマウスだけでなく,一時的にV1aとV1b受容体拮抗薬を投与したマウスでも,時差を改善することを示した[3]（図❻）。この結果は,海外旅行に伴う時差症候群だけでなく,シフトワーカーの陥りやすい生活習慣病の予防や治療に対する薬剤の開発につながるものと期待している。さらに時差は,現代の高ストレス社会における疲労を蓄積させる大きな要因となっている。引き続き詳細な時差の分子・細胞メカニズムをシステムレベルで解明し,より時差軽減効果のある化合物を開発し,われわれの本来のリズムを取り戻したい。

参考文献

1) Scheer FA, Hilton JL, et al : Proc Natl Acad Sci USA 106, 4453-4458, 2009.
2) Kojo K, Pukkala E, et al : Occup Environ Med 62, 488-493, 2005.
3) Yamaguchi Y, Suzuki T, et al : Science 342, 85-90, 2013.
4) Okamura H : Cold Spring Harb Symp Quant Biol 72, 551-556, 2007.
5) Schwartz WJ, Reppert SM : J Neurosci 5, 2771-2778, 1985.
6) Castel M, Feinstein N, et al : J Comp Neurol 298, 172-187, 1990.
7) Yamaguchi S, Isejima H, et a : Science 302, 1408-1412, 2003.
8) Doi M, Takahashi Y : Nat Med 16, 67-74, 2010.

参考ホームページ

・京都大学システムバイオロジー分野
 http://www.pharm.kyoto-u.ac.jp/system-biology/

岡村　均

| 1979 年 | 京都府立医科大学医学部卒業 国立岡山病院小児医療センター |
| 1981 年 | 京都府立医科大学医学部第二解剖学教室助手 |
| 1987 年 | 同講師 フランス国立医学研究所,フランス国立科学研究所留学 |
| 1990 年 | 京都府立医科大学医学部第二解剖学教室助教授 |
| 1995 年 | 神戸大学医学部解剖学第二講座教授 |
| 2000 年 | 同大学院医学系研究科脳科学講座分子脳科学分野教授（～ 2008 年） |
| 2007 年 | 京都大学大学院薬学研究科医薬創成情報科学講座システムバイオロジー分野教授 |

第1章 神経細胞内病態と脳内環境

# 7. アストロサイト内のカルシウム調節破綻を介したアルツハイマー病の病態生理の解明

渡邉　究・木下彩栄

アルツハイマー病（AD）の病態に大きく関わるとされるアミロイドβ（Aβ）の生理的な機能についてはいまだ十分に解明されていない。そこで，ADにおける恒常性維持機構の破綻のメカニズムを読み解くために，Aβを軸とする「ニューロン-アストロサイトの相互関係」という視点でとらえてみた。ニューロンから放出されたAβがアストロサイトを活性化し，アストロサイト内のカルシウム動態を破綻させることで，カルシニューリンが異常に活性化される。さらに活性化したアストロサイトはインスリン様成長因子結合タンパク質3（IGFBP-3）を放出する。IGFBP-3はニューロン傷害性に働き，神経原線維変化生成につながるシグナル伝達に影響を与える。このように本稿では，ADの病態において，アストロサイトの恒常性変調が一連のニューロンの変性に大きく関わってきている可能性について指摘したい。

## はじめに

アルツハイマー病（AD）は，100年以上前にAlois Alzheimer博士が健忘や妄想をきたした症例を報告したことを発端としている。博士が報告したように，その病理的特徴は「老人斑」「神経原線維変化」「神経細胞死とそれによる脳萎縮」である[1]。「老人斑」はアミロイドβ（Aβ）というタンパク質が細胞外に蓄積して形成されたものであり[2]，「神経原線維変化」はニューロン内のタウが過剰にリン酸化されて微小管結合に対して機能を果たさなくなり細胞内に蓄積してできたものである[3]。その他，様々な病理的特徴がこれまでに明らかになってきており，グリア細胞の活性化もその中の1つである[4]。例えば，老人斑の周囲に活性化したグリア細胞が集簇していることはよく知られている。こうしたグリア細胞の活性化は，Aβにより引き起こされていることがこれまでにも示唆されてきているが，グリア細胞のAD病理における寄与はいまだに未解明の点が多い。

グリア細胞は，大きく分けてアストロサイト，ミクログリア，オリゴデンドロサイトの3種類が知られている。アストロサイトはニューロンの支持やシナプスの安定化に寄与していると同時に，血管周囲に存在することで物質のやり取りを行い，ニューロンの代謝や周囲の環境の恒常性を保つことが知られている[5]。このように，アストロサイトはニューロンの機能に最も密接に関連しているグリア細胞である。そこで，われわれはアストロサイトに注目し，このアストロサイトがAD病理にどのように関わっているかを検証することにした。

**key words**
アルツハイマー病，アミロイドβ，グリア細胞，アストロサイト，カルシニューリン，IGF-1，IGF抵抗性，IGFBP-3，antibody array

最初に，アストロサイトが活性化する過程について考えてみたい．前述のとおり，AβはグリアШ胞を活性化することが示唆される．その機序として考えられるのは，Aβがアストロサイト内のカルシウム動態に変化をもたらすためである可能性がある[6]．細胞内のカルシウム濃度が上昇すると，カルシウム依存性の経路のスイッチが入るが，その経路の1つとしてカルシニューリンを介した経路が挙げられる．そこで今回，アストロサイトのカルシニューリンに着目して行った実験について紹介したい．また，実際のAD患者脳でのアストロサイト内のカルシニューリンに関しても触れていく．

次に，活性化されたアストロサイトが放出する因子について述べる．アストロサイトは活性化すると，ミクログリア同様，様々なサイトカインや因子を放出することが知られている[7]．そこで，Aβ刺激によりアストロサイトが放出する因子を，後述するantibody arrayという手法を用いて検索した．得られた結果の中で，最も顕著に放出が認められたインスリン様成長因子（IGF）結合タンパク質-3（IGFBP-3）という因子に着目した．IGFBP-3は文字どおりIGFに結合するタンパク質で，IGFの生理活性を制御する働きがあると考えられている．その性質から，アルツハイマー病理の1つの側面として報告されている，後述の「IGF抵抗性」[8]に深く関与しうる因子である．最後に，IGFBP-3が，AD患者脳においてニューロンの細胞死にどのように関与しているかの仮説を紹介する．

## I．Aβによるアストロサイト内のカルシウム動態変化

Aβによってアストロサイトのカルシウム濃度が上昇する報告はこれまでにもいくつかなされている．Talantovaらによると[9]，Fura2を用いた実験で，Aβを負荷するとアストロサイト内のカルシウム濃度が上昇し，グルタミン酸の放出が促される．マウスの初代培養アストロサイトを用いて細胞内カルシウム濃度の変化を見た自験例を図❶に示す．通常，アストロサイトでは，oscillationといって細胞内カルシウム濃度が上昇しては元に戻るといった動態を示すが，Aβを負荷すると対照ペプチドを加えた場合に比べ，図に示すようにそのoscillationの振幅が増大し，一時的にカルシウム濃度が著明に増加することが明らかになった．これにより，脳内においても，放出されたAβがアストロサイト内のカルシウム濃度を一過性に激しく上昇させることが推定された．

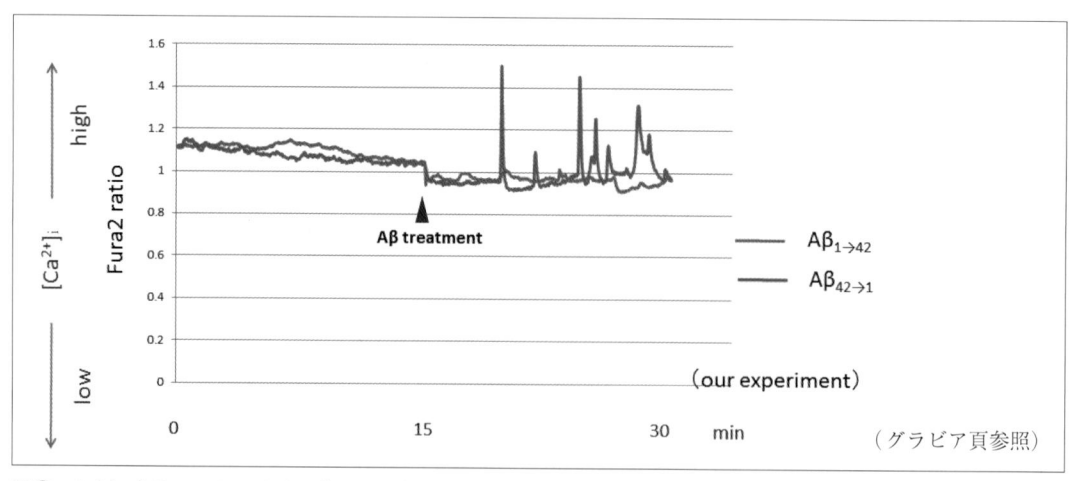

**図❶　Aβによりアストロサイト内カルシウム濃度の上昇を認める**
Aβによるアストロサイト内のカルシウム動態を調べた．マウス初代培養アストロサイトにAβとコントロールを負荷し，細胞内カルシウム濃度の変化を測定した．コントロール（青色）に比べて，Aβ（赤色）を加えた場合，アストロサイト内のカルシウム濃度が激しく上昇しては元に戻る（oscillation）ことがわかる．

## II. カルシウム依存性カスケードであるカルシニューリンとAD病

　カルシウムを介して細胞内のシグナル伝達を行う経路はいくつか知られているが，われわれはその中でカルシウム結合タンパク質であるカルシニューリンに着目した．カルシニューリンはカルシウムおよびカルモジュリンと結合すると，その自己制御ドメインがはずれ，活性型に変化し，脱リン酸化作用を呈する．カルシニューリンの下流にはNFATなどが知られており，最終的に様々な転写の活性を促す[10]．カルシニューリンはその名のとおり，もともとはニューロンに多く存在すると考えられていたが，アストロサイトなどその他のグリア細胞内にも存在する[11]．また，AD患者脳とカルシニューリンに関する報告も今までいくつかなされている[12]．われわれは，アストロサイト内で活性化するカルシニューリンの関与を検討するために，AD患者脳切片を用いてアストロサイト内のカルシニューリンの蛍光免疫染色を行った．図❷に示すように，AD患者脳では，アストロサイト細胞質内のカルシニューリンの発現が増加しているのと比べ，対照脳ではアストロサイト内にはあまり発現していないことがわかる．図❷Bのグラフはそれを定量化したもので，アストロサイト内にカルシニューリンが発現している割合を示すが，共局在しているアストロサイトは有意に増加していることがわかる．これらの結果よりAD脳においてもカルシニューリンの発現が増大していることが強く示唆された．

## III. アストロサイトから放出される様々な因子

　グリア細胞のグリアという名前は，接着剤として使われる「にかわ」を表すギリシア語に由来する．その名の示すように，これまでは単に「空間を埋める間質」とみなされてきたのだが，最近ではニューロンに対し様々な因子を供給していることがわかってきている．免疫を担当するミクログリアは当然，サイトカインをはじめとして様々な免疫系因子を放出しているが，アストロサイトも同様に各種の因子を放出していることが知られるようになった．そこでわれわれは，ADにおいて活性化したアストロサイトがニューロンに及ぼす影響を考えるにあたって，こうした因子が関係するのではないかという仮説をたてた．そのために，マウス初代培養アストロサイトを用いて，Aβに反応して放出される因子をantibody arrayという方法を用いて検索した．antibody array（RayBio® biotin label-based cytokine antibody array）は，100種類以上の決まった因子に対する抗体がメンブレンにブロットされており，アストロサイトにAβ

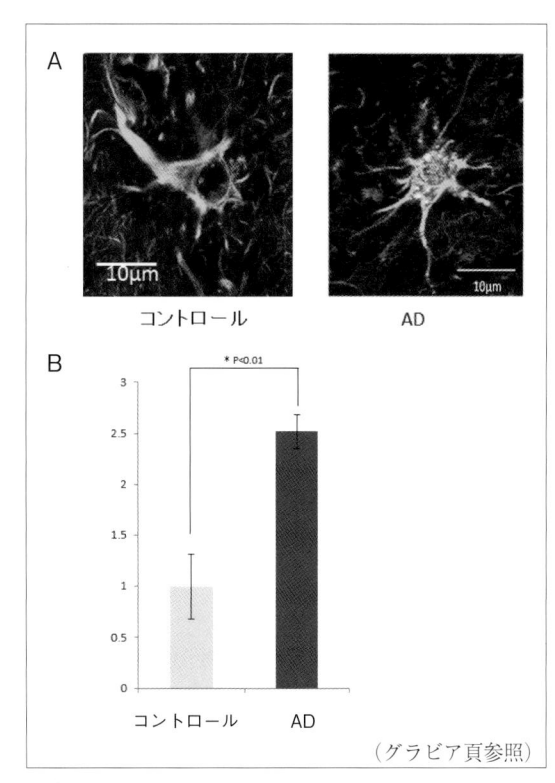

**図❷　アストロサイト内のカルシニューリン発現**

A. ヒト脳の蛍光免疫染色である．緑色に染色された細胞がアストロサイトで，赤色でカルシニューリンが染色されている．コントロールでは，アストロサイト内にカルシニューリンはほとんど認めないのに対して，AD脳では，アストロサイト内にカルシニューリンが多く共局在している．
B. カルシニューリンと共局在しているアストロサイトの割合を示したもの．それぞれ4症例の大脳皮質から無作為に9ヵ所を拾い，共局在している割合を算出した（単位はコントロール脳を1としたarbitrary unit）．

負荷した際の培地とそのメンブレンを反応させることによって検出する方法である。再現性をもって上昇する因子の中には炎症や細胞接着に関する因子が目立っていたが、その中に、インスリン様成長因子（IGF）に結合し、その生理活性を制御するタンパクであるIGF結合タンパク-3（IGFBP-3）が認められた。後述のように、ADと「IGF抵抗性」は昨今注目されているトピックである。IGFBP-3はその「IGF抵抗性」に深く関与する因子であることから、われわれはIGFBP-3に着目して検証を進めた。実際に、マウス初代培養アストロサイトだけでなくヒトアストロサイトーマ細胞（H4細胞）でも、Aβ刺激によってIGFBP-3の放出が誘導されることを確認した。そのうえで、同じ実験系を用いて免疫抑制剤FK506でカルシニューリンを阻害したところ、IGFBP-3産生が抑制されることが確認された。このことは、マウスのみならずヒトのアストロサイトでも、Aβ刺激によりカルシニューリン経路を介してIGFBP-3の放出が誘導されることを示している。

## Ⅳ. ADとIGFBP-3

ADとIGFBP-3との関連は今までもいくつか報告がなされている。その病的意義は明らかではないものの、AD患者の血清IGFBP-3が増加するという報告もあり、バイオマーカーとしても有用である可能性がある[13]。自験例では、ヒト脳サンプルを用いたウエスタンブロットを行ったところ、AD患者脳ではIGFBP-3の発現量が増加していることが確認された。現在までのところ、末梢ではIGFBP-3は肝臓で産生されることが知られているが、脳内のアストロサイトで検出されるIGFBP-3がどこで産生され、どのような機能をもつのかに関しては、決定的なコンセンサスは得られていない。

われわれは、IGFBP-3は中枢内の「アストロサイトで」産生され、「ニューロンに」影響を与えるという仮説のもと脳切片を使って蛍光免疫染色を施行した。図❸にアストロサイトと共存するIGFBP-3を示す。コントロール脳と比較すると、AD患者脳では、アストロサイト内に多くの

IGFBP-3が共存していることが見出された。この傾向は、特に老人斑の周囲の活性化したアストロサイト内で多く認められ（data not shown）、脳内でAβの刺激によってIGFBP-3の発現が一過性に誘導されている可能性を示す。今後、さらなる病態との関わりについて追求していく必要がある。

## Ⅴ. IGF抵抗性とAD

昨今では、生活習慣病がADの危険因子となることが注目されている。なかでも糖尿病はADの大きな危険因子として知られているが、その1つの機序としてインスリン抵抗性が挙げられる。インスリンはニューロンに対して生存シグナルとして働き、そのシグナルの滞りがニューロン障害につながるという仮説である。実際、インスリン抵抗性とADとの関連は数々の報告がなされている[14]。インスリン様成長因子（IGF）は、その名のとおりインスリンと非常に構造が似ており、約50％の構造がインスリンと共通すると言われている[15]。そのような背景もあり、インスリン抵抗性と同様、ADにおける「IGF抵抗性」が病態と関連しているとの報告もなされている[8]。IGFBPはIGFに強い結合力をもつタンパク質であり、IGFBP-3はその中でも最も豊富に存在するサブタイプである。その機能に関しては議論があ

コントロール　　　　　　AD
（グラビア頁参照）

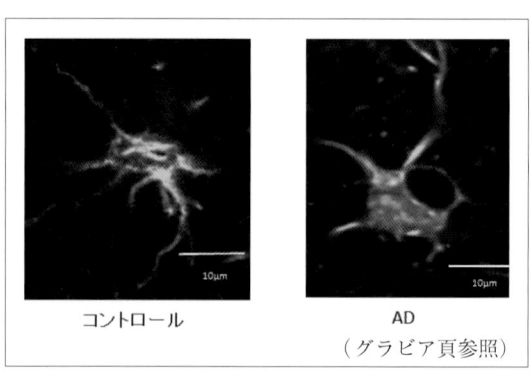

**図❸　アストロサイト内のIGFBP-3**
緑色に染色された細胞がアストロサイトで、赤色でIGFBP-3が染色されている。コントロールでは、アストロサイト内にIGFBP-3はほとんど認めないのに対して、AD脳では、アストロサイト内にIGFBP-3が非常に多く共局在している様子がわかる。

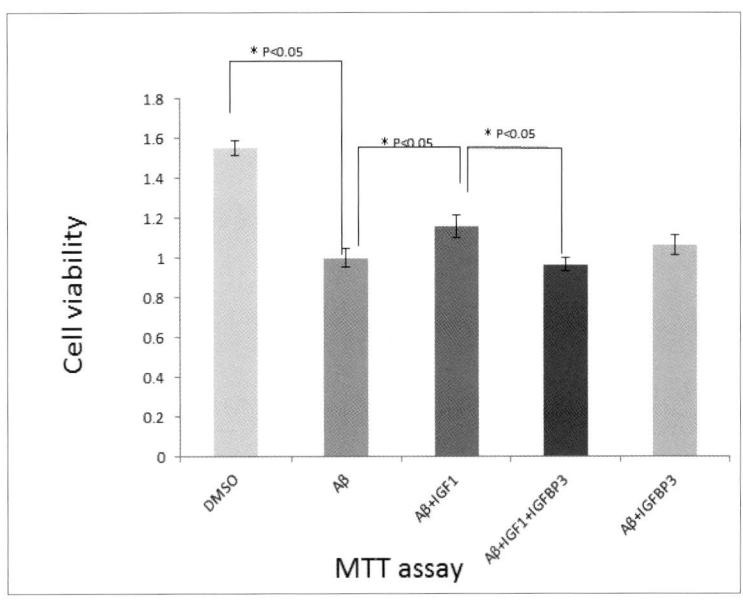

図❹ 細胞死に対する IGF-1，IGFBP-3 の影響

マウス初代培養ニューロンに，Aβ，IGF-1，IGFBP-3を負荷し，MTTアッセイにより細胞死を検証した。IGF-1はAβによる細胞死を抑制する働きがあるのに対して，IGFBP-3はIGF-1の効果をキャンセルする作用をもっている。

るが，IGFと結合し，目的の組織まで運搬するために必要な因子であると言われている[16]。しかし，その結合の強さゆえ，Aβ負荷によりアストロサイトから放出されるIGFBPが異常に増加した場合，IGFとのバランスが崩れ，生存シグナルであるIGFシグナルの阻害をする，つまりIGF抵抗性に寄与する可能性が考えられる。そこでわれわれは，マウス初代培養ニューロンを用いた細胞死実験を行った。初代培養ニューロンにAβを負荷し，細胞死を促したうえで，IGF，IGFBP-3がどのように影響を与えるかをMTTアッセイで調べてみたところ（図❹），IGFはAβによる細胞死を抑制するのに対して，IGFBP-3存在下ではその作用が阻害されていた。このことから，IGFBP-3はIGFのもつ細胞生存作用を阻害する可能性をもっていることが示された。

## おわりに

ADでは老人斑の主成分であるAβが最初期から蓄積することが知られているが，これまでのモ

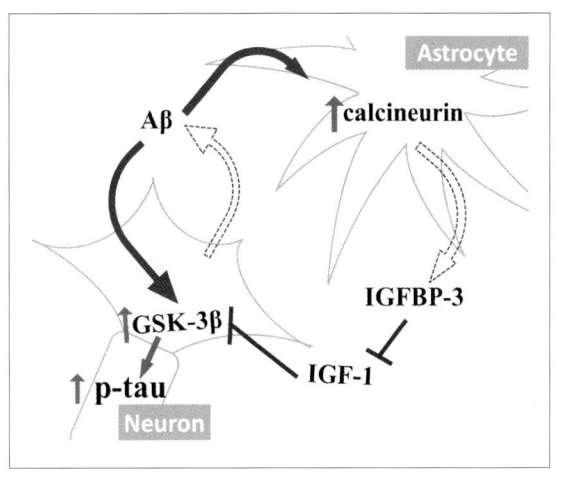

図❺ アストロサイトとニューロンの相互関係

デルマウスの検討からは，Aβのみでは神経細胞死や神経原線維変化が起きないことが指摘されている。こうした神経細胞死につながる経路を考えるうえで，ニューロンにのみ注目しただけでは，どうしても限界があると考えている。実際の脳内環境を少しでも再現しようと思う場合，多くの登場人物との関わりに着目することは非常に大切な

ことである．今回われわれは，アストロサイトとニューロンの相互関係に着目してADの病態生理に新しいアプローチを試みた．神経活動に伴ってニューロンから放出されたAβが，アストロサイトのカルシウム動態を制御し，そのカルシニューリン経路を介して放出されたIGFBP-3が再びニューロンに影響し，細胞死が促されるという流れである（図❺）．われわれのarrayの結果から，アストロサイトから放出が促される因子は他にも数多く存在することが示されており，まだまだ多くの登場人物との関わりのうえで実験を進めるべきではあるが，こうした脳内環境を総合的に捉えることがADの病態生理を紐解く1つの突破口になることを願っている．

### 参考文献

1) Alzheimer A, et al : Clin Anat 8, 429-431, 1995.
2) Masters CL, et al : Proc Natl Acad Sci USA 82, 4245-4249, 1985.
3) Mandelkow EM, et al : Trends Cell Biol 8, 425-427, 1998.
4) Itagaki S, et al : J Neuroimmunol 24, 173-182, 1989.
5) Ransohoff RM, et al : J Clin Invest 122, 1164-1171, 2012.
6) Green KN, et al : Neuron 59, 190-194, 2008.
7) Khandelwal PJ, et al : J Neuroimmunol 238, 1-11, 2011.
8) Cohen E, et al : Cell 139, 1157-1169, 2009.
9) Talantova M, et al : Proc Natl Acad Sci USA 110, E2518-2527, 2013.
10) Abdul HM, et al : Mol Cell Pharmacol 2, 7-14, 2010.
11) Rusnak F, et al : Physiol Rev 80, 1483-1521, 2000.
12) Malleret G, et al : Cell 104, 675-686, 2001.
13) Johansson P, et al : Psychoneuroendocrinology 38, 1729-1737, 2013.
14) De Felice FG : J Clin Invest 123, 531-539, 2013.
15) Sarfstein R, et al : Endocrinology 154,1672-1679, 2013.
16) Nguyen DV, et al : Growth Horm IGF Res 23, 45-52, 2013.

### 参考ホームページ

・京都大学医学研究科人間健康科学系専攻木下研究室
http://kinoshita-lab.hs.med.kyoto-u.ac.jp/index.html

**渡邉　究**
2005年　京都大学医学部卒業
　　　　大津赤十字病院神経内科
2006年　京都大学医学部附属病院神経内科
2007年　大津赤十字病院神経内科
2010年　京都大学医学部大学院博士課程（臨床神経学）

第1章 神経細胞内病態と脳内環境

# 8. 神経変性における細胞内TDP-43凝集体の意義の解明

野中　隆

　最近，神経変性疾患の発症に関与する細胞内異常タンパク質が細胞間を伝播するという興味深い知見が相次いで報告されている。それらの研究成果は，神経変性疾患の患者脳に異常蓄積したタンパク質が，プリオン病における異常プリオンタンパク質のように細胞間を伝播し，そこで更なる凝集を引き起こすシードとして機能して凝集体形成を促進し，最終的に細胞死が誘導され発症に至るという新たなメカニズムを提唱する。異常タンパク質の細胞間伝播を抑制することは，新たな神経変性疾患の治療戦略を考えるうえで重要なファクターとなる可能性が高い。

## はじめに

　多くの神経変性疾患では，それぞれの疾患に特徴的な「凝集体」が神経細胞内に認められる。これらの凝集体は，細胞内で特定のタンパク質が異常に蓄積することで形成されるが，近年，凝集体形成のメカニズムとして「異常タンパク質の細胞間伝播」が注目されている。すなわち，神経細胞内に蓄積した異常タンパク質が，プリオン病における異常プリオンタンパク質のように細胞から細胞へと拡がり，到達した細胞内で再びシードとして機能し，本来なら凝集しない正常タンパク質を次々と蓄積させ，結果として凝集体形成が加速していくという仮説が提唱されている。最近では，この仮説を支持するような実験結果も相次いで報告されている。本稿では，前頭側頭葉変性症（frontotemporal lobar degeneration：FTLD）や筋萎縮性側索硬化症（amyotrophic lateral sclerosis：ALS）の患者脳に蓄積する凝集体に着目し，その安定性や細胞間伝播などの異常な性質について，筆者らの最近の結果を紹介する。

## I. 細胞内TDP-43凝集体の解明

　アルツハイマー病（Alzheimer's disease：AD）やパーキンソン病（Parkinson's disease：PD）に代表される神経変性疾患では，脳・脊髄の神経細胞内に特定のタンパク質が異常に蓄積した凝集体が形成され，これが神経細胞死を引き起こし，最終的に発症に至ると考えられている。ADでは神経原線維変化，PDではレビー小体と呼ばれる細胞内凝集体がそれぞれの疾患で認められ，神経原線維変化ではタウ，レビー小体ではαシヌクレインというタンパク質が，それぞれの凝集体の主要な構成タンパク質として同定された。これらの凝集体は，本来なら凝集しない正常なタンパク質の立体構造（コンフォーメーション）が異常な形へと変化し，細胞内で凝集して形成されると考えられている。このような異常な凝集体の出現を伴う神経

---

**key words**

神経変性疾患，認知症，TDP-43，筋萎縮性側索硬化症（ALS），前頭側頭葉変性症（FTLD），異常プリオンタンパク質，細胞間伝播，凝集体，コンフォーメーション病

変性疾患はコンフォーメーション病とも呼ばれている。

 ALSは，筋肉の萎縮と筋力低下をきたす神経変性疾患で，極めて進行が速く，約半数の患者が発症後3〜5年で呼吸筋麻痺により死亡するという難病である。またFTLDは，AD，レビー小体型認知症に次いで頻度が高い認知症である。初老期に好発し，ADとは異なり特有の人格障害や行動障害をきたすことが知られている。病理学的には，ALSやFTLD患者の脳や脊髄の神経細胞内に，抗ユビキチン抗体陽性の細胞内凝集体が多数出現することが古くから知られていたが，その主要な構成タンパク質は長い間不明であった。2006年にわれわれおよび米国の研究グループはそれぞれ独立して，TAR DNA-binding protein of 43 kDa（TDP-43）という核タンパク質がその主要な構成成分であること，さらに患者脳に蓄積したTDP-43はリン酸化やユビキチン化といった翻訳後修飾を受けていることを見出した[1)2)]。しかし，これらの異常なTDP-43凝集体がどのようなメカニズムで形成されるのか，またどのような性質を有するのかについては不明な点が多い。今回われわれは，患者脳よりTDP-43凝集体を生化学的に調製し，その極めて安定な性質を見出すとともに，それらを培養細胞に導入することによって，患者脳で起きている神経細胞の異常を，実験室レベルで極めて忠実に再現することに成功した[3)]。

 ALS患者脳ホモジネートの界面活性剤不溶画分を調製し，電子顕微鏡で観察したところ，この画分には抗リン酸化TDP-43抗体に陽性な線維状の構造物が多数存在することが明らかとなった（図❶A）。この画分を，あらかじめTDP-43プラスミドを一過性に発現した培養細胞にトランスフェクション試薬（MultiFectam，プロメガ社）を用いて導入すると，プラスミド由来および内在性TDP-43が細胞内で蓄積することが判明した。細胞内に出現したこれらの凝集体には，患者脳にみられる凝集体において特徴的に生じているリン酸化やユビキチン化といった翻訳後修飾も観察されたことから，患者脳の異常凝集体と極めてよく性質が類似していることが示された（図❶B）。この画分を，抗リン酸化TDP-43抗体および抗非リン酸化TDP-43抗体による免疫沈降処理を行った後に同様にTDP-43発現細胞に添加しても，細胞内TDP-43の凝集体形成は全く認められなかったことから，この不溶性画分に含まれるTDP-43が，細胞内TDP-43蓄積におけるシードとして機能していることが推察された。また，このような凝集体を伴う細胞では，細胞内プロテアソーム活性の低下およびネクローシス様の細胞死が観察された。

 患者脳に蓄積するTDP-43は疾患によっていくつかのタイプ（A，B，C）に分類され，それぞれのタイプごとに不溶化TDP-43のC末端断片のイムノブロットパターンが異なることが知られている[4)5)]。これらの異なるタイプのC末端断片の特徴を有する不溶化TDP-43をそれぞれシードとしてTDP-43発現細胞に導入し，その後イムノブロット解析を行ったところ，導入したシードのC末端断片のパターンとほぼ同じパターンのC末端断片が検出された（図❶C）。この結果は，それぞれのタイプの不溶化TDP-43を鋳型として，プラスミド由来の正常TDP-43が細胞内で蓄積することを意味している。以上の結果より，患者脳由来の不溶化TDP-43が細胞内でシードとして機能し，これを鋳型として本来なら凝集しない正常TDP-43を異常型に変換し蓄積させる，すなわち不溶化TDP-43にはプリオン様の性質があることが示唆された。

 次に，この細胞モデルを利用して，不溶化TDP-43のプリオン様性質についてさらに検討した。それぞれのタイプの患者脳より調製した不溶化TDP-43を，100℃での加熱処理，プロテイナーゼKによる酵素消化あるいはギ酸処理を行った後で同様にTDP-43発現細胞に添加したところ，不溶化TDP-43は，加熱処理やプロテイナーゼK処理の後でも細胞内でシードとして機能するが，ギ酸処理ではそのシード効果は完全に失われることが明らかとなった。以上より，患者脳由来の不溶化TDP-43は驚くべき安定性を有することが示され，またギ酸処理によりタンパク質のβシート構造が破壊されることから，そのシード・鋳型機能

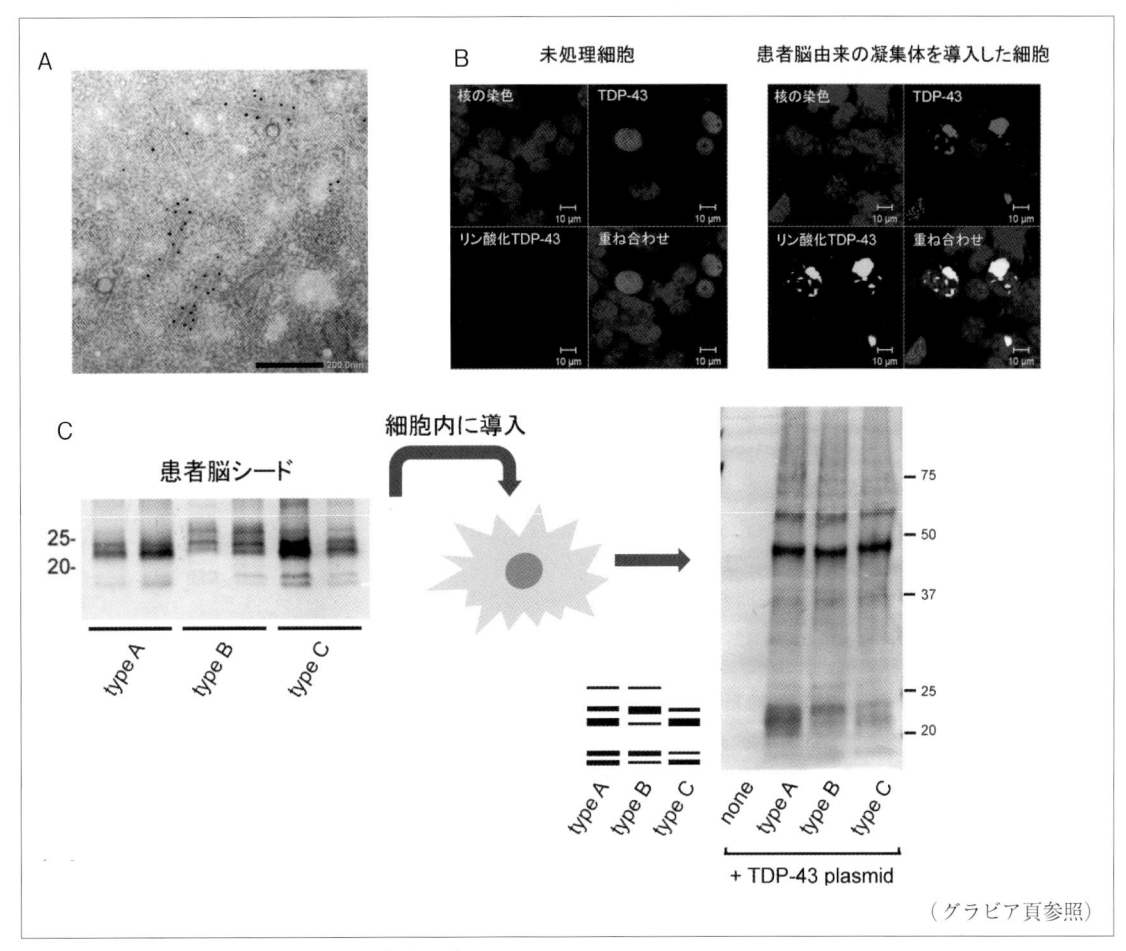

**図❶ シード依存的な細胞内 TDP-43 蓄積モデル**（文献3より改変）

A. ALS患者脳より調製した界面活性剤不溶性画分の電子顕微鏡写真。抗TDP-43リン酸化抗体で免疫染色した後に観察した。黒い点（金コロイド）で囲まれているものがTDP-43凝集体。図中のスケールバーは200 nm。
B. ALS患者脳より調製した不溶化TDP-43を，TDP-43プラスミドを一過性に発現する細胞に導入すると，リン酸化およびユビキチン化を受けたTDP-43の細胞内蓄積がみられる（右）。未処理の細胞（左）ではそのような凝集体は認められず，TDP-43の核内での発現がみられる。
C. 患者脳より調製した不溶化TDP-43は，そのC末端断片のイムノブロットパターン（左のブロット）の違いにより，いくつかのタイプに分けられる（タイプA，B，C：右側の模式図参照）。それらをシードとして培養細胞に導入すると，それぞれのシードが鋳型として機能するため，それらとよく似たC末端断片のパターン（右のブロット）を有するTDP-43凝集体が培養細胞内で形成される。

にはβシート構造が重要であることが示唆された。

さらに，不溶化TDP-43が細胞間を伝播する可能性について検討した。患者脳シードを用いて細胞内TDP-43凝集体を産生する細胞と，凝集体は産生しないかわりに赤い蛍光を発するDsRedを発現する細胞を準備し，これらを共培養した。その後，抗リン酸化TDP-43抗体を用いて細胞を免疫染色し，細胞内に出現したTDP-43凝集体を緑色に染色した。もし前者の細胞内で産生されたTDP-43凝集体が後者の細胞に伝播するなら，赤い蛍光を発する細胞の中に緑色のTDP-43凝集体が存在することになる。蛍光顕微鏡を用いてそのような細胞を探してみると，頻度は低いがいくつかそのような細胞が観察された（図❷）。またTDP-43凝集体の産生を伴う細胞では，コン

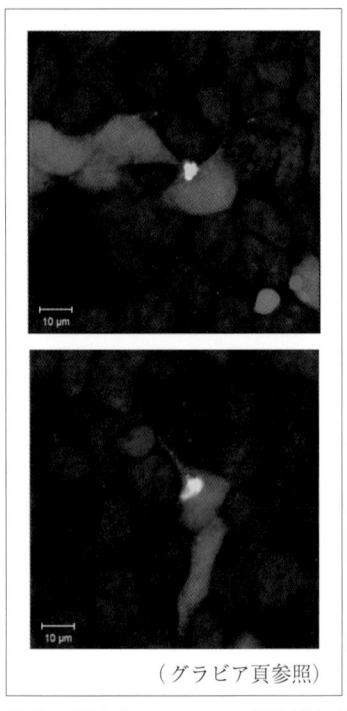

第1章 神経細胞内病態と脳内環境

**図❷ 不溶化TDP-43の細胞間伝播**
（文献3より改変）

TDP-43凝集体を含む細胞と含まない細胞を共培養すると，頻度は低いが，TDP-43凝集体が細胞から細胞へと伝播する様子が観察される。

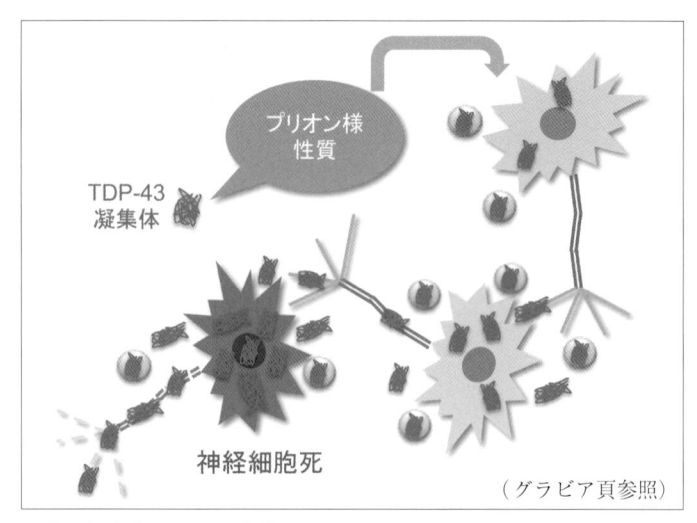

**図❸ 細胞内TDP-43蓄積による神経細胞死のメカニズム**

神経細胞内で異常凝集したTDP-43（赤い糸くず状のもの）は，その安定な性質のため生体による分解・排除機構を免れ，神経細胞から神経細胞へと伝達され，自身を鋳型として本来なら凝集しないはずの正常TDP-43を次々と凝集させ，最終的に神経細胞死が誘導される（左のグレーの細胞）と考えられる。

トロール細胞などと比べて，エキソソーム画分にTDP-43が有意に多く存在することから，不溶化TDP-43の細胞間伝達にはエキソソームによる機構が少なくとも一部は関与する可能性が示唆された。以上より，生体内で異常凝集したTDP-43は，その安定な性質のため生体による分解・排除機構を免れ，神経細胞から神経細胞へと伝達され，自身を鋳型として本来なら凝集しないはずの正常TDP-43を次々と凝集させ，最終的に神経細胞を死に至らしめることが考えられる（図❸）。

## おわりに

本研究で構築したシード依存的なTDP-43凝集体形成の培養細胞モデルは，ALSやFTLDの発症機序の解明だけでなく治療薬開発にも応用できると考えられる。これまでは，細胞内におけるTDP-43の最初の異常蓄積を抑制する化合物の探索などに重点が置かれてきた。しかしながら本研究で得られた知見は，最初の異常蓄積を抑制するだけではなく，TDP-43凝集体が細胞から細胞へと伝播する過程を抑制することが非常に重要な治療薬開発のターゲットとなりうるという，これまでにない斬新な発想を生み出したと言える。また，われわれが開発した患者脳由来の不溶性画分を細胞内に導入するという新しい技術は，培養細胞のみならずマウスやラットなどの実験動物にも応用可能である[6,7]。これらの新しい発想や技術を最大限に活用し，TDP-43異常蓄積を伴うALSやFTLDに対する画期的な新薬を開発したい。

## 参考文献

1) Arai T, Hasegawa M, et al : Biochem Biophys Res Commun 351, 602-611, 2006.
2) Neumann M, Sampathu DM, et al : Science 314, 130-133, 2006.
3) Nonaka T, Masuda-Suzukake M, et al : Cell Rep 4, 124-134, 2013.
4) Hasegawa M, Arai T, et al : Ann Neurol 64, 60-70, 2008.
5) Mackenzie IR, Neumann M, et al : Acta Neuropathol 122, 111-113, 2011.
6) Masuda-Suzukake M, Nonaka T, et al : Brain 136, 1128-1138, 2013.
7) Nonaka T, Watanabe ST, et al : J Biol Chem 285, 34885-34898, 2010.

## 参考ホームページ

・東京都医学総合研究所・認知症プロジェクト・病態細胞生物研究室
http://www.igakuken.or.jp/dementia/Neuropathol/toppage.html

### 野中　隆

| | |
|---|---|
| 1991 年 | 埼玉大学理学部生化学科卒業 |
| 1996 年 | 同大学院理工学研究科博士後期課程修了，博士（理学） |
| 1999 年 | 日本学術振興会特別研究員（東京大学医科学研究所） |
| 2002 年 | 東京都精神医学総合研究所流動研究員 |
| 2004 年 | 同主席研究員 |
| 2011 年 | 東京都医学総合研究所副参事研究員 |

第1章　神経細胞内病態と脳内環境

# 9．パーキンソン病の発症を予防する<br>ミトコンドリアストレス応答機構

松田憲之

　パーキンソン病は国内に15万人近い患者がおり，大きな社会問題となっている神経変性疾患である．パーキンソン病の発症にはミトコンドリアの機能不全が関与すると言われているが，病気の発症メカニズムは完全には解明されていない．近年，パーキンソン病様の症状を示す遺伝性疾患（遺伝性パーキンソン症候群）の原因遺伝子が次々とクローニングされている．PINK1とParkinは遺伝性劣性パーキンソン症候群の原因遺伝子産物であるが，「普段はPINK1とParkinが協調して異常ミトコンドリアの品質管理を担うことで，パーキンソン病の発症を防いでいる」という仮説が提唱されて注目を集めている．本稿では最近の知見にも言及しながら，パーキンソン病の発症を予防するミトコンドリアストレス応答機構について紹介したい．

## はじめに

　ミトコンドリアは生体内で必須の役割を担っている細胞内小器官であり，主な役割だけでもTCA回路やβ酸化などの代謝系，細胞内のカルシウム濃度や鉄濃度の調整，効率的なATP合成などが知られている．一方でパーキンソン症候群（Parkinsonism）やパーキンソン病（Parkinson's disease：PD）は高い罹患率を示す神経変性疾患であるが，最近，少なくともその一部がミトコンドリア品質管理の破綻によって発症することが分子レベルで示されつつある．つまり，家族性劣性若年性パーキンソン症候群の原因遺伝子産物であるPINK1とParkinは協調して異常ミトコンドリア上の基質をユビキチン化することで異常ミトコンドリアを分解あるいは隔離し，最終的に細胞内ミトコンドリアの健常性を維持している．この過程が破綻すると，細胞内でミトコンドリア品質の低下や酸化ストレスの蓄積が起こるためにPDが引き起こされる可能性が高い．本稿では，「PDの発症を抑制するミトコンドリアの品質管理機構」がどのように明らかにされてきたのか，研究の歴史を振り返るとともに，今後の課題について述べてみたい．

## I．パーキンソン病（PD）の発症とミトコンドリア

　PD（特に孤発性PD）の発症原因は諸説あって現在でも謎に包まれているが，ミトコンドリアとの関連を示唆する膨大な量の論文が報告されており，「ミトコンドリアの機能障害がPDの発症に深く関わっている」という仮説は有力である．この仮説を導くきっかけの1つが，PD様の症状を引き起こす薬剤の研究であった．1979年に

**key words**

ミトコンドリア，ユビキチン，Parkin，PINK1，DJ-1，膜電位，品質管理，パーキンソン病，パーキンソン症候群

密造麻薬の不純物である 1-methyl-4-phenyl-1, 2, 3, 6-tetrahydropyridine（MPTP）がヒトに PD 様の症状を引き起こすことが示されて，さらにその作用機序がミトコンドリア呼吸鎖の複合体Ⅰを阻害して ATP の枯渇や酸化ストレスを引き起こすためであると報告された[1]。これらの知見を契機に PD 患者における呼吸鎖の活性測定が行われ，ミトコンドリア呼吸鎖複合体Ⅰの活性低下が複数の研究グループから報告された[2]。2006年には，孤発の PD 患者において，13個の呼吸鎖構成因子をコードしているミトコンドリア DNA が高頻度に欠損していることが報告されている[3,4]。さらに近年，遺伝性 PD の原因遺伝子の解析という全く異なるアプローチからも「PD の発症にミトコンドリアが関与している」ことが示唆されてきている（後述）。

## Ⅱ．家族性劣性 PD の原因遺伝子 *PINK1* と *PARKIN*

*PINK1* と *PARKIN* は家族性劣性パーキンソン症候群の原因遺伝子である。*PARKIN* に変異を有する常染色体劣性若年性パーキンソン症候群（autosomal recessive Juvenile Parkinsonism：AR-JP）はもともと日本で発見された疾患である。1973年に山村らによって最初の報告が行われ[5]，その後，1990年代に山村・祖父江・石川・辻・水野らによって多くの家系が集積されて，AR-JP という疾患概念が確立した。1998年に順天堂大学の北田・服部・水野らと慶応大学の清水らの共同研究グループによって原因遺伝子 *PARKIN* が同定されて[6]，2000年には Parkin がユビキチンという小タンパクを別な標的タンパク質に付加する酵素〔ユビキチン連結酵素（E3）〕であることが，われわれも含めた複数のグループから報告された[7,8]。一方で *PINK1* はヨーロッパの Wood グループから，*PARKIN* とリンクしない常染色体劣性パーキンソン症候群家系（PARK6）の原因遺伝子産物として 2004 年に報告された[9]。PINK1 は N 末端にミトコンドリア移行シグナルを有するセリン/スレオニンキナーゼである。*PINK1* と *PARKIN* は遺伝性劣性パーキンソン症候群の原因遺伝子であり，機能喪失型変異で病気が発症することから，両者は普段は病気の発症を防ぐ役割を担っていると予想される。

## Ⅲ．ショウジョウバエを用いた Parkin と PINK1 の研究

さて Parkin と PINK1 の研究を振り返ると，両者の生体内での機能（特にミトコンドリアとの関係）を理解するうえで，ショウジョウバエを用いた解析が重要な役割を果たしていることに気づく。その理由の1つは，ショウジョウバエの *parkin* 変異体や *pink1* 変異体の表現型が劇的である（マウスの変異体よりも表現型が強い）ためであろう。2003年にショウジョウバエの *parkin* 変異体で不妊や飛翔筋変性，羽の姿勢異常などの顕著な表現型が観察され，同時にミトコンドリアの形態異常を伴うことが報告された[10]。2006年には，ショウジョウバエの *pink1* 変異体でも不妊や姿勢異常，精子細胞や飛翔筋のミトコンドリア異常など，*parkin* 変異体とよく似た表現型が報告された。さらに遺伝学的な解析から，① PINK1 と Parkin が同一の経路で働いていること，② PINK1 が Parkin の上流で働くこと，③両者がミトコンドリアの機能維持に関与することが示された[11,12]。なお，*PARKIN* や *PINK1* をノックアウトした時の表現型が生物種によって大きく異なるのは何故なのか，病態や治療法を考えるうえでも興味深いテーマであるが，その理由はわかっていない。ショウジョウバエの飛翔筋は 350～600回/秒といわれる激しい運動を担っているために，ATP 要求性や酸化ストレスの増加でミトコンドリアに過酷な負荷がかかっているので，表現型が出やすいのかもしれない。

## Ⅳ．膜電位の低下が PINK1/Parkin とミトコンドリアを結びつける

2008年，Parkin とミトコンドリアの膜電位を関連づける非常に重要な論文が NIH の Youle グループから報告された[13]。彼らは carbonyl cyanide m-chlorophenylhydrazone（CCCP）などの脱共役剤を用いてミトコンドリアの膜電位を失わせると，

Parkinが膜電位を失ったミトコンドリアに選択的に移動して，このミトコンドリアをオートファジー経由で分解することを報告した。当時，Parkinがミトコンドリアの機能維持に関与することは示唆されていたが，この論文は「ミトコンドリアの膜電位」という両者の具体的な接点を示した意味で非常に重要である。そして2010年に，われわれを含む複数の研究グループから一斉に関連論文が報告された[14)-16)]。2010年の研究の展開については既に多数の総説が上梓されているので詳細は省略するが，この年に明らかにされたPINK1/Parkin経路の概略は以下のとおりである。PINK1は膜電位依存的な自身の分解を介してミトコンドリアの健康状態を監視しており，健康なミトコンドリア上では恒常的に分解されてほとんど検出できないが，膜電位が低下した（＝不健康な）ミトコンドリア上に特異的に蓄積してParkinを呼び寄せる「Parkinのリクルート因子」である。ただし，PINK1がParkinと直接的に結合するレセプターのようなものなのかどうかについては激しい議論があって，いまだにはっきりしない。一方のParkinは，ミトコンドリア外膜上の基質をユビキチン化してミトコンドリアを分解/隔離する因子であり，両者が連携して働くことで膜電位を失ったミトコンドリアだけが細胞から除去される。いわばPINK1/Parkinはミトコンドリアをユビキチン化する死神役であり，この系が常に働いていたら細胞内のミトコンドリアは次々と分解されてしまうが，PINK1/Parkin経路は膜電位が低下した時にのみ発動するよう巧妙に調節されているので，損傷ミトコンドリアだけが除去されるという仕組みである。

なお，その後に報告された知見から，以下のようなことも明らかになっている。

① ParkinはMiroのユビキチン化を介してミトコンドリアの細胞内移行も制御している[17)18)]。

② Parkinは文献13で示唆されたように「オートファジーによるミトコンドリア分解を直接に誘導する」というよりも，「ミトコンドリア上に存在する基質のプロテアソームによる分解を介して，マイトファジーが起こる条件を整えている」可能性がある[19)20)]。ただし，この件については現在も活発な議論が続いており，もうしばらく今後の展開を注視する必要があるかもしれない。

③ ミトコンドリアの膜電位が正常な時には，ミトコンドリアの内膜に存在するプロテアーゼPARLがPINK1のN末端を切断し，その結果生じる「フェニルアラニンが露出したN末端」がN-end rule経路を介してPINK1をユビキチン・プロテアソーム分解系に導く。その結果，ミトコンドリアが正常な細胞内でPINK1は速やかに分解される[21)]。

④ 上述のように膜電位の低下に伴ってPINK1は分解が抑制されてミトコンドリアの外膜に蓄積するが（量的な制御），それに加えてPINK1の2量体化とSer228，Ser402の自己リン酸化を介した活性化もPINK1が機能するために重要である[22)23)]。

このように2010年に提唱されたモデルは細部に関しては改訂が進んでいるが，「PINK1が膜電位を指標にミトコンドリアの健全さをモニターしており，異常なミトコンドリア上で安定化・活性化してParkinを呼び寄せることで，異常ミトコンドリアをユビキチン化する」という大枠は依然として揺らがないままである。

## V. 今後の課題

ここ3～4年の研究の急展開から，遺伝性劣性パーキンソン症候群の原因遺伝子産物ParkinとPINK1がミトコンドリアの品質管理を担っていることはほぼ確実になりつつある。また誌面の都合で紹介できなかったが，別な遺伝性劣性パーキンソン症候群の原因遺伝子産物DJ-1もミトコンドリアに関連した機能を担っている可能性が高い。つまり「遺伝性劣性パーキンソン症候群がミトコンドリアに対する品質管理の不全病である」という説は一気に本命仮説になりつつある（図❶）。しかしながら，PDの発症とミトコンドリアの関連についてはいまだにわからないことも多く，例えばα-synucleinやLRRK2などの変異に由来する遺伝性優性パーキンソン症候群がミトコンドリアの

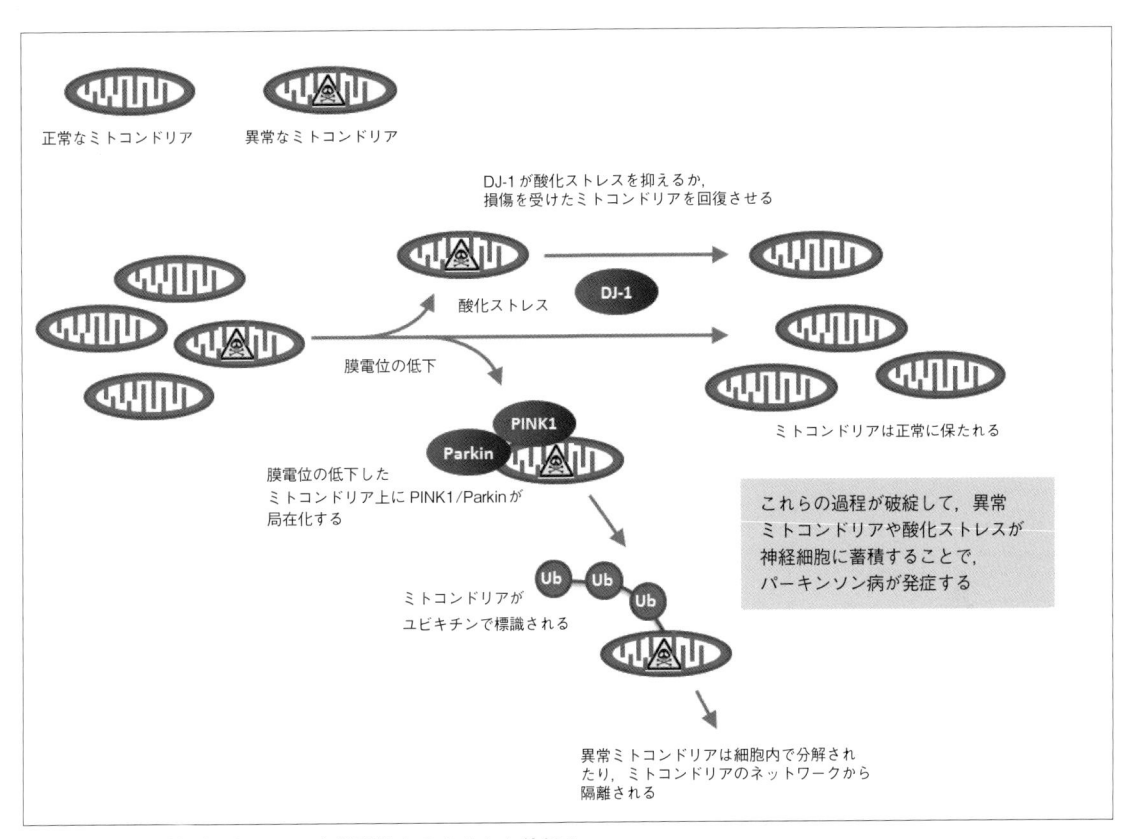

**図❶ 遺伝性劣性パーキンソン症候群発症の大まかな仕組み**

細胞内のミトコンドリアにはランダムに様々な異常が生じると考えられるが、細胞内外の環境ストレスによる偶発的なミトコンドリアDNAの変異・欠損や、呼吸鎖の損傷などで膜電位が低下したミトコンドリアはPINK1/Parkin系によって排除される。一方で、DJ-1はそれ自身のもつ抗酸化活性か、抗酸化ストレスタンパク質の転写制御を介して、酸化ストレスに伴うミトコンドリア異常を抑制すると考えられる。PINK1, Parkin, DJ-1のゲノム配列に変異が入って、ミトコンドリアの品質管理が破綻することで、遺伝性劣性パーキンソン症候群が発症すると考えられる。一連の遺伝性パーキンソン症候群が若年で発症することを考えると、(いまだ仮説の域を出ないかもしれないが)孤発性PDの一部も同様な機構で発症しており、PINK1/Parkin/DJ-1のゲノム変異はミトコンドリア品質管理を破綻させることで、病気の発症を加速していると推定することもできる。

品質管理と関係するのかどうかは不明である(ミトコンドリアとの関連を示唆する論文も報告されているが、数はそれほど多くはなく、今後の展開に注視したい)。より一般的な孤発性PDの発症機構についても、上述のようにミトコンドリアとの関係は古くから多数の論文によって示唆されているが、「ミトコンドリア膜電位の低下」という新たな切り口から解析と検証をしていかなければならないであろう。言うまでもないことであるが、PDの患者が日常的にCCCPのような脱共役剤の曝露を受けているわけではないので、自然条件下におけるPINK1/Parkin系の標的は「脱共役剤処理によって膜電位の低下したミトコンドリア」ではない。おそらく、偶発的に起こるミトコンドリアDNAの変異・欠損によって膜電位の低下したミトコンドリアや、異常タンパク質の蓄積によって細胞質からのインポートが阻害されたミトコンドリア[24]がPINK1/Parkin系の標的だろうと考えられるが、いまだに仮説の域を出ない。

## おわりに

本稿で紹介したわれわれの研究は順天堂大学脳神経内科の服部信孝博士/佐藤栄人博士、立教大学分子細胞生物学分野の岡敏彦博士、徳島大学疾

患酵素学研究センターの小迫英尊博士をはじめとする多くの方々との共同研究である。また，誌面の都合で多くの原著論文を引用できなかったことをお詫びしたい。PINK1, Parkin, DJ-1とミトコンドリア品質管理に関してもっと詳しく知りたい方は，優れた総説が上梓されているので，そちらも合わせて参考にしていただければ幸いである[25)26)]。末筆になるが，パーキンソン症候群やパーキンソン病とミトコンドリア品質管理を結びつける一連の研究が，いつの日か病気の治療の一助となれば望外の喜びである。

### 参考文献

1) Mizuno Y, et al : J Neurochem 48, 1787-1793, 1987.
2) Mann VM, et al : Brain 115, 333-342, 1992.
3) Bender A, et al : Nat Genet 38, 515-517, 2006.
4) Kraytsberg Y, et al : Nat Genet 38, 518-520, 2006.
5) Yamamura Y, et al : Neurology 23, 239-244, 1973.
6) Kitada T, et al : Nature 392, 605-608, 1998.
7) Shimura H, et al : Nat Genet 25, 302-305, 2000.
8) Imai Y, et al : J Biol Chem 275, 35661-35664, 2000.
9) Valente EM, et al : Science 304, 1158-1160, 2004.
10) Greene JC, et al : Proc Natl Acad Sci USA 100, 4078-4083, 2003.
11) Clark IE, et al : Nature 441, 1162-1166, 2006.
12) Park J, et al : Nature 441, 1157-1161, 2006.
13) Narendra D, et al : J Cell Biol 183, 795-803, 2008.
14) Matsuda N, et al : J Cell Biol 189, 211-221, 2010.
15) Narendra DP, et al : PLoS Biol 8, e1000298, 2010.
16) Tanaka A, et al : J Cell Biol 191, 1367-1380, 2010.
17) Wang X, et al : Cell 147, 893-906, 2011.
18) Liu S, et al : PLoS Genet 8, e1002537, 2012.
19) Yoshii SR, et al : J Biol Chem 286, 19630-19640, 2011.
20) Chan NC, et al : Hum Mol Genet 20, 1726-1737, 2011.
21) Yamano K, Youle RJ : Autophagy 9, 1758-1769, 2013.
22) Okatsu K, et al : Nat Commun 3, e1016, 2012.
23) Okatsu K, et al : J Biol Chem 288, 36372-36384, 2013.
24) Jin SM, Youle RJ : Autophagy 9, 1750-1757, 2013.
25) Corti O, et al : Physiol Rev 91, 1161-1218, 2011.
26) Narendra D, et al : Cold Spring Harb Perspect Biol 4, 11, 2012.

松田憲之
1995年 東京大学理学部生物科学科卒業
1997年 同大学院理学系研究科生物科学修士課程修了
2001年 同大学院理学系研究科生物科学博士課程修了，博士（理学）
2002年 臨床医学総合研究所外部支援研究員
2006年 日本学術振興会特別研究員
2007年 理化学研究所上級研究員ポスドク
2008年 東京都医学総合研究所研究員

第1章　神経細胞内病態と脳内環境

# 10. ミトコンドリアダイナミクスの破綻と神経変性疾患

長島　駿・柳　茂

　ミトコンドリアは，エネルギー産生以外にも代謝調節やシグナル伝達の場として様々な役割をもつ細胞内小器官である．近年，ミトコンドリアの融合・分裂による形態変化，ミトコンドリアの移動，小胞体との相互作用など，ミトコンドリアダイナミクスの生理的重要性が注目されている．筆者らは，ミトコンドリアユビキチンリガーゼMITOLがミトコンドリアダイナミクスを制御することを報告してきた．本稿では，MITOLの役割を通してミトコンドリアダイナミクスの破綻と神経変性疾患の病態との関連性について考察する．

## はじめに

　ミトコンドリアは，エネルギー産生以外にも脂質代謝調節，細胞内カルシウム濃度調節，細胞死の制御，シグナル伝達，活性酸素の産生など多彩な役割をもつ重要な細胞内小器官である．近年，ミトコンドリアの融合・分裂による形態制御，ミトコンドリアの移動，小胞体などの他のオルガネラとの相互作用など，ミトコンドリアダイナミクスの生理的意義が注目されている．特にミトコンドリアと小胞体の接着部位（MAM）は脂質ラフトを形成し，アポトーシス，オートファジーなどシグナル伝達の場として機能することが示唆されており，MAMの機能不全と神経疾患との関連性が示唆されている．私たちはミトコンドリア外膜に局在するユビキチンリガーゼMITOLを同定し，MITOLがDrp1を基質としてミトコンドリアダイナミクスを制御すること，ミトコンドリアの機能維持機構に関与していること，さらにMAMを制御していることを報告してきた．本稿では一酸化窒素によるミトコンドリアダイナミクスの破綻とMITOLによる防御系システム，およびMAMの機能調節に焦点を当て，ミトコンドリア機能不全による神経変性疾患の病態について考察する．

## I. パーキンソン病はミトコンドリア機能不全の氷山の一角

　ミトコンドリアの機能障害が引き起こす神経変性疾患として，最も研究が進んでいるのはパーキンソン病である．若年性パーキンソン病の原因遺伝子産物であるPINK1とParkinは，協調しながらミトコンドリアの品質管理に関与することが示されている．PINK1はミトコンドリア品質の監視役として機能し，膜電位の低下した異常ミトコンドリアに集積することによりParkinを呼びよせる．一方のParkinは，ユビキチン化を介してオートファジーの一種であるミトファジーを誘導して不良ミトコンドリアを排除する[1]．このように若年性パーキンソン病は，ミトコンドリアに対する品質管理の不全病であることを強く示唆して

---

key words

ミトコンドリア，ユビキチンリガーゼ，ミトコンドリアダイナミクス，神経変性疾患，アルツハイマー病，パーキンソン病，一酸化窒素，mitochondrial-associated ER membrane，MAP1B，Drp1

いる。ほとんどの研究報告は過剰発現系を用いた培養細胞をモデルに用いて行われているため，実際に患者脳においても同様の現象が起こるかどうかは不明であるが，ミトコンドリアの品質管理の低下が少なくとも一部のパーキンソン病を引き起こすことは間違いなさそうである。しかしながら，パーキンソン病だけがミトコンドリアの機能低下と関連しているとは考えにくい。なぜならPINK1-Parkin経路によるミトファジーは，中脳黒質・線条体領域のみならず，すべての神経領域に普遍的に関与していると思われる。またMPTPやロテノンなど，ミトコンドリア機能を直接障害する薬剤がヒトやモデル動物にパーキンソン病に類似した症状を引き起こすことを考慮すると，この責任領域である中脳の黒質・線条体領域ではミトコンドリア障害に対する感受性が他の神経組織よりも高いために症状として現れたと考えるほうが自然である。アルツハイマー病をはじめ多くの神経変性疾患においてミトコンドリアの機能低下が報告されていることから，パーキンソン病はミトコンドリア機能異常による表現系の氷山の一角であり，他の様々な神経変性疾患においてもミトコンドリアの機能低下が病態の原因，もしくは増悪・進展に密接に関与していることが推測される（図❶）。

## Ⅱ．一酸化窒素によるミトコンドリア障害とMITOLによる防御システム

神経変性疾患の病態においてミトコンドリアの機能低下が引き起こされるメカニズムはこれまでよくわかっていなかった。近年，アルツハイマー病の原因と考えられているアミロイド$\beta$の凝集化が過剰な一酸化窒素の産生を誘発し，ミトコンドリア分裂因子であるDrp1をS-ニトロシル化すること，S-ニトロシル化修飾を受けたDrp1がミトコンドリアの分裂・断片化を引き起こしてミトコンドリアの機能低下を惹起することが報告された[2]。すなわち，過剰な一酸化窒素による酸化ストレスが，ミトコンドリアの形態異常を介してミトコンドリア機能不全を起こし，最終的に神経損傷を引き起こすことがアルツハイマー病の病態に関連していることが示唆されたのである。さらに興味深いことには，過剰な一酸化窒素はDrp1以外にもミトコンドリアの移動を抑制する微小管の安定化因子であるMAP1BをS-ニトロシル化して活性化することが報告されている[3]。MAP1Bはダイニンなどのモータータンパク質と相互作用してミトコンドリアのトランスポートを抑制する機能があり[4]，またMAP1Bの蓄積はミトコンドリアを直接障害して神経細胞死を惹起することが報告されている[5]。このことは，過剰な一酸化窒素に

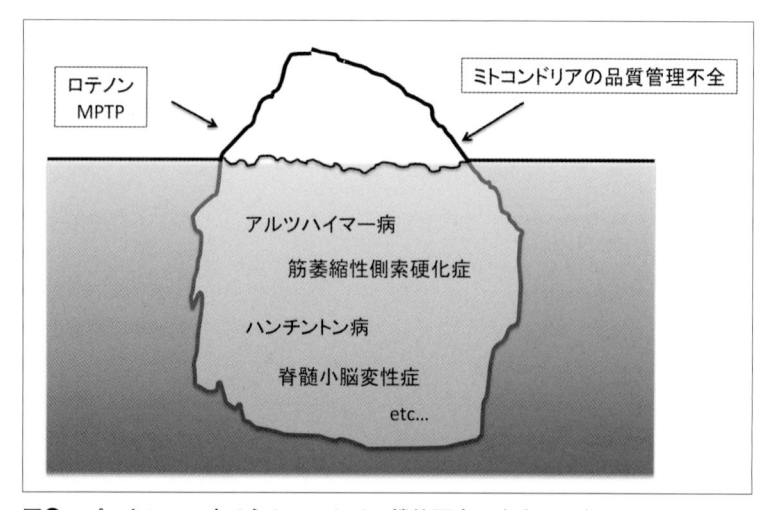

図❶ パーキンソン病はミトコンドリア機能不全の氷山の一角

よる酸化ストレスがミトコンドリアダイナミクスに障害となるという新たなメカニズムを示しており，神経変性疾患の病態に普遍的に関連している可能性が考えられる。

一方，私たちはミトコンドリアの外膜を4回貫通するユビキチンリガーゼMITOL（別名MARCH5）がDrp1をポリユビキチン化して，プロテアソームを介した分解を促進することによってミトコンドリアの形態を調節することを明らかにした[6]。ミトコンドリアはMITOLを介してDrp1の過剰蓄積によるミトコンドリア機能低下を防御していることを示した。さらに，酵母ツーハイブリッド法を用いてMITOLの生理的基質を探索したところ，微小管の安定化因子であるMAP1Bが同定された[7]。MITOLはMAP1Bと特異的に結合してユビキチン化し，プロテアソームによる分解を促進することによってMAP1Bの蓄積を抑制していることがわかった。興味深いことに，MITOLはS-ニトロシル化依存的にMAP1Bを特異的にユビキチン化することがわかった。MITOLはミトコンドリアダイナミクスを調節することにより，ミトコンドリアの機能を正常に維持していると考えられる。このようにミトコンドリアは過剰な一酸化窒素による酸化ストレスに対して防御システムをもっていることが明らかとなった。この防御システムが崩れた時に，ミトコンドリア機能が低下して神経変性疾患の発症につながるのではないだろうか（図❷）。

## Ⅲ．ミトコンドリアと小胞体との接着と神経変性疾患

ミトコンドリアは，タンパク質合成の場である小胞体と近接することにより，効率的なカルシウムの受け渡しや脂質代謝の調節を可能としている。近年，ミトコンドリアと小胞体の接着部位はMAM（mitochondrial-associated ER membrane）と呼ばれ，MAMが脂質ラフトを形成して，アポトーシス，オートファジーなどのシグナル伝達の場として機能することや，MAMがDrp1をリクルートしてミトコンドリアの分裂部位を決定することが示され，ミトコンドリアの機能におけるMAMの重要性が注目されている[8]。さらに注目すべきことに，MAMの機能が神経変性疾患に関係している可能性が示されている。家族性アルツハイマー病の原因遺伝子である変異プレセニリン1/2およびアミロイドβ前駆タンパク質APPの変異体を発現した神経細胞において，MAMの増加が確認された[9]。アルツハイマー病の患者脳においても同様にMAMの増加が確認され[10]，MAM機能の亢進がアルツハイマー病の原因となるという新しい仮説が提唱された。MAMの過形成により小胞体からミトコンドリアへの過剰のカルシウム流入が起こり，ミトコンドリアにストレスが大きくかかることが病態を増悪させている可能性が示唆されている。あるいは，アルツハイマー病においてミトコンドリアの機能が抑制されたために，MAMを過形成することによりミトコンドリアの機能を正常に維持しようとしているのかもしれない。アルツハイマー病におけるMAMの過形成の生理的意義については，今後解明していかなければならない。

ミトコンドリアの融合に関わるタンパク質Mfn2は，ミトコンドリアと小胞体の両方に局在して互

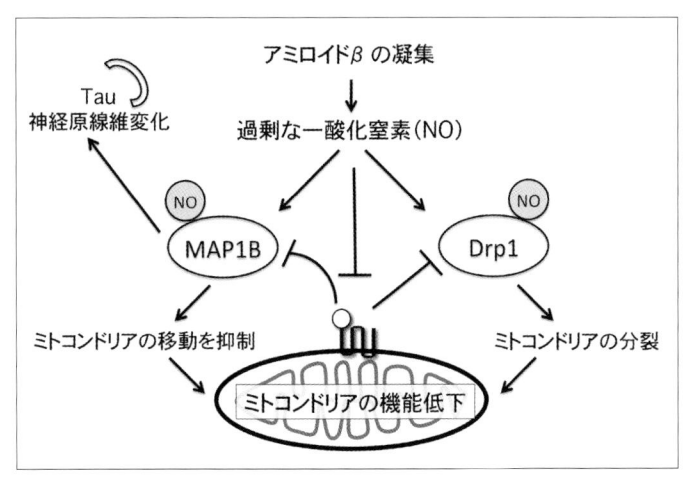

**図❷** 一酸化窒素によるミトコンドリアダイナミクスの破綻とMITOLによる防御系システム

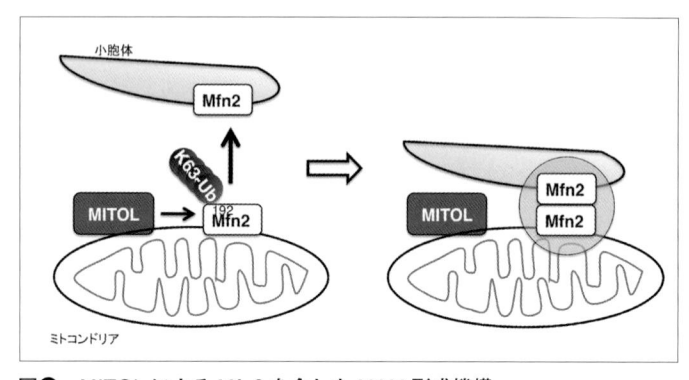

図❸ MITOLによるMfn2を介したMAM形成機構

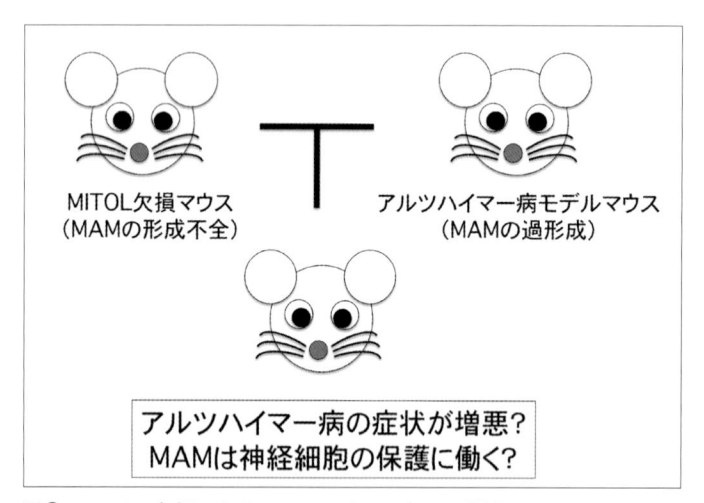

図❹ MITOL欠損によるアルツハイマー病への影響

いに結合することによりMAM形成を仲介することが知られていたが，その制御機構は不明であった[11)12)]。私たちはMITOLがMfn2を活性化することにより，ミトコンドリアと小胞体との接着を促進することを明らかにした[13)]。MITOLはミトコンドリアに局在するMfn2と結合し，Mfn2を特異的にユビキチン化することによりMfn2の重合化を促進し，MAMの形成を誘導する。MITOLの機能を抑制するとMfn2は不活性化しミトコンドリアと小胞体との接着に異常が生じ，小胞体からミトコンドリアへのシグナル伝達が正常に働かなくなることを示した（図❸）。Mfn2は，その遺伝子変異が神経難病であるCharcot-Marie-Tooth病の原因の1つとなることから，MITOLによるMfn2の活性機構を手がかりにして，Charcot-Marie-Tooth病の病態の解明につながることが期待される。

私たちは神経組織特異的にMITOLを欠損したマウスを作製し解析を行ったところ，広範な神経細胞死の亢進が認められ，異常行動として記憶学習障害が観察され，アルツハイマー病との類似性が示唆されている（論文投稿中）。アルツハイマー病の病態におけるMITOLの役割を明らかにするために，アルツハイマーモデルマウスと交配させて病態変化について解析中である。私たちはアルツハイマー病におけるMAMの過形成は，ミトコンドリア機能低下を防御するための二次的変化ではないかと推測しており，MITOL欠損によるMAM形成不全によりアルツハイマー病の症状が増悪するのではないかと予想している（図❹）。近い将来，これらの研究によって，アルツハイマー病におけるMAMの過形成の生理的意義が明らかになることが期待される。

## おわりに

MITOL欠損マウス線維芽細胞（MEF）は，ミトコンドリアからの異常な活性酸素種（ROS）の産生増大が観察される。現在，私たちは神経組織以外にも，心筋特異的・皮膚特異的MITOL欠損マウスを樹立して解析を行っている。興味深いことに，すべてのマウスにおいて老化所見を伴った重篤かつ多彩な表現型を示している。正常組織においても加齢とともにMITOLの発現量が有意に低下することから，MITOLは老化過程においてミトコンドリアからのROSの産生を調節しているのかもしれない。ほとんどすべての神経変性疾患において老化が発症の危険因子であることから，MITOLの機能低下によるミトコンドリアROSの産生が神経変性疾患の病態に深く関与しているものと思われる。今後，MITOLを標的にした治療

法の開発が期待される。

## 参考文献

1) Okatsu K, Oka T, et al : Nat Commun 3, 1016, 2012.
2) Cho DH, Nakamura T, et al : Science 324, 102-105, 2009.
3) Stroissnigg H, Trancikova A, et al : Nat Cell Biol 9, 1035-1045, 2007.
4) Jimenez-Mateos EM, Gonzalez-Billault C, et al : Biochem J 397, 53-59, 2006.
5) Liu L, Vo A, et al : Cancer Res 65, 4191-4201, 2005.
6) Yonashiro R, Ishido S, et al : EMBO J 25, 3618-3626, 2006.
7) Yonashiro R, Kimijima Y, et al : Proc Natl Acad Sci USA 109, 2382-2387, 2012.
8) Friedman JR, Lackner LL, et al : Science 334, 358-362, 2011.
9) Area-Gomez E, del Carmen Lara Castillo M, et al : EMBO J 31, 4106-4123, 2012.
10) Hedskog L, Pinho CM, et al : Proc Natl Acad Sci USA 110, 7916-7921, 2013.
11) de Brito OM, Scorrano L : Nature 456, 605-610, 2008.
12) Merkwirth C, Langer T : Cell 135, 1165-1167, 2008.
13) Sugiura A, Nagashima S, et al : Mol Cell 51, 20-34, 2013.

---

長島　駿
2007年　東京薬科大学生命科学部分子生命科学科卒業
2009年　同大学院生命科学研究科博士前期課程生命科学専攻修了
2012年　同博士後期課程生命科学専攻修了
　　　　東京薬科大学生命科学部分子生化学研究室助教

専門分野：生化学

---

柳　茂
1992年　福井医科大学医学部卒業
　　　　同医学部第二生化学講座助手
1994年　米国 Yale 大学医学部免疫部門客員助教授
1995年　神戸大学医学部生化学第一講座助手
2000年　同助教授
2002年　科学技術振興事業団戦略的創造研究推進事業さきがけ研究21研究員「認識と形成」(併任)
2005年　東京薬科大学生命科学部分子生化学研究室教授

専門分野：生化学

# 遺伝子医学 MOOK 別冊

## 進みつづける細胞移植治療の実際 -再生医療の実現に向けた科学・技術と周辺要素の理解-
《上巻》 細胞移植治療に用いる細胞とその周辺科学・技術
《下巻》 細胞移植治療の現状とその周辺環境

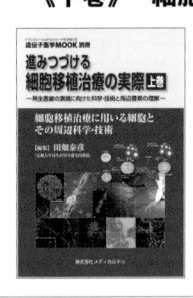

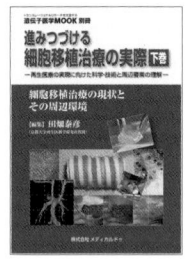

編集：田畑泰彦
(京都大学再生医科学研究所教授)
定価：各5,554円(本体5,143円+税)
型・頁：B5判
　　　　上巻268頁、下巻288頁

---

## ますます重要になる
## 細胞周辺環境（細胞ニッチ）の最新科学技術
細胞の生存,増殖,機能のコントロールから
創薬研究,再生医療まで

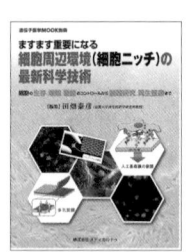

編集：田畑泰彦
(京都大学再生医科学研究所教授)
定価：6,017円(本体5,571円+税)
型・頁：A4変型判、376頁

## 絵で見てわかるナノDDS
マテリアルから見た治療・診断・予後・予防,
ヘルスケア技術の最先端

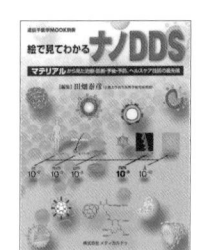

編集：田畑泰彦
(京都大学再生医科学研究所教授)
定価：5,760円(本体5,333円+税)
型・頁：A4変型判、252頁

---

## バイオ・創薬・化粧品・食品開発をサポートする
## バイオ・創薬 アウトソーシング企業ガイド 2006-07年版

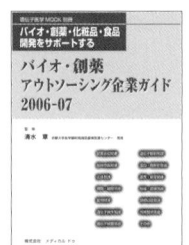

監修：清水　章
(京都大学医学部附属病院
探索医療センター教授)
定価：3,806円(本体3,524円+税)
型・頁：A5判、344頁

## 図・写真で観る
## タンパク構造・機能解析実験実践ガイド

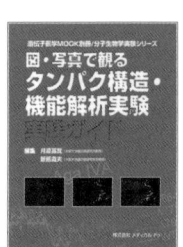

編集：月原冨武
(大阪大学蛋白質研究所教授)
　　　新延道夫
(大阪大学蛋白質研究所助教授)
定価：4,629円(本体4,286円+税)
型・頁：A4変型判、224頁

---

**お求めは医学書販売店、大学生協もしくは弊社購読係まで**

発行／直接のご注文は

**株式会社 メディカルドゥ**

〒550-0004
大阪市西区靱本町 1-6-6　大阪華東ビル 5F
TEL.06-6441-2231　FAX.06-6441-3227
E-mail　home@medicaldo.co.jp
URL　http://www.medicaldo.co.jp

第2章

# 神経・非神経細胞ネットワークと脳内環境

第2章　神経・非神経細胞ネットワークと脳内環境

# 1．グリア - 末梢免疫組織連関からみた神経変性機序の解明　- 筋萎縮性側索硬化症を中心として -

小峯　起・山中宏二

　運動神経の変性を特徴とする神経変性疾患である筋萎縮性側索硬化症（ALS）のモデルマウスを用いた研究成果により，「非細胞自律性神経細胞死（神経変性は神経細胞に起因する病的変化のみで自律性に起こるわけではなく，非神経細胞由来の病的変化も積極的に関与している）」という新しい概念が提唱された．近年この概念は，他の神経変性疾患研究の病態メカニズムの解明においても重要な研究テーマとなっている．本稿では，神経変性疾患の病態における非神経細胞の役割について遺伝性ALSモデルマウスを用いた研究を中心に概説する．

## はじめに

　これまで，運動神経の変性を特徴とする筋萎縮性側索硬化症（ALS）などの神経変性疾患において，疾患の進行に伴って観察されるグリア細胞の活性化は，神経変性に伴う二次的なものであると考えられてきた．ところが，遺伝性ALSモデルマウスを用いた研究により，非神経細胞であるグリア細胞が疾患の進行過程と神経変性に積極的に関与していることが明らかにされ，「非細胞自律性神経細胞死（神経変性は神経細胞に起因する病的変化のみで自律性に起こるわけではなく，非神経細胞由来の病的変化も神経変性に積極的に関与している）」という新しい概念が提唱された．近年この概念は，ALSにとどまらず，アルツハイマー病やパーキンソン病など他の神経変性疾患研究においても注目されている．また最近の研究では，神経変性疾患において，グリア細胞のみならず病巣へ浸潤した免疫細胞も病態の進行に積極的に関与することが報告され，神経系のみならず神経系外組織との連関に着目した病態メカニズムの解明が期待されている．本稿では，神経変性疾患の病態形成におけるグリア細胞および神経外組織由来の浸潤免疫細胞の役割について，遺伝性ALSモデルマウスを用いた研究を中心に概説する．

## I．神経変性疾患におけるグリア細胞の役割

　世界的に用いられている遺伝性ALSモデルマウス（変異SOD1マウス）[用解1]は，変異*SOD1*[用解2]を全身に過剰発現させたマウスであるが，著者らは運動神経およびグリア細胞であるミクログリア，アストロサイトにおける変異SOD1の影響を明らかにするため，変異*SOD1*を細胞特異的に除去可能なモデルマウスを作製し，解析を行った．運動神経，ミクログリア，アストロサイトそれぞれから変異*SOD1*を特異的に除去したところ，運動神経においてはALSの発症時期のみ遅延したが，ミク

---

**key words**

筋萎縮性側索硬化症（ALS），神経変性疾患，変異SOD1マウス，非細胞自律性神経細胞死，アルツハイマー病，パーキンソン病，ミクログリア，アストロサイト，オリゴデンドロサイト，自然免疫，獲得免疫

ログリアおよびアストロサイトにおいては発症時期の変化はみられなかったが，病態の進行速度が著しく遅延し，生存期間の延長がみられた[1)2)]。このことから，非神経細胞であるグリア細胞の病的変化がALSの疾患進行および神経変性に積極的に関与していることが明らかにされ，神経変性疾患における「非細胞自律性（non-cell autonomous）」神経細胞死という新しい概念をもたらした。最近では，オリゴデンドロサイトについても解析が行われ，オリゴデンドロサイト前駆細胞であるNG2陽性細胞から変異SOD1を除去すると発症時期および病態の進行速度の両方が著しく遅延し，生存期間の延長がみられることが報告された[3)]。さらに，遺伝性ALSモデルマウスで確認された結果と同様に，孤発性のALS患者の死後脊髄組織由来の神経前駆細胞から分化誘導したアストロサイトが神経毒性を発揮することが，運動神経細胞との共培養実験によって示され，アストロサイトの病的変化が遺伝性および孤発性ALSの両方に共通する病態であることが明らかにされた[4)]。

変異SOD1によるこれらのグリア細胞の神経毒性発揮メカニズムとして，ミクログリアによる活性酸素や一酸化窒素などの細胞傷害性物質やTNF-αなどの炎症性サイトカインの産生が亢進すること[5)]，アストロサイトに発現するシナプス間隙のグルタミン酸の除去を担うグルタミン酸トランスポーターEAAT2の発現の低下に起因する神経細胞への興奮毒性の増強が起こること[5)]，進行性に成熟オリゴデンドロサイトの細胞死が起こり，それを補うようにオリゴデンドロサイト前駆細胞であるNG2陽性細胞の増加およびオリゴデンドロサイトへの分化が起こるものの，未成熟な異常オリゴデンドロサイトが産生され，脱髄および運動神経への代謝補助が減退することなどが報告されている[3)]（図❶）。

次に，これらのグリア細胞を標的にしたALS治療の観点として，骨髄移植によるミクログリア/マクロファージの置換，正常なアストロサイト前駆幹細胞の移植，ミクログリアあるいはアストロサイト特異的酸化ストレスの抑制，ギャップジャンクション阻害剤によるミクログリアからのグルタミン酸放出の抑制などが有効であることがALSモデルマウスで示されている。前述のように，アストロサイトの病的変化が遺伝性ALSと孤発性ALSの両方に共通する病態である可能性が示されたことから，アストロサイトに着目したALS全般にわたる病態メカニズムの解明および治療薬や治療法の開発が今後期待される。

最後に，近年ALSのみならずアルツハイマー病，パーキンソン病などの他の神経変性疾患においてもグリア細胞の活性化が観察されており，モデルマウスを用いた実験により病態におけるグリア細胞の関与が明らかにされている[6)]。このことから，グリア細胞の病的変化は神経変性疾患全般に共通し，病態を修飾する因子である可能性が示唆され，グリア細胞に着目した神経変性疾患全般にわたる病態メカニズムの解明が期待される。

## Ⅱ．神経変性疾患におけるグリア細胞と末梢免疫組織との連関

これまで，多発性硬化症などに代表される神経免疫疾患ならびに脳虚血などによる神経損傷時において，末梢組織から病巣に浸潤する免疫細胞の病態への関与について多数の報告がされているが，近年神経変性疾患においても免疫細胞の関与が次々と報告されており，非常に注目されている。免疫反応は，病原微生物などの感染における外来抗原を認識するために初動される防御機構である自然免疫反応と，抗原提示細胞により処理された外来抗原をTリンパ球が認識して発動される防御機構である獲得免疫反応に大別されるが，ALSにおいては獲得免疫反応の関与が広く研究されている。これまでにALSモデルマウスを用いた獲得免疫・自然免疫経路の関与に関する報告を一覧にした（表❶）。最近の研究では，ALS患者の剖検例や変異SOD1マウスの脊髄において浸潤したTリンパ球が確認され，ミクログリアの活性化状態に影響を与えていると考えられている。実際に，変異SOD1マウスからTリンパ球を除去すると生存期間が短縮することが明らかにされ，Tリンパ球から産生されるIL-4サイトカインがミクログリアの活性化状態を制御し，ミクログリアによる

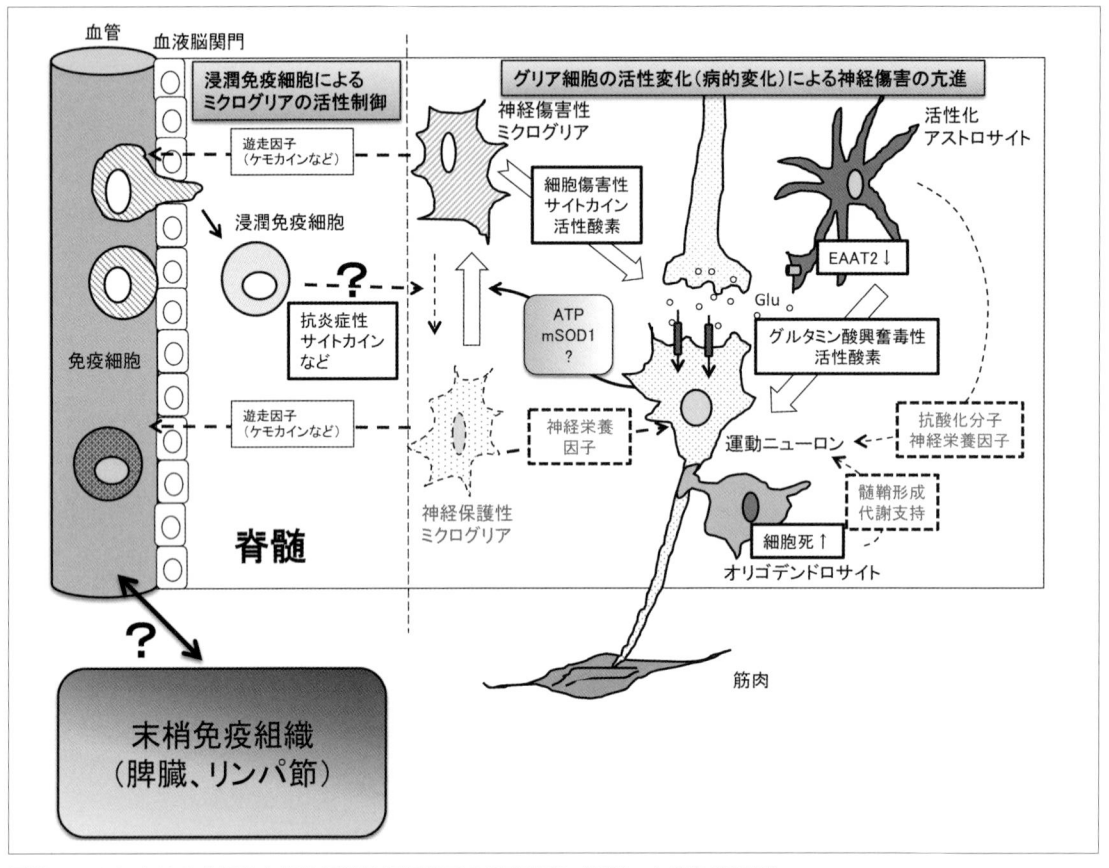

**図❶ ALSにおける非細胞自律性運動神経細胞死の想定機序（脊髄 - 末梢免疫組織）**

運動ニューロン内部の病的変化の蓄積に加えて，アストロサイトによるグルタミン酸のクリアランスの減少および活性酸素の放出や，神経傷害性ミクログリアの増加による細胞傷害性サイトカイン，活性酸素の放出により，運動ニューロンにさらなる傷害が加わり病態が悪化すると考えられる。最近，発現している変異SOD1により，オリゴデンドロサイトに細胞死が誘導され，NG2陽性細胞から再生されるオリゴデンドロサイトも異常であるため，脱髄が起こり，代謝支持が低下することが報告された。また最近の研究により，浸潤免疫細胞がミクログリアの細胞傷害活性を制御している可能性が示唆されている。
＊実線矢印は，運動ニューロン傷害性，点線矢印は運動ニューロン保護性に作用していることを示す。

IGF-1などの神経栄養因子の産生を誘導することで神経保護的に作用すると考えられている[7)8)]（図❶）。また，孤発性ALS患者の末梢血においても，CD4陽性Tリンパ球の増加とそのサブセットである免疫反応を制御する制御性Tリンパ球（Treg）の減少がみられ，そのTregの細胞数が罹病期間と正に相関することが報告されている[9)]。本知見は，Tregの動態がALSの診断の新規バイオマーカーとなりうる可能性と神経の保護作用に末梢のTregが関与していることを示唆している。

一方，ALSにおける自然免疫反応の関与についてこれまでほとんど明らかになっていなかったが，著者らは孤発性ALS患者および遺伝性ALSモデルマウス（変異SOD1マウス）の脊髄における網羅的遺伝子発現解析により自然免疫系の遺伝子発現異常を検出しており，実際に変異SOD1マウスの自然免疫経路を遮断したところ著しく疾患が進行することを見出した（投稿中）。このことから，ALS病態において，獲得免疫反応のみならず自然免疫反応も神経保護的に関与していると考えられる。一方，末梢免疫組織に存在する自然免疫細胞であるLy6C強陽性の単球が変異SOD1

**表❶ ALS モデルマウスの病態における自然免疫および獲得免疫の役割**

| 交配，移植，投与実験 | 免疫細胞の変化 | ALS病態変化 | 参考文献 |
|---|---|---|---|
| 獲得免疫 | | | |
| SOD1$^{G93A}$/PU.1$^{-/-}$マウス（マクロファージ/ミクログリア，好中球，B細胞，T細胞欠損 ALSモデルマウス）← CCR2$^{-/-}$マウス骨髄細胞移植 | 活性化T細胞や単球に発現するケモカインレセプター CCR2の欠損 | 発症時期変化なし 病態進行加速 | 7 |
| SOD1$^{G93A}$/RAG2$^{-/-}$マウス | T細胞，B細胞欠損 | 発症時期変化なし 病態進行加速 | 7 |
| SOD1$^{G93A}$/RAG2$^{-/-}$マウス | T細胞，B細胞欠損 | 発症時期遅延 | 17 |
| SOD1$^{G93A}$/CD4$^{-/-}$マウス | CD4陽性T細胞欠損 | 発症時期変化なし 病態進行加速 | 7 |
| SOD1$^{G93A}$/TCRβ$^{-/-}$マウス | T細胞欠損 | 発症時期変化なし 病態進行加速 | 8 |
| SOD1$^{G93A}$/RAG2$^{-/-}$マウス← SOD1$^{G93A}$マウスCD4T細胞，制御性T細胞静脈投与 | CD4陽性T細胞 制御性T細胞静脈投与 | 生存期間の延長 | 18 |
| SOD1$^{G93A}$/μMTマウス | B細胞欠損 | 変化なし | 19 |
| 自然免疫 | | | |
| SOD1$^{G37R}$/MyD88$^{-/-}$マウス | TLRシグナル欠損（TLR3, 4を除く） | 変化なし | 20 |
| SOD1$^{G37R}$マウス← MyD88$^{-/-}$マウス骨髄細胞移植 | TLRシグナル欠損（TLR3, 4を除く） | 発症時期の加速 生存期間の短縮 | 20 |
| SOD1$^{G93A}$マウス←抗Ly6C抗体投与 | Ly6C陽性細胞欠損 | 発症時期の遅延 生存期間の延長 | 10 |
| SOD1$^{G93A}$/TRIF$^{-/-}$マウス | TLRシグナル欠損（TLR3, 4） | 発症時期変化なし 病態進行加速 | 21 投稿中 |

マウスの脊髄に浸潤し，病態を悪化させることが最近報告され，末梢免疫組織由来の自然免疫反応は，むしろ神経傷害性に機能する可能性が示唆されている[10]。中枢神経系における唯一の自然免疫担当細胞はミクログリアであるが，著者らは最近ミクログリアにおいて活性化された自然免疫反応が末梢の免疫細胞に影響を与えることも見出しており，神経組織内のグリア細胞と末梢免疫組織との連関の存在が強く予想される（投稿中）。以上のことから，自然免疫-獲得免疫連関だけでなくグリア-末梢免疫組織連関に着目したALS研究が，ALSの「非細胞自律性」神経変性メカニズムの解明と新規治療法の開発に今後重要であると考えている。

興味深いことに，他の神経変性疾患であるアルツハイマー病やパーキンソン病患者およびそれらのモデルマウスの病巣においても，ミクログリアの活性化および浸潤免疫細胞が確認されており，自然免疫反応および獲得免疫反応の関与が示唆されている[11]。アルツハイマー病モデルマウスにおいて，自然免疫反応に重要なToll-likeレセプター（TLR）を欠損させるとアミロイドβの蓄積が増悪し，病態が悪化することが報告され[12]，自然免疫反応はアミロイドβの除去に機能することで神経保護的に機能していることが示された[13]。またALSの病態と異なり，アルツハイマー病モデルマウスにおいて，末梢免疫組織から病巣に浸潤したLy6C強陽性の単球は，可溶性のアミロイドβの除去に機能し，神経保護的に働くことが報告されている[14]。さらに最近，Ly6C弱陽性の単球が静脈内腔に蓄積したアミロイドβの除去に機能することが報告された[15]。パーキンソン病モデルで

は，ALSの病態と異なり，病巣に浸潤したTリンパ球（CD4陽性）は，ドーパミン神経細胞に細胞死を誘導することにより神経細胞傷害性に機能することが報告されている[16]。以上のように，病巣への免疫細胞の浸潤は共通してみられるものの，神経変性疾患の種類により浸潤する細胞種およびその機能が異なることが示唆され，疾患ごとの詳細な解析が必要であると考えられる。このように，ALSをはじめ多くの神経変性疾患において，末梢の免疫細胞が前述のグリア細胞の活性変化や病的変化に関与している可能性があることから，グリア-末梢免疫組織連関に着目した神経変性疾患の病態解明および新規治療法の開発が今後期待される。

## おわりに

ALSモデルマウス研究によって提唱された「非細胞自律性」の神経変性という概念は，他の神経変性疾患モデルにおいても次々と明らかにされており，神経変性疾患の病態解明に新たな視点を提供している。また，その担当細胞はグリア細胞のみならず，末梢の免疫細胞にまで広がりを見せており，神経組織のみならず神経外組織である免疫組織を含んだ病態の理解が今後必要であると考えられる。著者らの研究室においてもグリア-末梢免疫組織の連関に着目し，新たな視点に立脚したALSの病態解明および新規治療法の開発をめざして研究に励んでいる。

### 用語解説

1. **変異SOD1マウス**：ALS変異を有するヒト*SOD1*遺伝子を全身に過剰発現するトランスジェニックマウスは，脊髄前角の運動神経が選択的に変性することにより筋麻痺を生じ，グリア細胞の活性化も含めてALSの病態をよく再現するモデルとして研究に用いられている。最もよく用いられているものは93番アミノ酸がグリシンからアラニンへ変異している遺伝子を発現するSOD1$^{G93A}$マウスであり，その生存期間は約5ヵ月である。
2. **SOD1（Cu/Zn superoxide dismutase）**：SOD1は153アミノ酸からなるタンパク質で，正常では二量体を形成し，スーパーオキシドを過酸化水素に変換する反応を触媒する酵素として知られる。1993年に優性遺伝性ALSの原因遺伝子として初めて同定された。患者由来のSOD1変異のほとんどは1アミノ酸置換をきたす点変異であるが，一部はタンパク質の一部を欠くフレームシフト変異の報告もある。酵素活性の有無はALSの発症には無関係であり，変異SOD1タンパク質がもたらす毒性により神経変性をきたすと考えられている。

### 参考文献

1) Boillee S, Yamanaka K, et al : Science 312, 1389-1392, 2006.
2) Yamanaka K, Chun SJ, et al : Nat Neurosci 11, 251-253, 2008.
3) Kang SH, Li Y, et al : Nat Neurosci 16, 571-579, 2013.
4) Haidet-Phillips AM, Hester ME, et al : Nat Biotechnol 29, 824-828, 2011.
5) Lasiene J, Yamanaka K : Neurol Res Int 2011, 718987, 2011.
6) Ilieva H, Polymenidou M, et al : J Cell Biol 187, 761-772, 2009.
7) Beers DR, Henkel JS, et al : Proc Natl Acad Sci USA 105, 15558-15563, 2008.
8) Chiu IM, Chen A, et al : Proc Natl Acad Sci USA 105, 17913-17918, 2008.
9) Henkel JS, Beers DR, et al : EMBO Mol Med 5, 64-79, 2013.
10) Butovsky O, Siddiqui S, et al : J Clin Invest 122, 3063-3087, 2012.
11) Rodrigues MC, Sanberg PR, et al : J Neuroimmunol 269, 1-8, 2014.
12) Tahara K, Kim HD, et al : Brain 129, 3006-3019, 2006.
13) Richard KL, Filali M, et al : J Neurosci 28, 5784-5793, 2008.
14) Naert G, Rivest S : Mol Med 18, 297-313, 2012.
15) Michaud JP, Bellavance MA, et al : Cell Rep 5, 646-653, 2013.
16) Brochard V, Combadiere B, et al : J Clin Invest 119, 182-192, 2009.
17) Tada S, Okuno T, et al : J Neuroinflammation 8, 19, 2011.
18) Beers DR, Henkel JS, et al : Brain 134, 1293-1314, 2011.
19) Naor S, Keren Z, et al : J Neurol 256, 1228-1235, 2009.
20) Kang J, Rivest S : J Cell Biol 179, 1219-1230, 2007.
21) Komine O, Fujimori-Tonou N, et al : Neuroscience 2012 Abstracts. Program No. 242.11, Society for Neuroscience, New Orleans, 2012. Online.

**参考ホームページ**
・名古屋大学環境医学研究所病態神経科学分野
　http://www.riem.nagoya-u.ac.jp/4/mnd/

**小峯　起**
2001年　東京理科大学理工学部応用生物科学科卒業
2003年　同大学院生命科学研究科修士課程修了
2007年　東京医科歯科大学大学院医歯学総合研究科博士課程修了（医学博士）
　　　　同大学院21世紀COEプログラム特別研究員
2008年　同難治疾患研究所分子神経科学分野助教
2012年　理化学研究所脳科学総合研究センター運動ニューロン変性研究チーム研究員
2013年　名古屋大学環境医学研究所病態神経科学分野助教

第2章　神経・非神経細胞ネットワークと脳内環境

# 2．損傷運動神経再生におけるグリア・神経間応答の形態と分子基盤

木山博資

　軸索損傷を受けた運動ニューロンは再生する場合と徐々に細胞死に至る場合がある。その運命を決定する分子メカニズムが明らかになってきた。損傷時に運動ニューロン内では，細胞死を促進する遺伝子と生存を促進する遺伝子の両者が多数発現し，どちらの機能的総和が勝るかで運命は決定する。また，このような遺伝子応答は神経細胞自律的なものもあるが，多くは周辺のグリア細胞の影響による神経細胞非自律的な応答が鍵をにぎる。神経細胞を取り巻くグリア細胞が形成する神経外環境の制御が外傷や変性疾患の治療につながると考えられる。

## はじめに

　末梢神経系は再生しうるが中枢神経系は再生しにくいことをカハールが約100年前に記載して以来，神経再生においては末梢神経と中枢神経は逆の性質をもつように考えられてきた。また，この違いを解明すべく多くの研究がなされ，中枢神経損傷時に発現する分子群と末梢神経損傷時に発現する分子群には違いがあり，この遺伝子発現を操作することによって，損傷中枢神経系を再生させうることが示された。神経傷害時には神経細胞内の分子発現や分子構成に大きな変化がみられる。同時に，神経細胞を取り巻き神経外の環境を形成するグリア細胞での分子発現や形態変化が顕著にみられる（図❶）。興味深いことに，中枢神経系の再生を阻害する分子群は周辺のグリア細胞が産生分泌する場合が多い。一方，末梢神経の損傷時にはグリア細胞からは再生を促進する分子が分泌される。このことから，軸索損傷後の神経細胞の生死を決め軸索再生の成否を決定するのは，神経細胞のおかれた環境に起因すると考えられる。すなわち，神経細胞自身ではなく，それらを取り巻く周辺の非神経細胞が作る環境が，末梢ではより再生しやすい環境に，中枢では再生しにくい環境にしていると考えられる。では，末梢の再生しやすい環境とは何か。実は再生という一連の現象の過程で生じている分子メカニズムをわれわれは十分に理解したとはいまだ言いがたい。一般に再生すると考えられている末梢神経でも，再生は必ずみられる現象ではない。むしろ，多数の条件がそろって初めて再生する[1,2]。本稿では，運動ニューロンに焦点を当て，運動ニューロン再生過程の概要を紹介し，その分子メカニズムや神経外環境を形成するグリア細胞の動態と機能について紹介する。

## I．損傷運動ニューロンの生死に関わる遺伝子発現

　軸索損傷を受けた運動ニューロンは再生すると考えられているが，運動ニューロンも損傷の時期

key words
軸索損傷，ミクログリア，シュワン細胞，運動ニューロン，線維芽細胞，マクロファージ，軸索再生

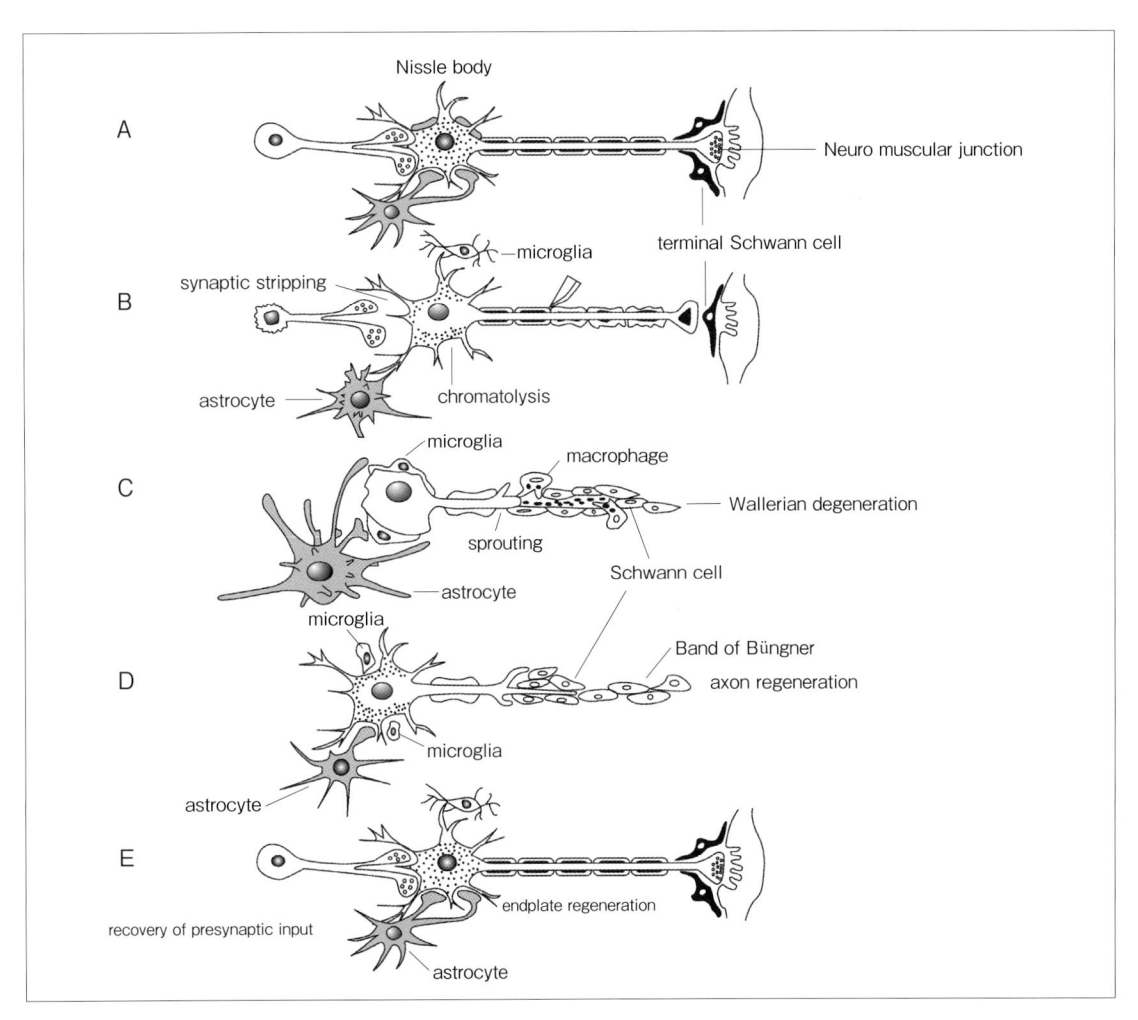

**図❶　損傷運動ニューロンの再生過程**

や状態により死に至る。例えば齧歯類では，生後2週間までの幼弱な時期に末梢で神経損傷が起こると運動ニューロンは変性する。また，成熟ラット運動ニューロンは損傷に対して強い耐性を有しているが，C57BL/6Jなど一部の系統のマウスでは損傷に対して比較的脆弱である[3)4)]。さらに，引き抜き損傷のように損傷部位が細胞体近くの場合も細胞死に至る。このように，発生の時期，マウスの系統，損傷条件などにより，運動ニューロンも損傷に対しては脆弱な一面を見せる。この損傷に対する耐性と脆弱性が何によって決まるのか。損傷運動ニューロンの中でみられる遺伝子発現応答の観点から眺めてみる。

幼弱な時期（ラットでは生後2週間程度まで）と成熟期（生後2週以降）のラットの運動神経に同様の損傷を与えた場合，幼若な時期の損傷は細胞死を引き起こす。傷害の時期が早ければ早いほど運動ニューロンはより多く細胞死に至る。一方，生後2週以降では神経損傷により運動ニューロンの細胞死はほとんどみられなくなる。このような運動ニューロンの運命の違いの原因となる分子機序を明らかにするため，成熟ラットの損傷運動ニューロンで発現する遺伝子をトランスクリプトーム解析などで抽出し，それらの遺伝子が幼若な時期の同様の運動ニューロン損傷に対し同様に応答するか見てみると，一部の遺伝子は成熟動物では発現上昇するが，幼弱な時期には発現が逆に抑制される。これらの遺伝子発現をウイルスベクタ

ーなどにより補うと細胞死は抑制できる[5)6)]。また成熟マウス，特にC57BL/6Jの系統では，一部の遺伝子応答が生じない。逆に細胞死を促進する分子の発現が新たにみられる[3)4)]。このように，同じ神経損傷に対して異なる運命を呈する実験系と各種のオーム解析を併用することにより，神経損傷後再生や死に至る過程で，運動ニューロンの運命に関わる分子が同定された。これらの分子を眺めてみると，細胞死を促進させる機能を有するものと，逆に細胞死を防御する機能を有するものの両者がみられる。すなわち，運動ニューロンが軸索損傷を受けると，神経細胞の中では生と死を運命づける分子群の発現が同時に起こり，生死をめぐってこれらの分子のせめぎ合いが繰り広げられていることが見えてくる（**図❷**）。

さらに，これらの分子発現による生死のせめぎ合いは，単一のメカニズムによるのではなく，複数のメカニズムが同時に進行している。例えば，細胞死を誘導するシグナルとして，p53の活性化，グルタミン酸毒性の亢進，活性酸素などのラジカルの発生，酸化ストレスの亢進，小胞体ストレスの亢進など様々な細胞死促進シグナルが発生する。これらに対しては，p53の下流やcaspase-3に至る細胞死シグナルの抑制機構，グルタミン酸毒性除去のための仕組み，活性酸素の除去系，酸化タンパクの還元的修復，プロテアソームやオートファジーなどの系の活性化によるタンパク分解系・除去機構の活性化などの生存へ向けた応答が並行して生じる。これらの細胞死シグナルの総和と生存シグナルの総和のどちらが全体として勝るかにより，生死のバランスが細胞死に傾くのか生存に傾くのかが決定される（**図❷**）。例えば，多数の細胞死シグナルのうちp53をノックアウトすると，細胞死に至る運命の運動ニューロンをレスキューすることができる[4)]。また，幼弱な運動ニューロンでは栄養因子GDNFの受容体のリガンド認識鎖GFRα1の発現が損傷により抑制され，成熟動物ではその発現が逆に促進される。そこで，幼弱動物の運動ニューロンにウイルスベクターを用いてGFRα1を過剰発現させると，下流でAktの活性化が起こり，細胞死を抑制することができる[5)6)]。さらに，グルタミン酸毒性を低下させるためのグルタミン酸トランスポーターの過剰発現も細胞死を抑制しうる[4)]。このように，数多くのシグナルにより均衡している生死のバランスは，一部の分子の発現を変化させるだけで，生存へ向け

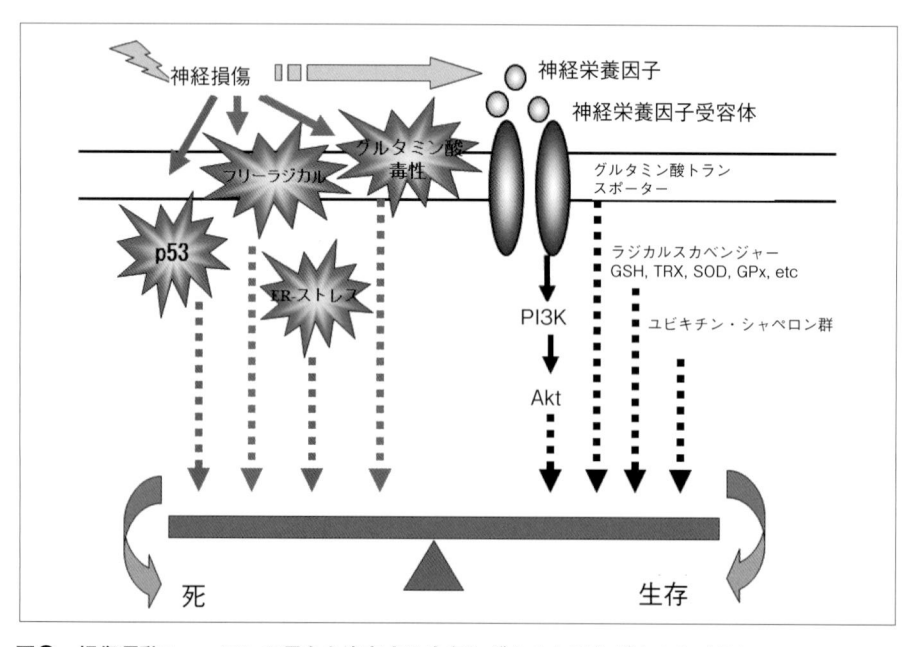

**図❷　損傷運動ニューロンの運命を決定する生存シグナルと死シグナルのバランス**

制御できる。このことは，運動ニューロンの損傷や変性時における治療のための標的分子は多様であり，治療標的の選択範囲は広いことを示唆する[7]。

## II．軸索再生に必要な分子メカニズム

損傷運動ニューロンの生死に関わる遺伝子発現からわずかに遅れて，軸索を伸展し回路を修復するための分子発現がみられるようになる。軸索の伸展には，軸索伸展のための足場の確保，さらに成長円錐の運動性の確保，細胞体からの補給ラインの確保などの条件が必須である（図❶C，D）。軸索が再生する時の足場はシュワン細胞の基底膜である。神経損傷部位で増殖移動するシュワン細胞の基底膜を足場に多数の軸索枝が伸長してゆく。ここで，シュワン細胞の増殖とその適切な位置への移動には，損傷軸索からのシグナルや周囲の線維芽細胞からのシグナルが不可欠である[8)9)]。一方，再生軸索端では軸索を伸ばすために成長円錐の活発な動きがみられる。ラッフリングやマイクロスパイクの形成などアクチン線維のダイナミックな形態変化が活発に生じる。このため，Rac, TC10, Cdc42, RhoなどのRhoファミリー分子群の発現が亢進し[10]，さらにprofilin, cofilin, gelsolinも共役し，アクチン線維の形態をダイナミックに刻々変化させる。軸索の伸展に伴い，微小管の重合や脱重合も活発になる。微小管の重合と脱重合にそれぞれ関与するCRMP-2, SCG10, Stathminなども軸索再生時に発現亢進する[11)12)]。これらの分子の多くはリン酸化により機能が抑制されるため，局所的なリン酸化制御により重合と脱重合を繰り返しながら，全体として重合が進み微小管の安定化を伴って軸索が伸展してゆくと考えられる。微小管の漸次伸長は後述の軸索輸送維持のためにも不可欠である。もう1つの線維である中間径線維の動態も興味深い。通常，運動ニューロンのような有髄神経の軸索内中間径線維はニューロフィラメントが主体となる。一方，無髄の軸索内中間径線維にはperipherinが構成分子として加わる。神経損傷後の軸索再生の過程では，再生過程の無髄の時期にはニューロフィラメントの発現が抑制され，代わりにperipherinの発現が増加する[13]。神経軸索再生の過程での中間径線維構成分子のスイッチングは髄鞘形成と何らかの関連があると予想される。

運動ニューロンの特徴は極めて長い軸索を有することであり，再生の過程では多くの分子やオルガネラを再生端へ活発に輸送することが要求される。特に膜の材料や細胞骨格分子，ATP確保のためのミトコンドリアなどが再生端へ運ばれる必要がある。活発な軸索流の確保のために，キネシンやダイニンなどモーター分子群の発現量が増加する[14]。また，ミトコンドリアや小胞などのカーゴを輸送するためのカーゴアダプター分子群の発現維持も重要である。一部の神経変性疾患では，カーゴアダプターに当たる分子の機能不全により神経変性が生じると考えられているが，軸索再生においても，分子やオルガネラの軸索先端への補給に必要なマシナリー分子は不可欠な分子群である。

## III．損傷運動ニューロンの環境を制御する非神経細胞の動態

損傷運動ニューロンが再生する過程で神経細胞内にみられる遺伝子応答の一部は周辺のグリア細胞などにより影響を受ける。すなわち神経細胞自律的な分子発現と神経細胞非自律的な分子発現がある。

運動ニューロンの細胞体は脳幹の運動神経核や脊髄の前角など中枢に存在する。通常，細胞体は多数のaxo-somaticなシナプスとアストロサイトの薄い突起で覆われる（図❶A）。この時，ミクログリアと運動ニューロンの接着はほとんどみられない。末梢の軸索に損傷が生じると，細胞体に接着するシナプスは速やかに退縮し，代わって活性化したミクログリアが1つの神経細胞体に多数接着する（図❶B，C）。これにより，損傷運動ニューロンの細胞体を取り巻く環境は一変する。通常ミクログリアは一定の間隔で脳内に存在し，細い突起を緩やかに伸長・退縮を繰り返しながら周辺領域に異常がないか探索している。運動ニューロンの軸索に何らかの障害が生じると細胞体か

ら何らかのシグナルが周辺のグリアに向け発信される。それを受けたミクログリアは突起を短く太くし，細胞体は扁平に変化し，損傷ニューロンの細胞体へ向け移動し接着する。この時シナプスはミクログリアの接触に応答して縮退するようにみえる。活性型ミクログリアは貪食能を有する場合があるが，この場合の活性型ミクログリアは細胞体に接着するが貪食はしない。ミクログリアの細胞体への接着はラットの場合数週間ほどみられるが，1週間を過ぎたあたりから極めて薄いアストロサイトの突起が再びミクログリアと神経細胞の間に部分的にみられるようになる。ちょうどアストロサイトのマーカーである中間径フィラメントGFAPの染色性が，損傷神経の起始核で強くなりはじめる頃に一致する。この時点でも細胞体に再生シナプスはみられず，運動ニューロン細胞体はミクログリアとアストロサイトの突起が形成する環境下におかれ，細胞体への入力は遮断された状態にある。軸索再生が進行し約3週間から1ヵ月ほどすると，ミクログリアは細胞体から離脱し通常のramified型に戻ると考えられる。同時に運動ニューロン細胞体にシナプスが再形成され，シナプスとアストロサイトにより形成される元の神経細胞外環境に戻る（図❶ D, E）。一方，軸索損傷により神経細胞が死に至る場合は，損傷が著しくなった時点で神経細胞に貪食型のミクログリアが多数集積し，神経細胞の残骸を跡形もなく活発に貪食する。神経が再生する場合の一時的なミクログリアの接着は何を意味するのであろうか。神経損傷後，ミクログリアに一部のケモカイン受容体（CCR5やCX3CR1）が発現し，一方，損傷神経細胞にはそれらのリガンドが発現すること，またこれらのシグナルはミクログリアの炎症性サイトカインやNOSの発現を抑制することから，ミクログリアの神経細胞に対する毒性を低下させているのではないかと考えられている[15]。

上述のようなグリアの応答が中枢でみられる時に，末梢ではシュワン細胞，マクロファージ，線維芽細胞などの細胞が再生に向けて活発に活動する（図❸）。運動ニューロンの軸索に損傷が生じると，損傷遠位部の軸索はWallerian変性し，髄鞘は分断化（ovoid化）・変性する。このとき変性髄鞘を適切に取り除き処理することが再生のために不可欠な初期応答であり，シュワン細胞と末梢から侵入するマクロファージがこれに当たる。シュワン細胞は形成していた髄鞘を自ら変性させ，脂質に変えて髄鞘再形成に再利用する。一方，シュワン細胞から分泌されるMCP-1やReg Ⅲγによ

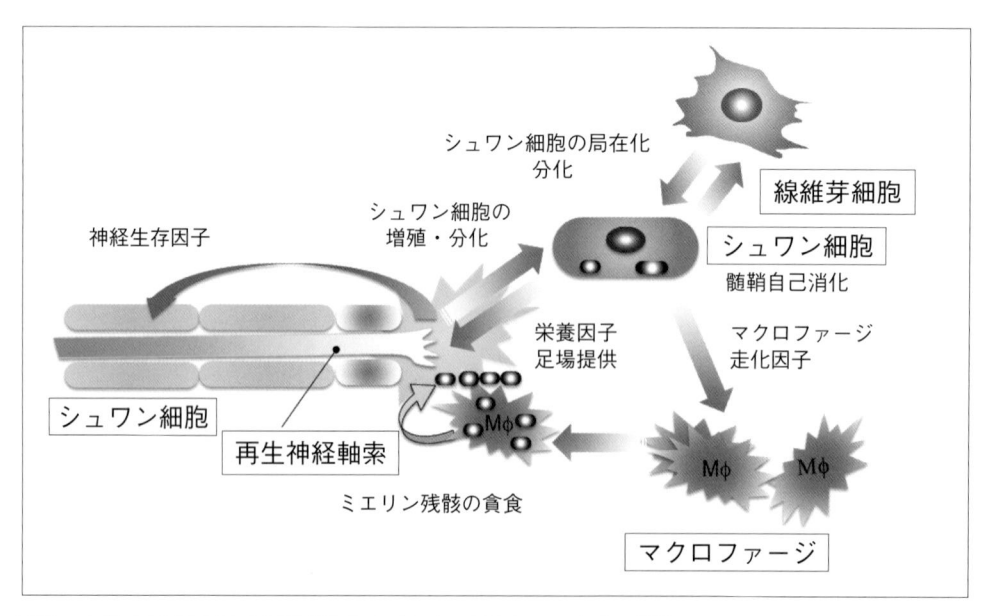

図❸ 末梢での再生軸索と周辺細胞とのインターラクションとその機能

り誘導されたマクロファージは変性髄鞘を貪食し取り除くことにより，新たな神経再生の環境を整える[16]。発生と再生の大きな違いはこのステップにあり，損傷構造を一端取り除き新たな回路を構築する必要がある。このため，最初に損傷部位の残骸の除去が重要なステップとなる。シュワン細胞は基底膜のチューブを作り，それらが連続して再生軸索伸展のための足場（bands of Büngner）となる。このため，再生神経先端部ではシュワン細胞の増殖や移動が活発に生じる。このとき，線維芽細胞はシュワン細胞の局在を制御し軸索伸展の連続的な足場形成に役立っている。線維芽細胞は増殖移動したシュワン細胞と接触すると，EphB（シュワン細胞）とephrin-B（線維芽細胞）を介したシグナルを受け渡しする。このシグナルはシュワン細胞にN-cadherinを発現させ，この接着分子を介してシュワン細胞同士は連結する。これにより，増殖したシュワン細胞が散在せず局在化し，軸索が伸展する道筋（bands of Büngner）が出来上がる[9]。このようにして未分化なシュワン細胞とともに再生神経は標的の骨格筋に導かれる。

標的骨格筋に辿りついた再生軸索は神経筋接合部を再び形成する。神経損傷後，遠位側の軸索はいったん変性するため神経筋接合部ではプレシナプスの構造は消失する。しかし，ターミナルシュワン細胞と呼ばれる髄鞘をもたないシュワン細胞が神経筋接合部に残り，ポストの構造を覆った状態が維持される。筋側でのアセチルコリン受容体はプレの軸索が消失した後も数週間は発現が維持されている（図❶B）[17]。損傷舌下神経再生の場合には，極めて細い再生軸索がターミナルシュワン細胞とポストシナプス構造の間に損傷後3週以降に現れ徐々に太くなる。再生した軸索終末にはミトコンドリアや小胞がみられるようになり，損傷前の神経筋接合部の構造が再形成される。

## おわりに

運動神経が損傷を受けた時に，神経自身や周辺のグリア細胞にみられる応答や，周辺グリア細胞が形成する環境について概説したが，神経細胞外環境を形成するグリアの役割は極めて大きく，周囲の環境次第で損傷運動ニューロンの運命が決まる。また，神経細胞と周辺の細胞とのインタラクションには極めて多くの分子が決まったタイミングで発現することが要求されており，神経再生のバイオロジーともいえる世界がそこには存在する。これらの分子機序を理解することにより，損傷神経の再生治療のみならず神経変性疾患の予防などにおいて，異なった切り口の治療の開発に有用な情報を提供すると考えられる。

## 参考文献

1) 木山博資：細胞工学 24, 1200-1205, 2005.
2) 木山博資：脳 21 11, 117-124, 2008.
3) Kiryu-Seo S, Hirayama T, et al : J Neurosci 25, 1442-1447, 2005.
4) Kiryu-Seo S, Gamo K, et al : EMBO J 25, 3411-3421, 2006.
5) Honma M, Namikawa K, et al : J Neurochem 82, 961-976, 2002.
6) Namikawa K, Honma M, et al : J Neurosci 20, 2875-2886, 2000.
7) 木山博資：日本精神神経薬理学会誌 33, 11-16, 2013.
8) Livesey FJ, O'Brien JA, et al : Nature 390, 614-618, 1997.
9) Parrinello S, Napoli I, et al : Cell 143, 145-155, 2010.
10) Tanabe K, Tachibana T, et al : J Neurosci 20, 4138-4144, 2000.
11) Iwata T, Namikawa K, et al : Mol Brain Res 102, 105-109, 2002.
12) Suzuki Y, Nakagomi S, et al : J Neurochem 86, 1042-1050, 2003.
13) Konishi H, Namikawa K, et al : J Biol Chem 282, 23491-23499, 2007.
14) Su QN, Namikawa K, et al : Eur J Neurosci 9, 1542-1547, 1997.
15) Gamo K, Kiryu-Seo S, et al : J Neurosci 28, 11980-11988, 2008.
16) Namikawa K, Okamoto T, et al : J Neurosci 26, 7460-7467, 2006.
17) Maeda M, Ohba N, et al : Neurosci Res 48, 305-314, 2004.

**木山博資**
1986年　大阪大学医学部助手（神経解剖学）
1991年　同助教授（第二解剖・神経解剖）
1997年　旭川医科大学医学部教授（第一解剖）
2001年　大阪市立大学大学院医学研究科教授（第一解剖）
2011年　名古屋大学大学院医学系研究科教授（機能組織学・第二解剖）

第2章 神経・非神経細胞ネットワークと脳内環境

# 3. オプチニューリン遺伝子異常による脳内環境変化と神経変性の関わりの解明

大澤亮介・川上秀史

運動ニューロンが脱落していく筋萎縮性側索硬化症（ALS）は家族性、弧発性の両方が認められる疾患である。著者らのグループは家族性ALSの患者においてオプチニューリン遺伝子に変異が認められることを突き止め、弧発性患者においてもオプチニューリン遺伝子に異常があることを明らかにした。これまでに多くのALSの原因遺伝子が同定されているが、ALS発症のメカニズムはいまだに不明の点が多い。当研究グループではオプチニューリンの生理学的機能に注目して研究を進めている。

## はじめに

筋萎縮性側索硬化症（ALS）[用解1]は家族性もしくは弧発性に起こる運動神経が脱落していく進行性の神経変性疾患であり、現在のところ有効な治療法は確立されていない。近年多くの原因遺伝子が同定されつつあるが、その発症機序は不明であり、どのような仕組みで疾患が誘起されるのかを明らかにすることは治療法の確立のために重要である。当研究グループではALSの原因遺伝子を同定するため、血族婚の家系由来のALS患者のゲノムDNAを用いて、最少3患者より原因遺伝子の遺伝子座を決定することが可能な手法であるhomozygosity mapping[1]を行い、異なる家系間で共通する領域を決定し、ナンセンスおよびミスセンス変異が以前より緑内障の原因遺伝子として知られていたオプチニューリン（Optineurin）遺伝子に認められることを明らかにした。

## I. ALS原因遺伝子としてのオプチニューリン

### 1. オプチニューリンの同定

われわれの研究グループは6人の血族婚のALS患者のサンプルよりhomozygosity mapping手法を用いて、第10染色体上に4患者に共通する領域を見出した[2]。共通領域に存在する17遺伝子の配列を決定すると、オプチニューリン遺伝子の第5エクソンの欠損を2人の患者（兄弟）に認めた。また、もう1患者においてミスセンス変異（Q398X）を認めた。さらに解析を10例の血族婚由来の患者、76例の家族性ALS患者、597例の弧発性ALS患者のゲノムに対して行ったところ、4例のE478G変異を2家族から、またQ398X変異を弧発性患者より1例同定した。オプチニューリンは緑内障の原因遺伝子としてすでに報告されていたが、ALS患者で同定されたこれらの変異は緑内障患者で確認されている変異（E50K）[3]とは異なっていた。

---

**key words**

筋萎縮性側索硬化症（ALS）, オプチニューリン, 運動ニューロン, homozygosity mapping, 封入体, TDP-43, NF-κB, オートファジー, SOD1

第5エクソンの欠損およびQ398X変異は劣性遺伝であるが，E478Gは優性遺伝であった。

## 2. オプチニューリン変異によるALSの病理学的所見

弧発性のALSの患者の脊髄検体の組織切片では前角の運動ニューロンの細胞質および神経突起に，強い抗オプチニューリン抗体反応性が認められる（図❶B）。また，弧発性・家族性のALS患者の両検体において，運動ニューロンの細胞質内の封入体が抗オプチニューリン抗体で顕著に染色される[2]。一方，健常者の検体では前角の運動ニューロンは細胞質が弱い抗オプチニューリン抗体反応性を示す（図❶A）だけで，運動神経の脱落にオプチニューリンのタンパク質の分解が関わっていることが示唆される。ALSを含む多数の神経変性疾患で認められる封入体はタンパク分解経路の構成因子であるユビキチン陽性であることが多いが，上述の運動ニューロン細胞質内の封入体もまた抗ユビキチン抗体に染色され，その染色パターンはオプチニューリンの抗体反応性と忠実に一致する（図❶C, D）。また，弧発性のALS患者の検体でTDP-43陽性の封入体もまた抗オプチニューリン抗体で染色され（図❶E, F），SOD1変異によるALS患者の検体でも同様に抗オプチニューリン抗体で染色される（図❶G, H）。一般的にALS患者に認められる封入体はTDP-43陽性もしくはSOD1陽性のいずれかで，両方の抗体に反応性を示さないが，オプチニューリンはどちらのタイプの封入体にも抗体反応性を示すことから，オプチニューリンは封入体の一般的なマーカーであると考えられ，また封入体が形成される経路の共通のメカニズムの鍵を握っていると考えられる。

一方，オプチニューリンE478G変異によるALS患者の検体では，残存している運動ニューロンの細胞質および神経突起が抗オプチニューリン抗体に強く反応するだけでなく，細胞質内に認められるエオシン好性の封入体がさらにはっきりと抗オプチニューリン抗体に反応性を示すが，弧発性ALSとは異なり，p62, TDP-43陽性のskein-like（糸くず様）封入体は抗オプチニューリン抗体反応性を示さない（図❷）[4]。

優性変異であるヘテロ接合でE478G変異をもつ患者の発症は比較的遅く（55.0±6.7歳），また進行も遅い（7.6±5.5年以上）のに対し，ホモ接合の機能喪失変異をもつ患者の場合は発症

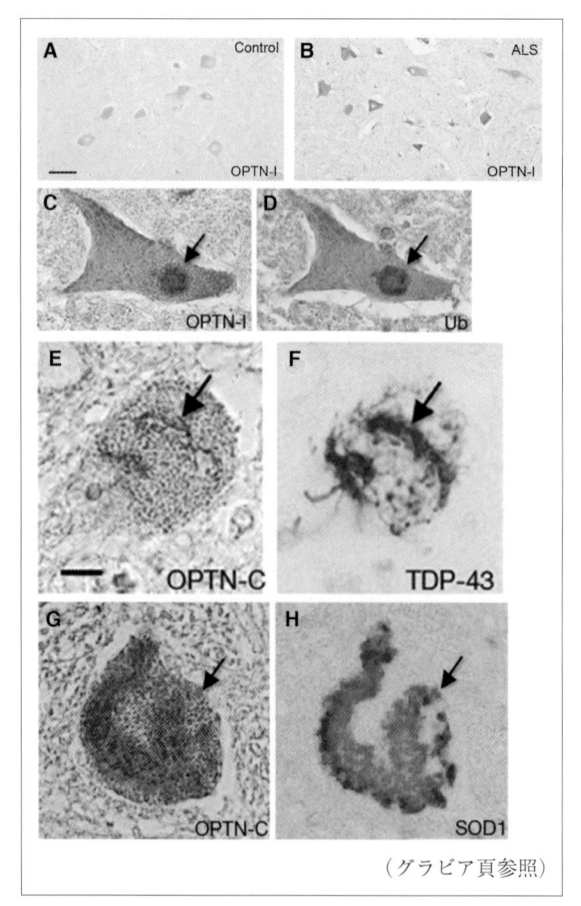

**図❶** ALS患者検体の封入体の抗体反応性（文献2より改変）

A,B. 脊髄前角の運動ニューロンの抗オプチニューリン抗体による免疫染色。A：健常者，B：弧発性ALS患者
C,D. 弧発性ALSの運動ニューロンに認められる封入体の抗オプチニューリン抗体（C），抗ユビキチン抗体（D）による免疫染色
E,F. 弧発性ALS患者のskein-likeな封入体の抗オプチニューリン抗体（E），抗TDP-43抗体（F）による免疫染色
G,H. SOD1変異によるALS患者の封入体の抗オプチニューリン抗体（G），抗SOD1抗体（H）による免疫染色

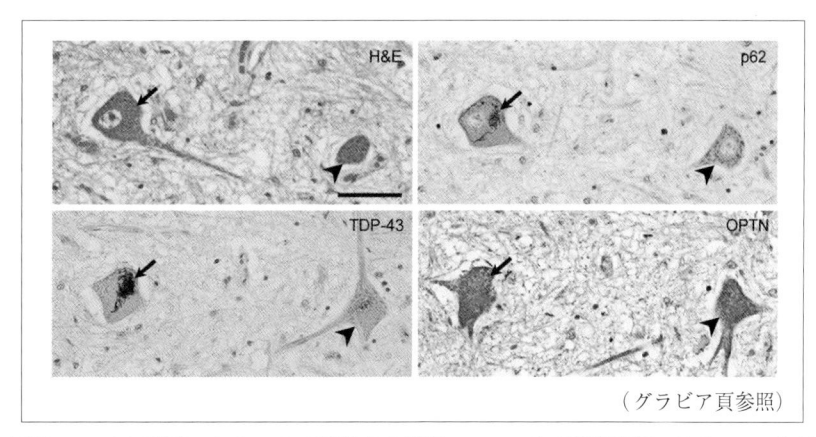

図❷　E478G変異によるALSの脊髄前角運動ニューロンの連続切片（文献4より改変）
skein-likeな封入体（矢印）はp62, TDP-43陽性だが，オプチニューリン陰性である。
（グラビア頁参照）

（41.3±8.5歳）も進行も早い（4.0±3.6年）ことから，発症の機序の一部が異なることが予想され，さらなる研究が必要である。

### 3. 遺伝的要因

ALSの原因遺伝子の変異の患者に占める割合は民族間でも差が認められ，例えばc9orf72のGGGGCC繰り返し配列が数百回起きている変異はフィンランドでは大半を占め，家族性の46％，弧発性の21.1％を占めるが[5]，日本におけるc9orf72変異の患者中に占める割合はほとんどない。われわれの研究グループがオプチニューリン遺伝子変異を白人が主要なALS検体群においてスクリーニングした結果では有意な変異を認めることができなかったが[6]，最近までに白人においてもいくつかのオプチニューリン変異が報告されている[7)8]。

## II．オプチニューリンの機能

### 1. オプチニューリンの構造

オプチニューリンはヒトでは577アミノ酸からなり，脊椎動物で高度に保存されているタンパク質である。ヒト第10染色体上に存在し，16エクソンからなるゲノム構造を有している。元々は2000年にtranscription factor III Aに結合するタンパク質としてyeast two-hybrid法で同定されたことより，TF III A-intPと命名された[9]。他に，FIP2, NRP（NEMO-related protein），HYPLの別名がある。

coiled-coilドメイン，leucine-zipperをもち，C末端側にNEMOと相同性の高いユビキチン結合ドメインを有する[10]。さらにC末端にはzinc-fingerドメインをもつ。オプチニューリンは細胞内でユビキチン化，リン酸化されており[11)12]，後述するようにリン酸化はオートファジー[用解2]の誘導の際や細胞分裂の際に起きる。オプチニューリンは細胞内では6量体を形成しているとの報告がある[12]。複数の機能的ドメインを有することから多機能タンパク質であることが予想され，最近の研究でそれらが明らかにされつつある。

### 2. オプチニューリンの細胞内局在と細胞内輸送

オプチニューリンは，細胞内輸送に関わることが明らかにされつつある。細胞内輸送のモータータンパク質であるミオシンVIと結合し，核の近傍から，ゴルジ体，形質膜に融合する分泌小胞に共局在し，分泌経路に機能していると考えられる[13]。また，小胞輸送の重要な因子であるGTPaseのRab8とHuntingtinとも結合している[14]。

オプチニューリンを細胞内でsiRNAによりノックダウンさせると，ALSの患者検体の脊髄前角の残存している運動ニューロンにも顕著に認められるゴルジ体の断片化を引き起こすことから[13]，ゴルジ体の機能に関わっており，ニューロンの生存に寄与している可能性が考えられる。また，細胞死を誘導する$H_2O_2$投与刺激ではGTPaseのRab8

依存的にゴルジ体から核へと移行することが知られている[15]。また，ミオシンVIと結合して分泌小胞に移動するが，ゴルジ体から離れていく分泌小胞の数はオプチニューリンのノックダウンによっては影響を受けない。しかし，小胞が形質膜に融合する数が減少することから，小胞の細胞膜への輸送に働いていることが明らかにされている[16]。また，細胞分裂の際にオプチニューリンがPolo-like kinaseにより177番目のセリン残基にリン酸化を受けてRab8と解離して核内へと移行するという研究報告もある[17]。

### 3. オートファジー

最近の研究で，細胞が自己の細胞内小器官やタンパク質を再利用する仕組みであるオートファジーの機能異常と神経変性疾患との間に密接な関係があることが明らかにされてきた。一方，2011年にDikicらにより，オプチニューリンがサルモネラ菌を貪食する際に177番目のセリン残基をTBK1にリン酸化されてオートファジーの受容体として機能することが明らかにされた[18]。また，神経系の細胞でオプチニューリンを強制発現させるとLC3-IIの発現量が増加することからオートファジーが亢進する一方，ユビキチンプロテアソーム分解経路は活性が低下することが示されている[11]。

また，ヒト培養細胞の系においてオプチニューリンが変異型SOD1やハンチンチンの強制発現により形成される凝集体（protein aggregate）にC末端のcoiled-coilドメインを介して結合することが示されており，またオプチニューリンのノックダウンでは凝集体が増加することから，凝集体の消失に働いているものと考えられる[19]。しかしながら興味深いことに，ALS患者に認められる変異であるE478G変異型オプチニューリンを，オプチニューリンをノックダウンさせた細胞に強制発現させると，野生型と同様に凝集体を減少させる活性を示すことから，E478G変異が神経変性へと結びつくメカニズムと培養細胞系における凝集体の形成・消失は直接のつながりがないのかもしれない[19]。後述するようにオプチニューリンタンパクのC末端領域はユビキチン結合能を有するが，E478G変異型オプチニューリンはこのユビキチン結合能を失っている。オプチニューリンのユビキチン結合能，タンパク質分解経路およびオートファジーとの機能関連の解明は今後の重要な課題である。

### 4. NF-κB

オプチニューリンはNF-κBの活性化の抑制にも関与していることが明らかにされている。オプチニューリンは構造の類似したユビキチン結合タンパク質であるNEMOと競合してポリユビキチン化されたRIPと結合することにより，TNFα投与によるNF-κBの活性化を阻害する[20]。一方，TNFαの投与によりNF-κBが活性化され，それによりオプチニューリンの発現が誘導されるとの報告もあり[21]，オプチニューリンの発現は自己調節を介して精密に制御されていると考えられる。

また，このTNFα投与時に起こるNF-κBの活性化のオプチニューリンによる抑制は，野生型オプチニューリンでは起こるものの，ALS患者に認められるQ398X変異，E478G変異オプチニューリンではこの抑制は起こらないことから[2]，ALS発症とNF-κBシグナリングに強い関わりがある可能性がある。興味深いことに，緑内障患者に認められるE50K変異オプチニューリンはNF-κBの活性化の抑制化能は失われていない[2]。オプチニューリンをノックダウンした細胞では細胞死が誘導されるが，この細胞死がNF-κBを介して起こされることも明らかになっており[22]，NF-κBのシグナル経路とオプチニューリンの関係について分子機序を明らかにすることがALSの発症を理解するうえで重要であると考えられる。

### 5. オプチニューリンは自然免疫応答においてウイルス感染により誘導されるIFNβの発現に関与している

オプチニューリンを強制発現させると，IFNβの発現を制御する転写因子IRF3（interferon regulatory factor-3）の活性化を阻害する[23]。オプチニューリンは刺激非依存的にTBK1と結合する。LPS刺激もしくは二重鎖RNAによってTBK1が活性化されるが，この際TBK1の活性化にはオプチニューリンのユビキチン鎖への結合能が必要で

あることが明らかにされている[24]。オプチニューリンのC末端領域は63番目のリジン残基を介したポリユビキチン鎖（K63ポリユビキチン鎖）および直鎖状ポリユビキチン鎖に結合するが，48番目のリジン残基を介したポリユビキチン鎖には結合しない。ALS患者に認められる変異E478GはK63ポリユビキチン鎖，直鎖状ポリユビキチン鎖に結合しない[24]。近年，神経組織内のアストロサイトおよびミクログリアの異常な活性化とALSの発症との関連が指摘されていることから，オプチニューリンのグリア細胞での機能についても解明が待たれる。

## おわりに

オプチニューリンは多機能を有するタンパク質であり，ALSの発症のメカニズムの普遍的な経路に関わっていることが考えられる。今後，オプチニューリンがどのような機能を果たしているのかを明らかにすることは，ALSの治療法の確立のためにも重要であると考えている。

---

**用語解説**

1. **筋萎縮性側索硬化症（amyotrophic lateral sclerosis : ALS）**：遺伝的要因によって起こる家族性ALSが患者の10％を占め，残りの90％は家族歴のない弧発性である。これまでに原因遺伝子としては*SOD1*，*TDP-43*，*FUS*，*SQSTM/p62*などが同定されているが，これらの遺伝子異常とALSの発症機序がどのように結びついているのかは不明である。

2. **オートファジー**：自己貪食とも呼ばれ，細胞が老朽化したタンパク質や傷害を受けた細胞内小器官を自己消化して再利用する仕組み。酵母からヒトまでの真核生物で保存されており，オートファジーの機能を失ったマウスでは神経変性が起こることから，ニューロンの生存に重要な役割を果たしていると考えられるようになった。

---

**参考文献**

1) Hagiwara K, et al : PLoS ONE 6, e25059, 2011.
2) Maruyama H, et al : Nature 465, 223-227, 2010.
3) Rezaie T, et al : Science 295, 1077-1079, 2002.
4) Ito H, et al : Acta Neuropathol 122, 223-229, 2011.
5) Renton A, et al : Neuron 72, 257-268, 2011.
6) Sugihara K, et al : Neurobiol Aging 32, 1923. e9-10, 2011.
7) Chió A, et al : Neurology 79, 1983-1989, 2012.
8) Kenna K, et al : J Med Genet 50, 776-783, 2013.
9) Moreland RJ, et al : Nucleic Acids Res 28, 1986-1993, 2000.
10) Laplantine E, et al : EMBO J 28, 2885-2895, 2009.
11) Shen X, et al : J Biol Chem 286, 3618-3629, 2011.
12) Ying H, et al : PLoS One 5, e9168, 2010.
13) Sahlender D, et al : J Cell Biol 169, 285-295, 2005.
14) del Toro D, et al : Mol Biol Cell 20, 1478-1492, 2009.
15) de Marco N, et al : J Biol Chem 281, 16147-16156, 2006.
16) Bond LM, et al : Mol Biol Cell 22, 54-65, 2011.
17) Kachaner D, et al : Mol Cell 45, 553-566, 2012.
18) Wild P, et al : Science 333, 228-233, 2011.
19) Korac J, et al : J Cell Sci 126, 580-592, 2012.
20) Zhu G, et al : Curr Biol 17, 1438-1443, 2007.
21) Sudhakar C, et al : PLoS One 4, e5114, 2009.
22) Akizuki M, et al : J Neurochem 10, 1111, 2013.
23) Sakaguchi T, et al : Neurosci Lett 505, 279-281, 2011.
24) Gleason CE, et al : J Biol Chem 286, 35663-35674, 2011.

---

**大澤亮介**

| | |
|---|---|
| 2000年 | 京都大学理学部卒業 |
| 2002年 | 同大学院生命科学研究科修士課程修了 |
| 2005年 | 同博士課程修了<br>京都大学ウイルス研究所博士研究員 |
| 2007年 | University of Colorado at Denver Health Sciences Center Postdoctoral Fellow |
| 2010年 | The University of Texas MD Anderson Cancer Center Postdoctoral Fellow |
| 2012年 | 同 Instructor |
| 2013年 | 広島大学原爆放射線医科学研究所助教 |

第2章 神経・非神経細胞ネットワークと脳内環境

# 4．アストロサイトの部位特異的プロファイルがもたらす脳内環境と神経保護

浅沼幹人・宮崎育子

　刺激に対するアストロサイトの反応性と抗酸化因子の発現が脳部位により異なるというアストロサイトの部位特異的プロファイルについての検討を紹介し，パーキンソン病，筋萎縮性側索硬化症，脳虚血など神経疾患モデルにおけるアストロサイトの機能賦活化による神経変性阻止，神経保護の実験的試みをあわせて概説した．アストロサイトとその諸因子の部位特異的プロファイルの差異が，神経細胞の部位特異的脆弱性を規定している可能性は高く，その部位特異的プロファイルの修飾，特にアストロサイトの抗酸化防御機構の賦活化はこれらの神経疾患の新たな治療方策となりうると期待される．

## はじめに

　アストロサイトは従来，神経細胞へのエネルギー供給，電解質/水輸送および血液脳関門の形成といった機能を有する脳内の支持・栄養細胞と捉えられていたが，近年，興奮性アミノ酸をはじめとする各種神経伝達物質の情報伝達にシナプス前神経終末，シナプス後神経とともに tripartite synapse を形成し神経伝達に関わるという役割，またその抗酸化防御機構により神経保護に働くという役割が注目されるようになっている[1,2]．また，神経保護薬が求められているパーキンソン病（PD），筋萎縮性側索硬化症（ALS），脳虚血などの神経疾患の病態におけるアストロサイトの機能障害が積極的に病態形成に関与し，アストロサイトの機能賦活化が神経機能改善・神経保護に働くことが近年数多く報告されている．PDでは，ドパミン（DA）神経細胞移植の移植片での α-synuclein 凝集形成[3,4]から異常タンパクのプリオン様伝播仮説[5]が注目されているが，一方で神経以外の周辺環境が PD の神経変性に影響している可能性も考えられている．家族性 PD モデル動物でのアストロサイトの抗酸化防御機構の異常と神経障害も報告されている[6,7]．ALS モデルでは，アストロサイトのグルタミン酸トランスポーター GLT1 や抗酸化因子の誘導[8,9]，アストロサイトの移植[10]により，脊髄運動神経障害が抑制され生存期間を延長できる．また，アストロサイトの GLT1 発現を増加させることで脳虚血後の遅発性神経細胞死が抑制できる[11]．これまでの検討から，われわれはアストロサイトの増殖誘導およびグルタチオン（GSH），メタロチオネイン（MT）などのアストロサイトの抗酸化防御機構の賦活を介した神経アストロサイト連関の修飾が神経保護の標的となりうることを示し[12,13]，神経保護に働くいくつかのアストロサイト標的分子を見出してきた．その過程で，刺激に対するアストロサイトの反応性と抗酸化因子の発現が脳部位により異なる

**key words**

アストロサイト，抗酸化防御機構，パーキンソン病，筋萎縮性側索硬化症，脳虚血，グルタチオン，メタロチオネイン，Nrf2，S100β，グルタミン酸トランスポーター

ことに気づいた。そこで，アストロサイトとその諸因子の部位ごとの反応性の差異が，神経細胞の部位特異的脆弱性を規定するという可能性が想定された。本稿では，酸化ストレス刺激に対するアストロサイトおよびその抗酸化機構など諸因子の反応性の脳部位ごとの特性についての検討を紹介し，そのアストロサイトの部位特異的プロファイルを修飾することによる神経変性阻止，神経保護の実験的試みをあわせて概説する。

## I. アストロサイトの部位特異的プロファイル

活性酸素・窒素種やフリーラジカルを消去あるいは無毒化する抗酸化因子は各種の神経疾患の神経変性過程を抑制する神経保護因子として働く。そして，抗酸化能に乏しい神経細胞に代わって主要な抗酸化因子の生成あるいは諸因子の還元という抗酸化防御機構を担っているのはアストロサイトである。GSHおよび金属結合タンパクMTはそのシステイン残基により脳内における最も強力な内在性抗酸化防御因子として働くが，神経細胞におけるGSH合成は，アストロサイトでのシスチントランスポーターxCTを介したシスチン取り込みとそれに続くシステイン，GSH生成に依存している[14)15)]。GSH, MTはともに酸化ストレス刺激に反応して主にアストロサイトにおいて発現が増加する[13)16)]。

われわれは，DA神経特異的神経毒6-OHDA注入PDモデルマウスにおいてL-DOPA連日投与により線条体アストロサイトで特異的にMTの発現が著しく亢進すること，さらに酸化ストレスとして過剰DAを添加した初代培養線条体アストロサイトにおいてMTおよびGSHの誘導・合成が認められ，そのアストロサイト培養液の酸化ストレス神経細胞障害に対する保護効果は，抗MT抗体により消失することを明らかにした[12)13)]。したがって，線条体アストロサイトでのGSHおよびMTの発現誘導とその放出が，酸化ストレスによるDA神経障害に対する抗酸化防御機構として重要であることが明らかになった。さらに酸化ストレスに対する線条体アストロサイトでのMT発現は，大脳皮質ではみられなかった[13)]。また，われわれは以前からDA神経障害時における線条体アストロサイトへのDAトランスポーターを介したDA取り込み亢進を報告してきたが，このようなアストロサイトへのDA取り込みは中脳アストロサイトではみられない。このように，アストロサイトの反応性と抗酸化因子の発現が脳部位により異なることに気づいた。そこで，いくつかの刺激に対するアストロサイトおよびその抗酸化機構など諸因子の反応性の部位特異的プロファイルと神経細胞の脆弱性・抵抗性との関係を検討した。

初代培養中，脳DA神経と異なる脳部位からのアストロサイトとの共培養に酸化ストレスとして過酸化水素，DA神経毒6-OHDAを添加したところ，過酸化水素の神経毒性についてはどの部位からのアストロサイトとの共培養でも差異はなかったが，6-OHDA処置においては前頭皮質，中脳アストロサイト（および培養液）との共培養に比べ，線条体アストロサイト（および培養液）との共培養のほうがDA神経生存率は有意に高かった。このことから，DA神経毒に対して線条体アストロサイトから何らかの神経保護作用を有した因子が放出されている可能性，あるいは前頭皮質，中脳アストロサイトから何らかの神経障害因子が放出されている可能性が考えられた。そこで，中脳および線条体アストロサイトに6-OHDAを処置し，発現が変化する分子をマイクロアレイで網羅的に検索したところ，アストロサイトで発現が増減する多くの因子が見出されたが，中脳および線条体アストロサイトで共に同じように増減する因子は全体の約1割に過ぎず，ほとんどの因子が部位により発現に大きく差異のあることがわかった。特に，中脳アストロサイトで変化がなく線条体アストロサイトで発現が増加していた因子の中には，抗酸化マスター転写因子Nrf2[用解1]による発現調節を受けているGSH関連酵素，キノン還元酵素，ヘムオキシゲナーゼなどのいわゆるphaseⅡ解毒酵素群，抗酸化因子群[17)]があり，線条体アストロサイトはDA神経への酸化ストレスに対して抗酸化因子を発現させることにより強い抗酸化能を発揮していると考えられる。また，PD様の

α-synuclein凝集を伴うDA神経変性を惹起する神経毒ロテノンのアストロサイトへの作用に関しても同様に検討したところ，中脳および線条体アストロサイトで共に同じように増減する因子は全体の約1割に過ぎず，部位により発現に大きく差異のある分子が多く，アストロサイトの抗酸化機構など反応性において部位特異的プロファイルの違いがあることが判明した．

## II．アストロサイトを標的とした神経保護の可能性

このようなアストロサイトの脳部位特異的プロファイルは，抗酸化機構を含むアストロサイトの神経保護反応の現れとも考えられ，特に神経保護的なアストロサイトのプロファイルをより増長することは強力な神経保護をもたらしうると期待できる．近年実際に，アストロサイトの機能賦活化などによる神経保護効果が，PD，ALS，脳虚血などの神経疾患モデルにおいて相次いで報告されている．

### 1. PDモデルにおけるアストロサイトの機能賦活による神経保護

PDモデルについては，アストロサイトに特異的に転写因子Nrf2を過剰発現させることにより，MPTP誘発PDモデルでのDA神経毒性はほぼ完全に抑制され[18]，A53T変異α-synuclein過剰発現PDモデルマウスでの運動障害が改善され，α-synuclein凝集も抑制される[19]．Nrf2は脳内では主にアストロサイトに発現しているが，その発現をさらに増強させることにより，より多くの抗酸化因子の発現を介して神経保護がもたらされると考えられる．また，MTの転写を誘導するMTF-1の発現によりParkin欠損ハエでの運動障害は抑制される[20]．さらに，中脳アストロサイト由来栄養因子MANFは6-OHDAによるPDモデルで神経修復に働く[21]．われわれは抗PD薬のゾニサミドがアストロサイトからのS100βタンパクの産生・放出およびシスチントランスポーターxCTの発現誘導を介して，アストロサイトの増殖および大脳基底核でのGSHの著増を惹起することを明らかにした[12]．また，6-OHDA注入PDモデルマウスへの注入3週後からのゾニサミド連日投与は，ゆっくりと進行する黒質線条体DA神経の脱落を抑制するという神経保護効果を発揮するとともに，L-DOPA連投により惹起される線条体キノン体生成をほぼ完全に抑制した[12]．同様のゾニサミドによるアストロサイト増殖作用と神経保護効果はMPTPによるPDモデルにおいても認められる[22]．さらに最近われわれは，S100βのアストロサイト増殖誘導作用に着目し，アストロサイトからのS100βの分泌を促す薬剤の検索を行い，セロトニン5-HT1Aレセプターアゴニスト8-OH-DPATが線条体アストロサイト上の5-HT1Aレセプターに作用し，S100βの分泌を介してアストロサイト増殖誘導に働くだけでなく，Nrf2の発現誘導とそれに続くMT合成・放出を介してDA神経障害に対して保護的に作用することを神経アストロサイト共培養系を用いて見出し，さらに6-OHDAによるPDモデルマウスでのDA神経変性に対して保護効果を発揮することを見出した[23]．

これらの結果から，線条体アストロサイトを標的としてS100βを介したアストロサイトの増殖および間接的に内在性抗酸化防御因子Nrf2，GSH，MTを増加させ抗酸化機構の賦活化に作用する薬剤が，PDに対する新たな神経保護薬候補となりうると考えられる．

### 2. ALSモデル，脳虚血モデルにおけるアストロサイトの機能賦活による神経保護

変異スーパーオキシドジスムターゼ1(SOD1)過剰発現ALS病態モデルにおいても，アストロサイトのGSH，MTなどの抗酸化因子やアストロサイト特異的グルタミン酸トランスポーターであるGLT1の神経保護効果が報告されている．変異SOD1による家族性ALSモデルとMT-I/IIノックアウトマウスの交配マウスでは，脊髄前角の運動神経の脱落が増悪し，生存期間が短縮する[24,25]．また，SOD1 G93A変異ALSモデルでは，GSH合成低下により運動神経の脱落が増悪し，生存期間が短縮する[26]．アストロサイトにおいて変異SOD1を発現させると運動神経の脱落が惹起され[27]，逆に変異SOD1過剰発現ALSモデルにおいて，アストロサイトにおける変異SOD1の発現

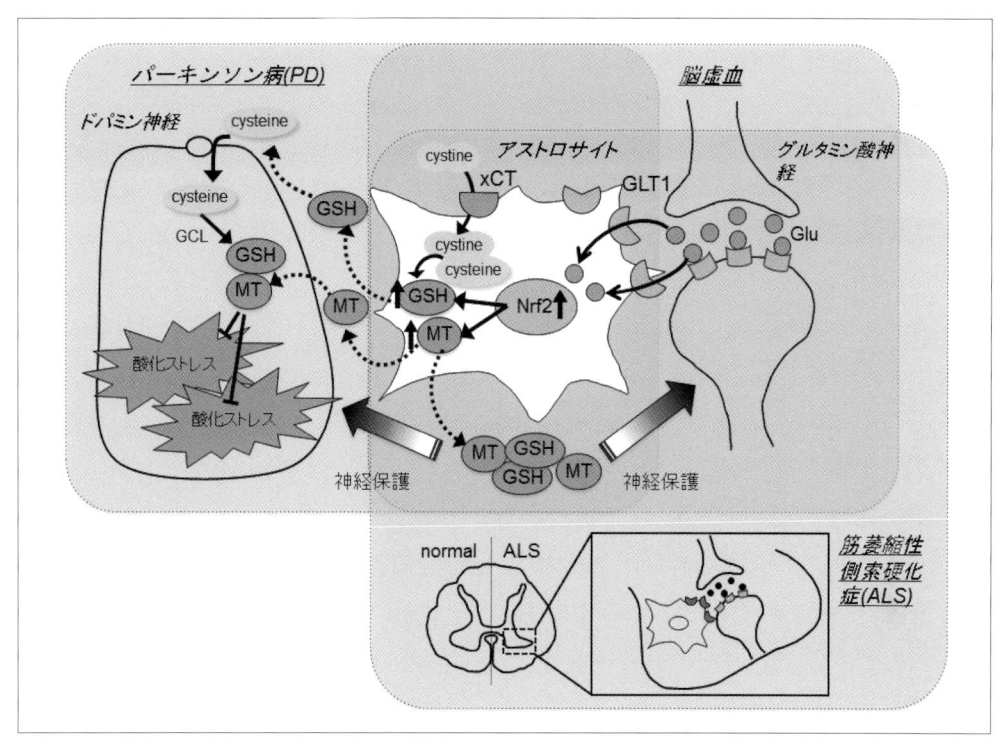

**図❶** 神経疾患のおけるアストロサイトの機能

を抑制すると運動神経の脱落が抑制される[28]。さらに，変異SOD1過剰発現ALSモデルマウスとアストロサイトでのNrf2過剰発現マウスのダブルトランスジェニックマウスでは，アストロサイトからのGSH放出増加を介して運動神経の脱落が抑制される[9]。変異SOD1過剰発現ALSモデルマウスの頚髄へのアストロサイト前駆細胞の移植により運動神経の脱落が抑制されることも報告されている[10]。これらの知見からは，脊髄アストロサイトに働き内在性抗酸化防御因子Nrf2, GSH, MTを増加させる薬剤などが，ALSの運動神経変性に対する神経保護薬となりうることを示している。実際に，ガーリックオイルなどに含まれNrf2の誘導物質として知られているdiallyl trisulfideの発症後投与により変異SOD1過剰発現ALSモデルマウスの生存期間が延長できることが報告された[29]。現在，グルタミン酸神経毒性を減弱させるリルゾールが治療に用いられているが，アストロサイトのGLT1を増加させる薬剤は治療薬候補になりうると思われる。

一過性脳虚血再灌流による神経障害モデルにおいて，再灌流数時間後という早期に海馬錐体細胞周囲のアストロサイトにおけるGFAPとGLT1発現の一過性の消失がみられ，海馬アストロサイトの機能不全が惹起されていることが報告されている[11]。さらに，セフェム系抗菌薬セフトリアキソンあるいはペルオキシソーム増殖因子活性化受容体γ（PPARγ）アゴニストrosiglitazoneによりアストロサイトのGLT1の発現を高めておくと，海馬錐体細胞の遅発性神経細胞死が抑制される[11,30]。

## おわりに

PD, ALS, 脳虚血の病態形成・神経変性過程においてアストロサイトならびにその抗酸化防御機構が深く関与している可能性は高い。現行のPD, ALSに対する治療は，DA神経系に関連する錐体外路系の異常の補正あるいは亢進したグルタミン酸の作用減弱というといわば対症療法であり，現在最も求められているのは病態の本質である進行性の神経変性を阻止あるいは遅延する神経保護療法

である。本稿で述べたように，アストロサイトとその諸因子の部位ごとの反応性の差異が，神経細胞の部位特異的脆弱性を規定している可能性は高く，その部位特異的プロファイルの修飾，特にアストロサイトの抗酸化防御機構の賦活化はこれらの神経疾患の新たな治療方策となりうると期待される（**図❶**）。

---

**用語解説**

1. **Nrf2**：様々な解毒，抗酸化分子の転写を調節する転写因子 NF-E2-related factor 2 の略。Nrf2 は細胞質ではユビキチンリガーゼ Keap1 と結合し常にプロテアソームで分解処理されているが，ひとたび酸化ストレスに曝露されると Keap1 が構造変化により解離し，Nrf2 は核内に移行し，いわゆる phase II 解毒酵素群，抗酸化因子群の遺伝子プロモーター領域の antioxidant responsive element（ARE）に結合し，それらの因子の転写を促進する。Nrf2 は脳内では主にアストロサイトに発現している。Nrf2 により転写調節を受ける遺伝子には，GSH 関連酵素（GSH 合成酵素，GSH-s-トランスフェラーゼ，GSH ペルオキシダーゼ，GSH 還元酵素），チオレドキシンとその還元酵素，ヘムオキシゲナーゼ，スーパーオキシドジスムターゼ，カタラーゼ，MT，NADPH キノン還元酵素（NQO1）などがある。

---

**参考文献**

1) Allaman I, Belanger M, et al : Trends Neurosci 34, 76-87, 2011.
2) Perea G, Navarrete M, et al : Trends Neurosci 32, 421-431, 2009.
3) Kordower JH, Chu Y, et al : Nat Med 14, 504-506, 2008.
4) Li JY, Englund E, et al : Nat Med 14, 501-503, 2008.
5) Lee HJ, Suk JE, et al : J Biol Chem 285, 9262-9272, 2010.
6) Solano RM, Casarejos MJ, et al : J Neurosci 28, 598-611, 2008.
7) Larsen NJ, Ambrosi G, et al : Neuroscience 196, 251-264, 2011.
8) Guo H, Lai L, et al : Hum Mol Genet 12, 2519-2532, 2003.
9) Vargas MR, Johnson DA, et al : J Neurosci 28, 13574-13581, 2008.
10) Lepore AC, Rauck B, et al : Nat Neurosci 11, 1294-1301, 2008.
11) Ouyang YB, Voloboueva LA, et al : J Neurosci 27, 4253-4260, 2007.
12) Asanuma M, Miyazaki I, et al : Ann Neurol 67, 239-249, 2010.
13) Miyazaki I, Asanuma M, et al : Glia 59, 435-451, 2011.
14) Shih AY, Erb H, et al : J Neurosci 26, 10514-10523, 2006.
15) Wang XF, Cynader MS : J Neurochem 74, 1434-1442, 2000.
16) Iwata-Ichikawa E, Kondo Y, et al : J Neurochem 72, 2334-2344, 1999.
17) Lee JM, Calkins MJ, et al : J Biol Chem 278, 12029-12038, 2003.
18) Chen PC, Vargas MR, et al : Proc Natl Acad Sci USA 106, 2933-2938, 2009.
19) Gan L, Vargas MR, et al : J Neurosci 32, 17775-17787, 2012.
20) Saini N, Georgiev O, et al : Mol Cell Biol 31, 2151-2161, 2011.
21) Voutilainen MH, Back S, et al : J Neurosci 29, 9651-9659, 2009.
22) Choudhury ME, Moritoyo T, et al : Brain Res 1384, 170-178, 2011.
23) Miyazaki I, Asanuma M, et al : Neurobiol Dis 59, 244-256, 2013.
24) Nagano S, Satoh M, et al : Eur J Neurosci 13, 1363-1370, 2001.
25) Puttaparthi K, Gitomer WL, et al : J Neurosci 22, 8790-8796, 2002.
26) Vargas MR, Johnson DA, et al : Neurobiol Dis 43, 543-551, 2011.
27) Papadeas ST, Kraig SE, et al : Proc Natl Acad Sci USA 108, 17803-17808, 2011.
28) Yamanaka K, Chun SJ, et al : Nat Neurosci 11, 251-253, 2008.
29) Guo Y, Zhang K, et al : Brain Res 1374, 110-115, 2011.
30) Romera C, Hurtado O, et al : J Cereb Blood Flow Metab 27, 1327-1338, 2007.

---

**参考ホームページ**

・岡山大学神経情報学分野
　http://www.okayama-u.ac.jp/user/brainsci/

**浅沼幹人**

| | |
|---|---|
| 1988 年 | 岡山大学医学部医学科卒業 |
| 1992 年 | 同大学院医学研究科修了，医学博士 |
| 1994 年 | (財) 長寿科学振興財団リサーチレジデント |
| 1995 年 | 岡山大学医学部助手 |
| 1996 年 | 米国国立保健研究所 (NIH), NIDA, 分子神経精神学部門留学 (～ 1998 年) |
| 2000 年 | 岡山大学医学部分子細胞医学研究施設神経情報学部門助教授 |
| 2001 年 | 同大学院医歯薬学総合研究科神経情報学分野准教授 |
| 2007 年 | 国立精神・神経医療研究センター客員研究員 |
| 2014 年 | 岡山大学大学院医歯薬学総合研究科神経ゲノム学分野教授 |

第2章　神経・非神経細胞ネットワークと脳内環境

# 5．高感度 Ca²⁺ プローブ G-CaMP を用いた脳内シナプス活動のイメージング

大倉正道・中井淳一

　筆者らは緑色蛍光タンパク質 GFP を用いた遺伝子コード型 Ca²⁺ プローブ（GECI）である G-CaMP を開発・改良し，生体モデル動物の単一細胞レベル，さらには単一シナプスレベルでの精度の高い Ca²⁺ イメージングをめざしてきた。本稿では，著者らの最新の G-CaMP やその赤色バリアントである R-CaMP の開発，またそれらを活用した神経細胞やアストロサイトの機能イメージングについての取り組みを紹介したい。今後は高感度な GECI によりグリア-神経連関をはじめとする多細胞・多シナプスの時空間活動パターンを同時に解析する研究が進むことが期待される。

## はじめに

　脳の神経回路を構成する個々の細胞が果たす機能を解明するには，モデル実験動物を用いて多くの細胞の活動を同時に検出する必要がある。電気生理学的な手法を用いると個々の細胞の活動を詳細に解析できるが，多細胞の活動を同時に検出することは容易ではなく工夫を要する。そこで Ca²⁺ のような細胞活動の指標をイメージングすることが強力な研究手法となる。

　周知のとおり Ca²⁺ は細胞内セカンドメッセンジャーとして非常に重要であり，神経細胞やアストロサイトでもその細胞活動に対応して細胞内 Ca²⁺ 濃度がダイナミックに変化する。そこで，従来から Ca²⁺ イメージングによる神経回路機能の計測が行われてきた。Ca²⁺ イメージングには，これまで有機合成蛍光色素の Fura2 や Fluo3 などの優れた Ca²⁺ プローブが用いられてきた。さらに近年では緑色蛍光タンパク質 GFP を用いた遺伝子コード型（タンパク質のみでできた）Ca²⁺ プローブ〔genetically encoded Ca²⁺ indicator：GECI 用解1（ゲッキー）〕も利用されるようになってきた。GECI の特長は，そのタンパク質をコードする遺伝子を細胞に導入することにより，細胞特異的かつ細胞内局所特異的に，生体内で長期間にわたってタンパク質の発現が可能になる点である。

　脳の神経回路において神経細胞は別の神経細胞とシナプスを介して交信している。最近では，アストロサイトがその微小突起（2つの神経細胞とともに三者間シナプスを形成している）を介してシナプスを被覆し，機能修飾を行っていることが注目されている。例えば，小脳のアストロサイトの1種であるバーグマングリアでは微小突起が行っているシナプス被覆の形成不全が脊髄小脳失調症といった運動失調を発症させることがわかっている[1]。また，海馬や視交叉上核のアストロサ

---

**key words**

緑色蛍光タンパク質（GFP），遺伝子コード型 Ca²⁺ プローブ（GECI），G-CaMP，R-CaMP，神経細胞，アストロサイト，グリア-神経連関，三者間シナプス，channelrhodopsin-2（ChR2），G-CaMP6-actin

イト微小突起が細胞活動に対応して数分のオーダーで伸縮することもわかってきた[2]。しかし，これまで脳内の生理的な状況や病態時において三者間シナプスの形態変化とCa$^{2+}$活動がどのように関連しているのかはほとんど解明されていない。そこで筆者らは脳内の三者間シナプスの構造-機能連関を明らかにしたいと考え，そのためには①興奮性シナプス入力に対応した非常に微弱なシナプスCa$^{2+}$活動を検出できるような従来以上に高感度で高性能なGECIの開発，また②光刺激プローブであるchannelrhodopsin-2（ChR2）で神経活動を人為的に操作しながら同時に細胞のCa$^{2+}$活動も検出できるようにするための緑色以外（例えば赤色）のGECIの開発が必要であると考えた。

筆者らはこれまでGECIの1つであるG-CaMP[用解2]（ジーキャンプ，図❶A）を開発・改良し，生体モデル動物の単一細胞レベル，さらには単一シナプスレベルで精度の高いCa$^{2+}$イメージングをめざしてきた。G-CaMPタイプのGECIは，他のGECIに比して蛍光シグナルが大きいため，生命科学分野，特に微弱なCa$^{2+}$シグナルの検出を目的として神経科学分野の研究者によく用いられてきた。しかし，神経細胞の単一の発火活動といった非常に微弱なCa$^{2+}$シグナルについては，従来のG-CaMPバリアント（G-CaMP2以前のバリアント[3-5]）では検出することが困難であった。本稿では，高性能なG-CaMPバリアントの開発と脳内シナプス活動のイメージングに関する筆者らの取り組みについて紹介したい。

## I．高性能なGECIの開発

### 1．高感度な緑色GECI（G-CaMP6/7/8）の開発

上記のように微弱な神経Ca$^{2+}$シグナルを検出するには高性能なGECIが必要となる。GECIの性能を高めるためには，①Ca$^{2+}$感受性や蛍光シグナル強度を改善することが報告されている既知変異の導入（合理的な改変），および②ランダム変異の導入（進化分子工学的な改変）を併用することが有効である。実際に筆者らは①や②の変異を遺伝子工学的に導入したG-CaMP2[5]のバリアントを多数試作し，より高い性能を示すバリアントを in vitro およびHeLa細胞の評価系で選抜した。①の既知変異の例として，蛍光素子であるEGFPドメインにはGFPのfolding効率を向上させる変異（N105Y/E124V）[6]，別のG-CaMPバリアントで有効性が見出された変異（M153K）[7]，および発色団を安定化させる変異（T203V）[8]を導入し，反応素子であるカルモジュリン（CaM）ドメインには別のG-CaMPバリアントで有効性が見出された変異（N60D）[7]および発色団を安定化させる変異（D78Y）[8]を導入した。その結果，Ca$^{2+}$感受性が高い（Ca$^{2+}$に対する解離定数$K_d$ = 158 nM）バリアントであるG-CaMP6[9]を開発することができた。②のランダム変異の結果としては，蛍光シグナルのダイナミックレンジを増大させる効果をもつRSETドメインのヒスチジン残基欠失変異（ΔH），EGFPドメインへの変異（S205N），蛍光シグナルのダイナミックレンジを増大させる効果とCa$^{2+}$感受性を増大させる効果を併せもつRSETドメインのアルギニン残基欠失変異（ΔR）およびEGFPドメインへの変異（I47F）の有効性を見出した。これらの変異の一部を組み合わせてG-CaMP6に導入することで，大きなCa$^{2+}$蛍光シグナルを示すG-CaMP7/8[9]を開発することができた。

### 2．赤色GECI（R-CaMP1.07）の開発

従来のGECIの多くは緑〜黄色の蛍光を発するものであり，その励起には青〜緑色の波長の励起光を用いる必要があった。青〜緑色の励起波長はChR2の活性化波長とも重なるため，橙〜赤色の励起光で励起されて赤色の蛍光を発するGECIの開発が神経科学者の間で望まれてきた。そこで筆者らはG-CaMPのGFPドメインがmApple由来の構造に置換されたR-GECO1[10]を用いて赤色GECIの開発を進めた。I-1に記載した方法でR-GECO1にランダム変異を導入し，R-GECO1よりも大きな蛍光変化を示すバリアントを探索した結果，mAppleドメインにK47VとT49Vの変異をもつR-CaMP1.01を見出した[11]。また，GECIの性能はGECIのN末端やC末端へのペプチド付加によって修飾されることが報告されていることから，R-CaMP1.01の改良を目的として

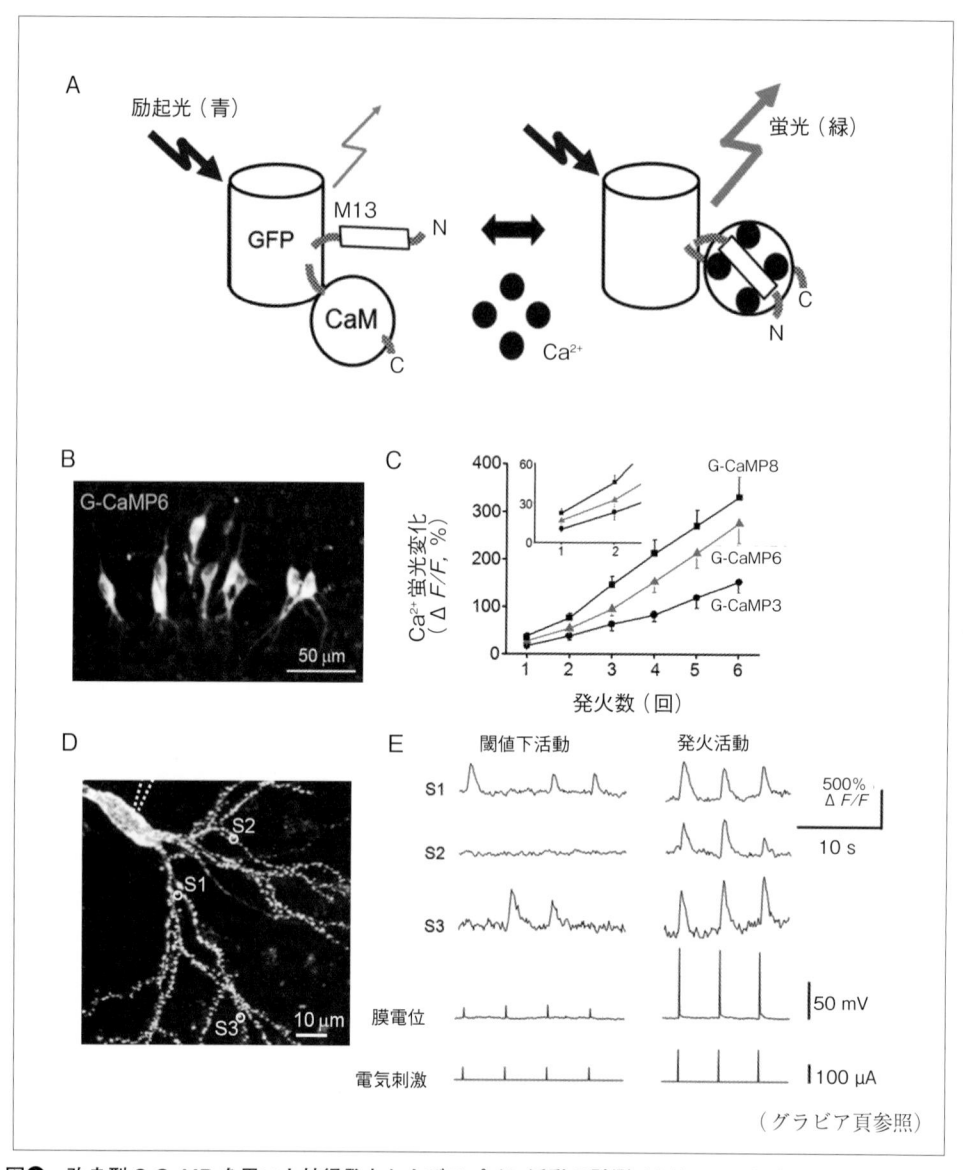

**図❶ 改良型 G-CaMP を用いた神経発火およびスパイン活動の計測**（文献9より改変）

A. G-CaMPの動作原理。$Ca^{2+}$ が結合すると青色の励起光によって緑色の強い蛍光を発する。GFP：green fluorescent protein，M13：myosin light chain kinase M13 fragment，CaM：calmodulin
B. G-CaMP6発現細胞の蛍光画像。海馬培養スライス標本のCA3野錐体細胞に単一細胞エレクトロポレーション法でG-CaMP6を発現させた。
C. 誘発させた1〜6回の発火活動に対する各種G-CaMPバリアントを発現する細胞の細胞体におけるピーク$Ca^{2+}$蛍光変化（$\Delta F/F$）。
D. G-CaMP6-actin発現細胞の蛍光画像。G-CaMP6-actin が視野内のほぼすべてのスパインに発現している。
E. 歯状回に電気刺激を行った際の典型的なスパインの $Ca^{2+}$ 活動と細胞体の膜電位変化。閾値下活動ではいくつかのスパイン（例：スパインS1, S3）が確率的に $Ca^{2+}$ 蛍光上昇を示すのに対し，発火活動ではほぼすべてのスパインで $Ca^{2+}$ 蛍光上昇が観測される。

様々なペプチド付加を行った R-CaMP1.01 バリアントを作製し検討した。その結果，R-CaMP1.01 の C 末端に自己切断ペプチドである F2A 配列を付加したバリアントが高い蛍光反応性を示すことを見出し，そのバリアントを R-CaMP1.07 と命名した[11]。

## II. 微弱な神経活動の検出

### 1. 神経発火に伴う Ca$^{2+}$ 活動のイメージング

開発した高性能な G-CaMP が神経細胞の発火に対応した細胞内 Ca$^{2+}$ 濃度変化を検出できるか検討するため，ラット海馬培養スライスの CA3 野錐体細胞に発現させた。G-CaMP を目的の細胞に発現させるために，CMV プロモーターの下流にG-CaMP の遺伝子を配置した発現プラスミドベクターを作製し，これを単一細胞エレクトロポレーション法で細胞に導入した。導入から 1 ～ 2 日後に G-CaMP 蛍光を発現した神経細胞（図❶ B）からパッチクランプ記録を行い，ニポウ板型スピニングディスク共焦点顕微鏡を用いてイメージングを行った。パッチ電極からの電流注入により神経細胞に発火活動を誘発させたところ，G-CaMP6 や G-CaMP8 では 100 ％ の確率で単一発火活動に伴う一過性 Ca$^{2+}$ 蛍光上昇を検出することができた[9]。短時間に 1 ～ 6 回の連続発火を誘発させた際のピーク Ca$^{2+}$ 蛍光変化（$\Delta F/F$）を図❶ C に示す。

### 2. シナプス入力に伴う Ca$^{2+}$ 活動のイメージング

神経細胞の個々のシナプスへの興奮性入力による EPSP や抑制性入力による IPSP は細胞内で統合され，その統合された電位が閾値を超えた時に神経細胞は発火する。EPSP や IPSP によるシナプス入力の統合機構を理解するためには EPSP や IPSP といったシナプス単位での神経活動をイメージングすることが有効である。従来の Ca$^{2+}$ イメージングでは興奮性シナプス入力によって誘発される樹状突起スパインの微弱な Ca$^{2+}$ シグナルを検出するのは非常に困難であった。この状況を打開するため，筆者らはスパインの Ca$^{2+}$ シグナルを大きな蛍光変化として検出できるスパイン局在型 GECI の開発に取り組んだ。ここで筆者らはスパイン内部に豊富に存在する細胞骨格タンパク質である

actin に注目し，高感度な GECI である G-CaMP6 と actin を遺伝子工学的手法で融合させたタンパク質である G-CaMP6-actin を作製した[9]。前項で記載した方法と同様に海馬培養スライスを用いて CA3 野錐体細胞に G-CaMP6-actin を導入したところ，G-CaMP6-actin はほぼすべてのスパインで発現することが確認された（図❶ D）。

次に，この CA3 野錐体細胞に軸索を投射する歯状回顆粒細胞層を電気刺激し，CA3 野錐体細胞のスパインにおける微弱な Ca$^{2+}$ 蛍光シグナルの計測を試みた。その結果，発火を誘発する閾値上の強い電気刺激では，ほぼすべてのスパインで 100 ％ の確率で Ca$^{2+}$ 蛍光シグナルが観測されたのに対し，発火を誘発しない閾値下の弱い電気刺激では，一部のスパインで確率的に比較的小さな Ca$^{2+}$ 蛍光シグナルがみられた（図❶ E）。スパインでは電位依存性 Ca$^{2+}$ チャネルや NMDA 受容体の活性化が一過性 Ca$^{2+}$ 濃度上昇を起こすことから考察すると，発火閾値上の刺激では樹状突起全体に活動電位が逆行性に伝播し，すべてのスパインにおいて電位依存性 Ca$^{2+}$ チャネルの活性化を介した Ca$^{2+}$ 濃度上昇が誘発されるのに対し，発火閾値下の刺激では興奮性の軸索終末から確率的に放出されたグルタミン酸がスパインの NMDA 受容体を活性化するものと推定される。

### 3. ChR2 を用いた光操作で誘発させた神経発火に伴う Ca$^{2+}$ 活動のイメージング

筆者らが開発した赤色 GECI である R-CaMP1.07 は青色光でほとんど励起されない。そこで R-CaMP1.07 と ChR2 を併用し，神経細胞の機能計測と刺激を同時に行うことができるか検討した。R-CaMP1.07 と ChR2 を発現させた海馬培養スライスの CA3 野錐体細胞（図❷ A）において ChR2 の光刺激により活動電位を誘発させ，それに伴う R-CaMP1.07 の蛍光上昇を観測した。膜電位変化はパッチクランプにより蛍光変化と同時に記録した。その結果，光刺激で誘発させた発火活動に対応した蛍光変化が検出されたことから（図❷ B），R-CaMP1.07 が ChR2 と併用可能な GECI であることが示された[11]。

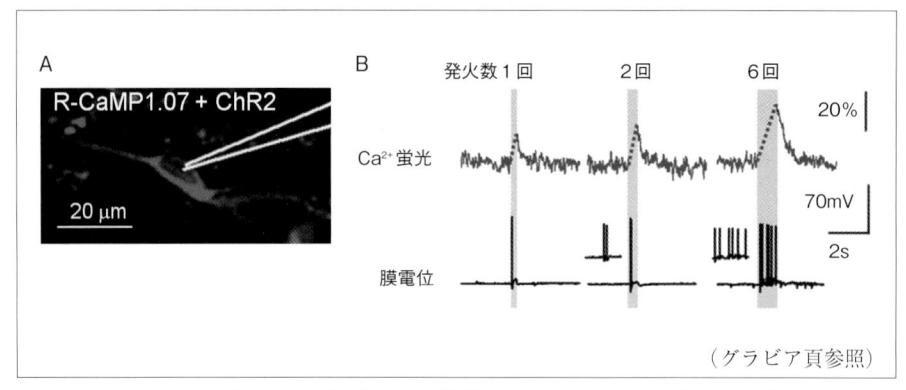

**図❷ ChR2 を用いた光操作により誘発された神経発火の R-CaMP1.07 を用いた計測**
（文献 11 より改変）

A. R-CaMP1.07 および ChR2 を同時に発現させた細胞の蛍光画像。海馬 CA3 野錐体細胞に単一細胞エレクトロポレーション法で発現させた。
B. R-CaMP1.07 および ChR2 を共発現させた細胞に青色光刺激を行った際の典型的な $Ca^{2+}$ 蛍光変化と細胞体の膜電位変化。光刺激で誘発された発火活動（下）に伴って $Ca^{2+}$ 蛍光変化（上）が観測された。

## Ⅲ．グリア-神経連関によるシナプス修飾の解明に向けた取り組み

近年開発された G-CaMP2 よりも高性能な改良型 G-CaMP ではアストロサイトの細胞膜局所 $Ca^{2+}$ イメージングも可能になってきた。例として，Lck-G-CaMP 2, 3, 5G などの細胞膜局在型 G-CaMP を用いた研究により，アストロサイトの細胞膜直下の $Ca^{2+}$ 活動が細胞質部分の $Ca^{2+}$ 活動とは異なっていることが示されている[12)-14)]。筆者らも細胞膜局在型 R-CaMP1.07 を用いてアストロサイトの細胞膜局所におけるスポット状の $Ca^{2+}$ 活動を検出できている。

また筆者らは最近，S100β陽性アストロサイトに G-CaMP2 を発現させたマウスの海馬スライスを用いた研究により，代謝型グルタミン酸受容体を介するイノシトール3リン酸（$IP_3$）誘発性 $Ca^{2+}$ 遊離（IICR）がアストロサイト突起内での $Ca^{2+}$ 濃度上昇に重要であり，IICR を阻害するとアストロサイト微小突起によって被覆されているシナプスの割合が減少することを報告した[15)]。この結果は，アストロサイト突起内の $Ca^{2+}$ 活動が機能的な三者間シナプスの形成に寄与していることを示すものである。

## おわりに

本稿では，脳の回路活動を担う神経細胞やグリア細胞の微弱な $Ca^{2+}$ 活動を検出できる高性能な G-CaMP バリアントの開発と脳内シナプス活動のイメージングが可能となってきた現状を述べた。本稿で紹介した G-CaMP 以外の GECI では，超高感度な Yellow Cameleon-Nano シリーズ[16)]や細胞内での副作用が少ない Troponeon シリーズ[17)]なども使用されている。最近 G-CaMP の GFP ドメインを mRuby 由来の構造に置換した赤色 GECI も報告された[18)]。今では GECI の選択肢は豊富にあり，実験者は実験目的に応じて適切な GECI を選択して使用することが可能である。これからは高感度・高性能な GECI を用いてグリア-神経連関をはじめとする多細胞・多シナプスの時空間活動を解析する研究が飛躍的に進展することが期待される。

### 用語解説

1. **GECI（genetically encoded Ca²⁺ indicators）**：遺伝子でコードされたCa²⁺指示薬であり，蛍光タイプと化学発光タイプがある．蛍光タイプは，①単一GFPタイプ（GFPの構造変化に伴って蛍光強度変化を起こすタイプ，Camgaroo, Pericamなど）および②FRETタイプ〔2つの色が異なる蛍光タンパク質を同一分子内にもち，この2つの蛍光タンパク質間で起こるFRET（förster resonance energy transfer）の効率変化に伴って2色の蛍光強度比が変化するタイプ．Cameleon, Troponeonなど〕の2種に大きく分類される．化学発光タイプはCa²⁺および基質に依存して発光するタイプであり，例としてaequorin（エクオリン）がある．

2. **G-CaMP**：単一GFPタイプのGECIの1種．Ca²⁺がG-CaMP分子内のカルモジュリン（CaM）に結合するとCaMがミオシン軽鎖キナーゼM13ペプチドを巻き込んでG-CaMPの分子構造が変化し，青色光励起による緑色蛍光が増大する．

### 参考文献

1) Marmolino D, Manto M : Curr Neuropharmacol 8, 41-61, 2010.
2) Theodosis DT, Poulain DA, et al : Physiol Rev 88, 983-1008, 2008.
3) Nakai J, Ohkura M, et al : Nat Biotechnol 19, 137-141, 2001.
4) Ohkura M, Matsuzaki M, et al : Anal Chem 77, 5861-5869, 2005.
5) Tallini YN, Ohkura M, et al : Proc Natl Acad Sci USA 103, 4753-4758, 2006.
6) Fisher AC, DeLisa MP : PLoS One 3, e2351, 2008.
7) Tian L, Hires SA, et al : Nat Methods 6, 875-881, 2009.
8) Akerboom J, Velez Rivera JD, et al : J Biol Chem 284, 6455-6464, 2009.
9) Ohkura M, Sasaki T, et al : PLoS One 7, e51286, 2012.
10) Zhao Y, Araki S, et al : Science 333, 1888-1891, 2011.
11) Ohkura M, Sasaki T, et al : PLoS One 7, e39933, 2012.
12) Shigetomi E, Kracun S, et al : Nat Neurosci 13, 759-766, 2010.
13) Shigetomi E, Kracun S, et al : Neuron Glia Biol 6, 183-191, 2010.
14) Akerboom J, Chen T-W, et al : J Neurosci 32, 13819-13840, 2012.
15) Tanaka M, Shih PY, et al : Mol Brain 6, 6, 2013.
16) Horikawa K, Yamada Y, et al : Nat Methods 7, 729-732, 2010.
17) Heim N, Griesbeck O : J Biol Chem 279, 14280-14286, 2004.
18) Akerboom J, Calderon NC, et al : Front Mol Neurosci 6, 2, 2013.

### 参考ホームページ

・埼玉大学研究機構脳末梢科学研究センター
 http://subsi.saitama-u.ac.jp/

---

**大倉正道**
1992年　東北大学薬学部卒業
1997年　同大学院薬学研究科博士後期課程修了，薬学博士
　　　　ノースカロライナ大学医学部JSPS海外特別研究員
1999年　岡崎国立共同研究機構生理学研究所JSPS特別研究員PD
2002年　同研究所非常勤研究員
2003年　九州保健福祉大学薬学部薬理学第一講座講師
2007年　山形大学医学部薬理学講座講師
2009年　埼玉大学脳科学融合研究センター准教授
2014年　同大学院理工学研究科（脳末梢科学研究センター）准教授

第2章　神経・非神経細胞ネットワークと脳内環境

# 6．膜型分子CD47とSIRPαによる細胞間接触シグナルと脳内環境制御

大西浩史・橋本美穂

　膜型分子SIRPαとCD47は，細胞外領域で相互作用して細胞接触シグナル（CD47-SIRPαシグナル）を形成する．SIRPαとCD47は神経系と免疫系に特徴的な発現を示し，免疫系では両者の相互作用がマクロファージや樹状細胞の機能を制御することが示されている．一方，神経系ではこれら分子は神経細胞やミクログリアに発現するが，その機能はまだ十分に明らかにされていない．CD47-SIRPαシグナルの神経系での機能解析を進めることで，ミクログリアを中心とする脳内免疫系の新しい制御機構の解明につながると期待される．

## はじめに

　ミクログリアは，神経保護因子の生産・分泌や貪食による損傷組織の除去により障害を受けた脳の機能修復に中心的な役割を果たす一方で，過剰な活性化は，炎症性サイトカインや神経傷害因子の放出により，アルツハイマー病，多発性硬化症，筋萎縮性側索硬化症など様々な神経疾患や炎症性疾患の病態を進行させる原因となると考えられる[1-3]．脳内ミクログリアの活性化を制御する重要な因子として，TGF-β，IL-10，CX$_3$CL$_1$，CCL21，CXCL10，ATP，UTP，グルタミン酸など多様な分泌性因子が知られている[4]．一方，ミクログリアは中枢神経系組織内をサーベイしつつ，周囲の細胞と直接相互作用しており[5,6]，様々な局面で細胞間接触シグナルがミクログリアの機能を正・負に制御すると考えられる．本稿では，筆者らが解析を進める細胞間接触シグナル（CD47-SIRPαシグナル）について，ミクログリアの機能制御との関連を概説したい．

## I．細胞間接触シグナルCD47-SIRPαシグナル

　膜型分子SIRPα（signal-regulatory protein α）は，細胞外領域が3つのイムノグロブリン様ドメインをもち，細胞内領域にはチロシンリン酸化を受けるモチーフITIM（immunoreceptor tyrosine-based inhibition motif）をもつ．チロシンリン酸化を受けたSIRPαの細胞内領域は，細胞質型チロシンホスファターゼであるShp1やShp2と結合し活性化する．一方，細胞外領域はリガンドである別の膜型分子CD47と結合して，細胞間接触シグナル（CD47-SIRPαシグナル）を形成する[7]（図❶）．SIRPαは，成熟後の神経細胞，免疫系の樹状細胞やマクロファージに特に強い発現がみられる．一方のCD47はユビキタスに発現するが，神経細胞や赤血球に特に強く発現する[7]．

---

**key words**

ミクログリア，貪食，SIRPα，ITIM，SIRPβ，チロシンホスファターゼ，CD47，ミエリン，アミロイドβ（Aβ），ペア型受容体ファミリー，ITAM，チロシンキナーゼ，遺伝子多型

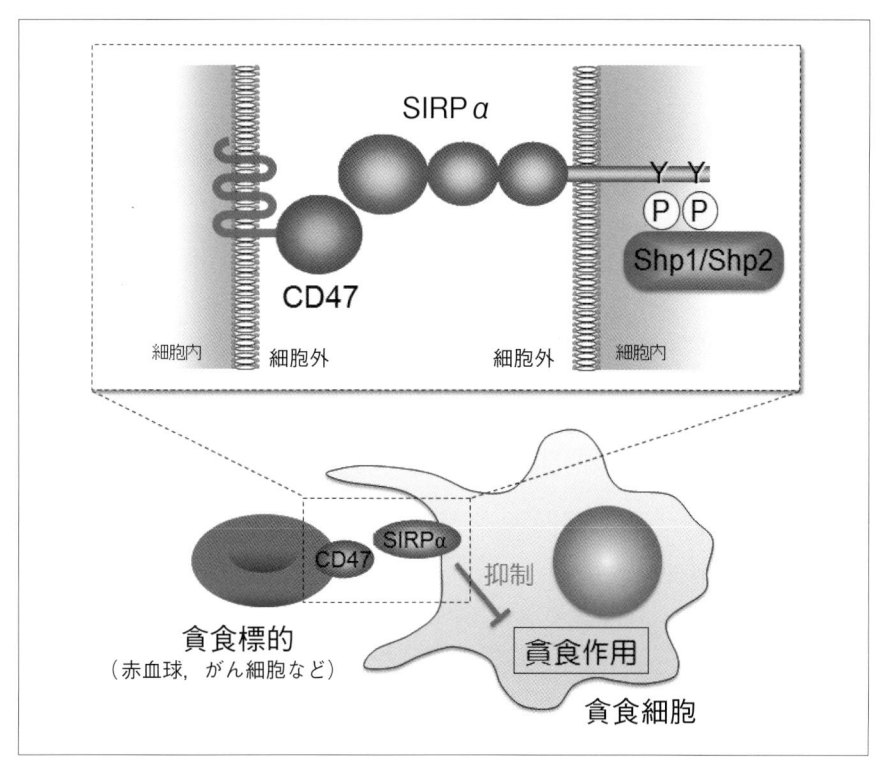

図❶ CD47-SIRPα相互作用による細胞間接触シグナル

## 1. 免疫系におけるCD47-SIRPαシグナル

これまでの研究から，マクロファージ上に発現するSIRPαが，赤血球など貪食標的上に発現するCD47と相互作用することで，マクロファージの貪食を抑制的に制御することが明らかとなっている[8,9]。この貪食抑制には，SIRPαの細胞内領域ITIMのチロシンリン酸化とチロシンホスファターゼShp1が重要であり，生体内での赤血球の恒常性維持に関わると考えられる。また，複数のがん細胞ではCD47を高発現することが知られており，これらのがん細胞がCD47-SIRPαシグナルを利用して貪食細胞からの攻撃を回避している可能性が指摘されている[10]。実験動物では，このシグナルを阻害することで貪食作用に依存した抗体依存性細胞媒介性細胞障害（ADCC）を促進して，抗がん抗体の効果を増強させることに成功しており，臨床への応用が期待されている[11]。

## 2. 神経系におけるCD47-SIRPαシグナル

遺伝子がクローニングされる以前より，SIRPαは神経突起伸張を支持する糖タンパク質P84として報告されていた[12,13]。われわれは培養神経細胞を用いた解析から，CD47とSIRPαが，それぞれ樹状突起と軸索に局在傾向を示し，両者の相互作用により神経突起形成やフィロポディア／スパイン形成を制御することなどを報告している[14,15]。生体の脳におけるCD47-SIRPαシグナルの機能については，KOマウスの行動解析から，SIRPα KOマウスが動物のうつ様行動を評価する強制水泳テストにおいて学習依存的な無動行動（うつ様行動）の増加を示すことを報告している[16]。強制水泳ストレスは，リガンドであるCD47依存性に脳内SIRPαのチロシンリン酸化を強く誘導し，CD47 KOマウスもSIRPα KOマウスと同様の表現型を示すことから，CD47とSIRPαの相互作用によるシグナルがストレスに応答して学習依存的な行動変化を制御すると考えられる。また，SIRPαはプロテアーゼにより細胞外の膜近傍で切断（ectodomain shedding）を受けるが[17]，最近このectodomain sheddingが神経活動依存的に起こり，結果として生じる可溶性SIRPαがCD47と

相互作用してシナプス前部の成熟誘導因子として機能することが報告されている[18]。

## Ⅱ．ミクログリアの機能とCD47-SIRPαシグナル

SIRPαは脳内ミクログリアにも発現が認められる。ミクログリアは脳内免疫を司る重要な細胞であり，ミクログリアに発現するSIRPαは，神経細胞に発現するCD47と相互作用することで，ミクログリアの不要な活性化を抑制する可能性が想定されている[4)19]。Rotshenkerらのグループは，ミエリンを形成するシュワン細胞やオリゴデンドロサイトにCD47が発現し，これがミクログリアやマクロファージに発現するSIRPαと相互作用して，これら細胞の貪食を抑制することを報告している[19]。このようなメカニズムは，ミクログリアやマクロファージなどの貪食細胞が過剰に活性化した際にも，ミエリンが不要な攻撃を受けないような防御システムとして働く可能性があり，多発性硬化症や脳室周囲白質軟化症などの白質変性疾患，あるいは虚血性の白質障害との関連が注目される。一方，貪食細胞が神経損傷組織を除去する際には，このメカニズムにより変性したミエリンの貪食が妨げられ，結果的に損傷組織の除去が阻害されることになる（図❷）。損傷組織の速やかな除去は，神経損傷からの機能回復に重要であると考えられるため，CD47-SIRPαシグナルを抑制することで，神経修復を促進できる可能性がある。

ミクログリアはSIRPαとともにCD47も発現する。ミクログリアはアミロイドβ（Aβ）を貪食することで，アルツハイマー病脳で老人斑形成を妨げ，脳組織を保護する作用があるとされるが[20]，Aβ線維の貪食にはミクログリアの細胞表面でCD36，α6β1インテグリン，CD47からなる受容複合体と直接相互作用することが重要であることが報告されており[21]，CD47はAβ線維の貪食に対して促進的な役割を果たすといえる。Aβ線維の貪食におけるSIRPαとCD47の相互作用の役割はまだ明らかではないが，例えばミクログ

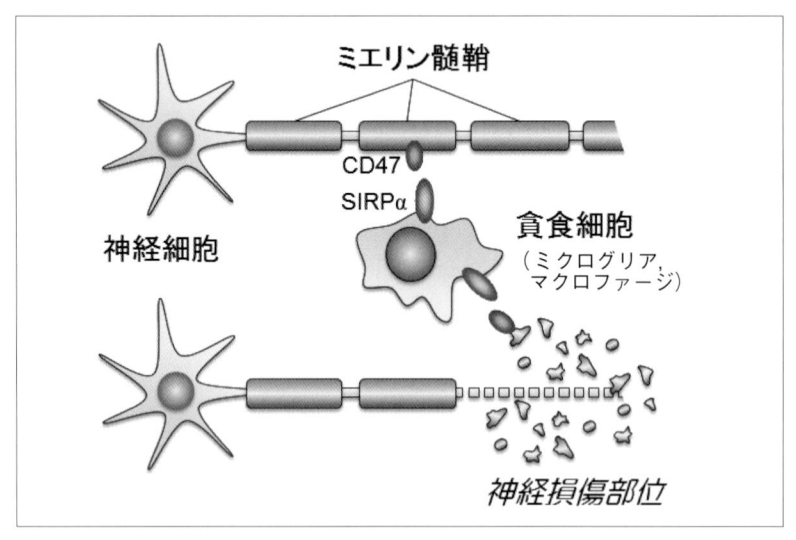

**図❷ CD47-SIRPαシグナルと神経損傷のモデル**
ミエリンを形成するシュワン細胞やオリゴデンドロサイトと，貪食細胞（ミクログリアやマクロファージ）の細胞間で働くCD47-SIRPαシグナルは，活性化した貪食細胞が，ミエリンに不要な攻撃を与えないような防御システムとなる可能性がある。一方，貪食細胞が神経損傷組織を除去する際には，このメカニズムにより変性組織の貪食が妨げられ，結果的に損傷組織の除去から神経組織修復のプロセスが阻害される可能性がある。

リア-ミクログリアあるいはミクログリア-神経細胞の間でCD47-SIRPα相互作用がある場合，Aβのミクログリアへの吸着や貪食は，正負両方向に影響を受ける可能性がある．

## III. SIRPファミリー分子SIRPβ

SIRPαは，別の膜型タンパク質SIRPβとともにペア型受容体ファミリーに分類される．ペア型受容体ファミリーは，細胞外領域に高い相同性を示す膜タンパク質ペアの大きな一群で，細胞内ドメインに抑制性モチーフITIMを有し細胞機能を抑制的に制御する抑制型受容体と，これとは対照的に，自身の構造には細胞内領域をほとんどもたず，活性化モチーフITIM（immunoreceptor tyrosine-based activation motif）を有する別の膜型アダプター分子（DAP12やFcRγなど）と複合体を形成する活性化型受容体のペアにより構成される．これらのモチーフはチロシンリン酸化を受け，ITIMはチロシンホスファターゼShp1やShp2を，ITAMはチロシンキナーゼSykやZAP70を活性化することで，免疫系の樹状細胞（DC），B細胞，NK細胞，マクロファージなどの機能が正負に調節されることが明らかとされている[22]．一方，脳ではミクログリアに抑制型ペア型受容体の1つCD200Rが発現しており，神経細胞に発現するリガンドCD200と相互作用する．リガンドであるCD200を欠損したマウスでは，神経損傷によるミクログリア活性化が亢進し，多発性硬化症の動物モデルである実験的自己免疫性脳脊髄炎（EAE）が激化することなどから，CD200Rはマクロファージや脳内ミクログリアの活性化を抑制する受容体として機能することが報告されている[23][24]．CD200Rと同様にSIRPαはITIMを有し，一方，活性化型のペア型受容体SIRPβはITAMをもつ膜型アダプター分子DAP12と複合体を形成する．われわれは培養細胞を用いた解析により，マクロファージに発現するSIRPβが，DAP-12，チロシンキナーゼSyk依存的なシグナルにより貪食を促進的に制御しており，SIRPαによる貪食抑制と対照的な機能をもつことを報告している[25]．SIRPβはミクログリアにも発現するが，アルツハイマー病の動物モデルであるAPPトランスジェニックマウスやアルツハイマー病患者では，ミクログリアでSIRPβの発現レベルが増加すること，さらにSIRPβの活性化により神経デブリやAβ線維の貪食が亢進することが報告されている．SIRPβのリガンドはまだ明らかではないが，そのシグナルは，神経損傷部位やAβ線維の貪食によるクリアランスに関与すると考えられる[26]．

## おわりに

CD47-SIRPαシグナルについては，先行する末梢マクロファージや樹状細胞での研究成果が，脳内ミクログリアでの機能解析に重要な示唆を与えている．しかし，実際のミクログリアにおけるCD47-SIRPαシグナルの解析には多くの課題が残されている．特に，受容体とそのリガンドがミクログリアとどのような細胞の間で働いているのかについては，細胞特異的な分子操作を用いた*in vivo*での詳細な解析が必要である．

本稿では触れなかったが，ヒト・マウスのSIRPα遺伝子には，CD47との結合部位をコードする領域に，アミノ酸置換を伴う遺伝子多型が集中する[27][28]．最近，この遺伝子多型の違いが実際にマクロファージの貪食能に影響を与えることが示された[29]．この違いはミクログリアの貪食にも影響する可能性があるため，ミクログリアが関与する神経修復や神経傷害，神経変性疾患の病態の個人差に，SIRPαの遺伝子多型がどのように関連するのか興味がもたれる．

細胞間接触シグナルは，病変部位など局所でミクログリアの活性化を制御する重要なシステムである．また細胞表面で機能することから，機能を直接制御する分子ツールの開発なども期待される．本稿で紹介したCD47-SIRPαシグナルを含む該当分野の研究を今後さらに発展させることで，臨床応用につながる研究成果が得られると期待される．

## 参考文献

1) Perry VH, Nicoll JA, et al : Nat Rev Neurol 6, 193-201, 2010.
2) McFarland HF, Martin R : Nat Immunol 8, 913-919, 2007.
3) Boillee S, Yamanaka K, et al : Science 312, 1389-1392, 2006.
4) Biber K, Neumann H, et al : Trends Neurosci 30, 596-602, 2007.
5) Nimmerjahn A, Kirchhoff F, et al : Science 308, 1314-1318, 2005.
6) Wake H, Moorhouse AJ, et al : J Neurosci 29, 3974-3980, 2009.
7) Matozaki T, Murata Y, et al : Trends Cell Biol 19, 72-80, 2009.
8) Okazawa H, Motegi S, et al : J Immunol 174, 2004-2011, 2005.
9) Ishikawa-Sekigami T, Kaneko Y, et al : Blood 107, 341-348, 2006.
10) Willingham SB, Volkmer JP, et al : Proc Nat Acad Sci USA 109, 6662-6667, 2012.
11) Weiskopf K, Ring AM, et al : Science 341, 88-91, 2013.
12) Chuang W, Lagenaur CF : Dev Biol 137, 219-232, 1990.
13) Sano S, Ohnishi H, et al : FEBS Lett 411, 327-334, 1997.
14) Ohnishi H, Kaneko Y, et al : J Neurosci 25, 2702-2711, 2005.
15) Murata T, Ohnishi H, et al : J Neurosci 26, 12397-12407, 2006.
16) Ohnishi H, Murata T, et al : J Neurosci 30, 10472-10483, 2010.
17) Ohnishi H, Kobayashi H, et al : J Biol Chem 279, 27878-27887, 2004.
18) Toth AB, Terauchi A, et al : Nat Neurosci 16, 1417-1425, 2013.
19) Gitik M, Liraz-Zaltsman S, et al : J Neuroinflammation 8, 24, 2011.
20) Bard F, Cannon C, et al : Nat Med 6, 916-919, 2000.
21) Bamberger ME, Harris ME, et al : J Neurosci 23, 2665-2674, 2003.
22) Kuroki K, Furukawa A : Front Microbiol 3, 429, 2012.
23) Hoek RM, Ruuls SR, et al : Science 290, 1768-1771, 2000.
24) Broderick C, Hoek RM, et al : Am J Pathol 161, 1669-1677, 2002.
25) Hayashi A, Ohnishi H, et al : J Biol Chem 279, 29450-29460, 2004.
26) Gaikwad S, Larionov S, et al : Am J Pathol 175, 2528-2539, 2009.
27) Sano S, Ohnishi H, et al : Biochem J 344, 667-675, 1999.
28) Takenaka K, Prasolava TK, et al : Nat Immunol 8, 1313-1323, 2007.
29) Nuvolone M, Kana V, et al : J Exp Med 210, 2539-2552, 2013.

**大西浩史**

| | |
|---|---|
| 1988 年 | 東京大学農学部農芸化学科卒業 |
| 1990 年 | 同大学院農学系研究科応用生命工学専攻修士課程修了 |
| 1993 年 | 同博士課程修了 |
| | 三菱化成生命科学研究所特別研究・准研究員 |
| 2001 年 | 群馬大学生体調節研究所講師 |
| 2006 年 | 同助教授 |
| 2007 年 | 同准教授 |
| 2013 年 | 群馬大学大学院保健学研究科教授 |

**橋本美穂**

| | |
|---|---|
| 1997 年 | 宮崎大学農学部獣医学科卒業 |
| 2001 年 | 岐阜大学大学院連合獣医学研究科博士課程修了 |
| | 三菱化学生命科学研究所特別研究員 |
| 2004 年 | 宮崎大学農学部産学官連携研究員 |
| 2008 年 | 群馬大学生体調節研究所研究員 |
| 2013 年 | 群馬大学大学院保健学研究科研究員 |

第2章 神経・非神経細胞ネットワークと脳内環境

# 7．ミクログリアの毒性転換の制御による神経変性疾患の新規治療法開発

竹内英之

　神経変性疾患において，神経細胞のみの機序による自滅的な細胞死（自律性神経細胞死）のほかに，ニューロンの周囲環境であるグリア細胞が異常に活性化することで神経細胞死をきたす（非自律性神経細胞死）機序が病態に大きく関与していることが判明してきた。特に，生理的には神経保護的なミクログリアが，神経傷害的に毒性転換をきたすことが，神経変性疾患の病態進展因子である可能性が示されている。ミクログリア毒性転換の制御による，脳内環境の正常化に基づいた神経変性疾患の新たな治療法開発が期待される。

## はじめに

　ミクログリアは中枢神経系におけるマクロファージ様免疫担当細胞として，①免疫反応の起点となる抗原提示細胞，②異物に対する自然免疫作用，③老廃物などの食作用，④神経回路形成のサポートといった中枢神経系の恒常性維持に重要な役割を担っている[1)2)]。しかし，病的な活性化は中枢神経系の破綻をきたしうる。神経傷害部位における活性化したミクログリアの集簇（ミクログリオーシス）は，外傷，脳卒中，炎症，てんかん，神経変性疾患などの種々の神経疾患に共通の病理学的特徴であり，慢性的な神経炎症が神経変性の主要な病態機序である証左とされる[3)]。また，神経変性疾患において，神経細胞自体の自滅的な細胞死（自律性神経細胞死）のほかに，異常に活性化したグリア細胞が積極的に神経細胞死を誘導すること（非自律性神経細胞死）が病態機序に大きく関与していることが明らかとなった[4)]。特に，生理的には神経保護的に作用するミクログリアが，病態下では神経傷害的な作用を発揮するように毒性転換を生じることが病態の進展因子である可能性が示唆されている。病的に活性化したミクログリアは特異的に大量のグルタミン酸を放出し，様々な神経疾患における神経傷害の主要因と考えられており[5)]，これまでにグルタミン酸シグナルの阻害あるいはミクログリアの阻害が神経疾患の治療法として試みられてきた。しかしながら，生理的なグルタミン酸シグナルや神経保護的なミクログリアまでも阻害してしまうことから，その治療効果は乏しかった[6)]。よって，望むべき治療法は，神経保護的な機能を妨げずに神経傷害的なミクログリアのみを阻害することと考えられる。神経疾患の病態形成におけるミクログリアの毒性転換の機序解明によって，様々な神経疾患に対する新たな治療法開発の道が開かれることが期待される。

## I．ミクログリアとは

　ミクログリアは，ヒトの中枢神経系細胞のおよ

---

**key words**

ミクログリア，毒性転換，サイトカイン，ケモカイン，グルタミン酸，神経細胞死，神経変性，神経炎症，ギャップ結合，ヘミチャネル

そ10％を占め，胎児期に中枢神経系へ移行した骨髄単核球由来の細胞を起源とする[7]。ミクログリアは主として灰白質，特に嗅球，海馬，基底核，黒質に分布し，生理的状態ではミクログリアは枝分かれした突起を呈し（静止ミクログリア），細胞体は余り動かさずに突起を伸縮させて中枢神経系内の環境を絶えず精査している[8]。しかし病態下では，アメーバ状に形態を変化させ活発な運動性を呈し（活性化ミクログリア），自然免疫を担う大食細胞および免疫反応の起点となる抗原提示細胞として機能するほか，抗酸化物質や栄養因子の分泌，異物や老廃物の貪食，神経回路の形成や修復などを通じて，中枢神経系の恒常性維持に寄与している[9]。しかし病的な活性化は，炎症性サイトカイン・ケモカイン，核酸，興奮性アミノ酸，活性酸素種，プロテアーゼといった神経傷害因子の分泌をも誘導するため，往々にして中枢神経系自体の破壊をもたらす。よって，ミクログリアは功罪両面をもつ諸刃の剣に例えられる。ミクログリアの神経保護的な活性化と神経傷害的な活性化は，外的刺激の種類，程度，時間などに依存して変化すると考えられているが[10]，特に傷害された神経細胞からの刺激が弱い場合（神経細胞がまだ救いうる状態）には神経保護的な活性化を誘導し（help-meシグナル），強い場合（神経細胞がもはや救いえない状態）には神経傷害的な活性化を誘導する（kill-meシグナル）ことが示唆されている（図❶）。

同一のミクログリアが連続的に活性化状態を神経保護的な状態から神経傷害的な状態へと変化させているのか，あるいは活性化ミクログリアが神経保護的作用をもつ細胞集団と神経傷害的作用をもつ細胞集団の少なくとも2つのサブポピュレーションに分けられるのかは，いまだ解明されていない重要な問題である。ミクログリアの類縁細胞であるマクロファージでは，細胞性免疫を担う1型ヘルパーT細胞（Th1）誘導性あるいは液性免疫を担う2型ヘルパーT細胞（Th2）誘導性の2つのサブポピュレーション（M1マクロファージおよびM2マクロファージ）が提示されており[11]，

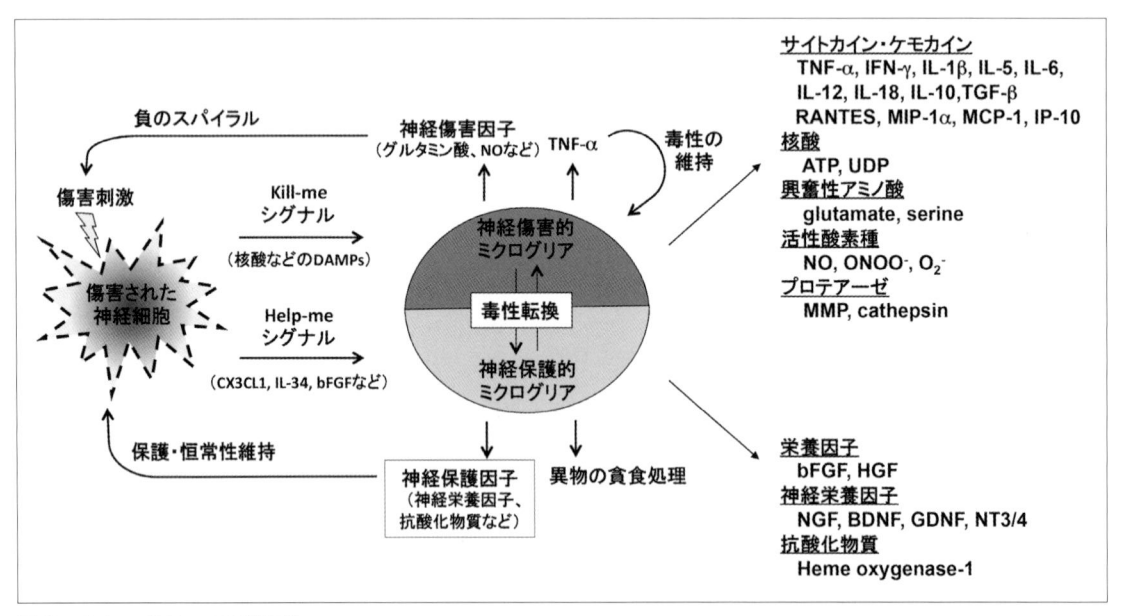

**図❶　ミクログリアの毒性転換**

活性化ミクログリアは，神経保護因子の分泌や異物の貪食などを通じて中枢神経系の恒常性維持に寄与する一方，神経傷害因子をも分泌し病巣拡大を引き起こす。特に神経変性疾患においては，神経保護的から神経傷害的なミクログリアへ毒性転換をきたすことが病態進展の1つの機序として想定されている。外的刺激の程度によって，神経保護的あるいは神経傷害的な活性化が誘導されると考えられているが，その詳細な機序は不明である。

いくつかの研究グループはそのアナロジーから神経傷害的ミクログリアを M1 ミクログリア，神経保護的ミクログリアを M2 ミクログリアと提唱している[12]。しかし，ほとんどの神経疾患マウスモデルが，Th1 優位性の C57BL/6 マウスであり，Th2 誘導が炎症抑制的に作用すること（逆に，Th2 優位性の Balb/c マウスでは Th2 誘導で炎症が促進されうる），また Th17，Th$_{GM-CSF}$，Treg などの発見から，今日では炎症機転が Th1/Th2 二元論では免疫学的に説明できないため，M1/M2 ミクログリア二元論の適用については十分に慎重な議論が望まれる。

## II. ミクログリアによる神経細胞傷害

病的に活性化したミクログリアは，腫瘍壊死因子（TNF-α）やインターフェロンγ（IFN-γ）に代表される炎症性サイトカインやケモカイン，核酸，興奮性アミノ酸，活性酸素種，プロテアーゼなどを分泌し，直接的な細胞傷害や神経外からの炎症細胞浸潤の誘導を介して神経炎症の起点と

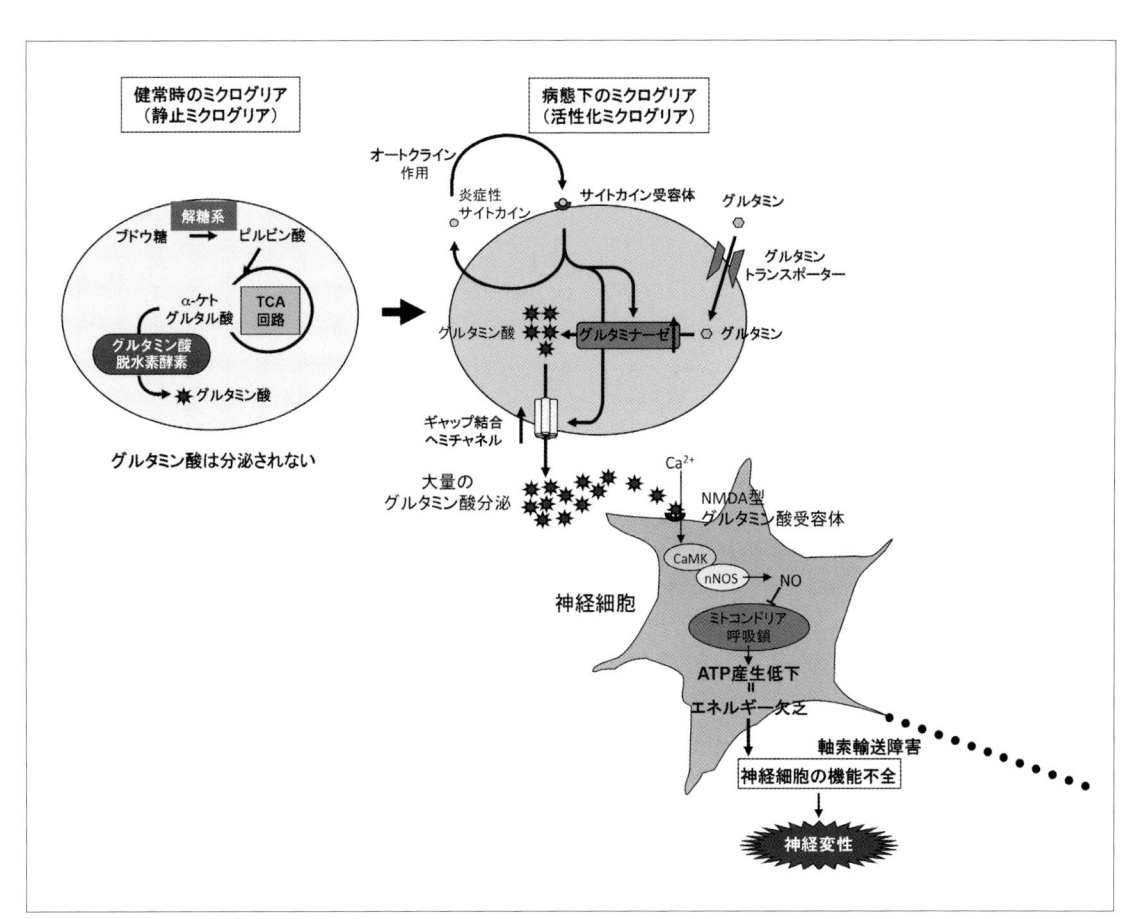

**図❷　活性化ミクログリアによるグルタミン酸分泌機構と神経変性**

健常時のミクログリアは，TCA 回路のα-ケトグルタル酸からグルタミン酸脱水素酵素によってグルタミン酸を合成し，細胞の恒常性維持に利用するのみで，細胞外へグルタミン酸を分泌しない。活性化ミクログリアではグルタミナーゼが誘導され，細胞外のグルタミンを基質としてグルタミン酸が大量に合成される。さらに，活性化ミクログリアの表面ではギャップ結合ヘミチャネルの発現が増加し，ここからグルタミン酸が細胞外に分泌される。分泌された過剰量のグルタミン酸は，神経細胞の NMDA 型グルタミン酸受容体を刺激し，細胞外からの Ca イオン流入を促すことで，下流のカルモジュリンキナーゼ（CaMK）/神経型一酸化窒素合成酵素（nNOS）を活性化する。産生された一酸化窒素（NO）はミトコンドリア呼吸鎖を阻害して ATP 合成を低下させる。このエネルギー欠乏は神経細胞機能不全を生じ，病理学的には軸索輸送障害による神経突起ビーズ状変性として顕在化し，最終的には神経変性に至らしめる。

なる。特にミクログリアから分泌される最強の神経傷害因子の1つにグルタミン酸が挙げられる（図❷）。静止ミクログリアは，一般的な細胞と同様の機序で，グルタミン酸脱水素酵素の作用により，TCA回路のα-ケトグルタル酸からグルタミン酸を生合成し，合成されたグルタミン酸は細胞の恒常性維持に使用されるのみで，細胞外へ放出されることはない。それに対して，活性化ミクログリアでは，グルタミナーゼの発現が誘導され，細胞外からグルタミンを取り込んでグルタミン酸を大量に生合成する。さらに，活性化に伴って細胞表面に発現が増強されたギャップ結合ヘミチャネルからグルタミン酸を細胞外へ分泌する[13]。活性化ミクログリアはその運動性から周囲の細胞との結合が乏しく，ヘミチャネルがより細胞間隙に露出していることから，グルタミン酸を細胞間隙に撒布しやすい状況にあると考えられる。また，活性化ミクログリアから分泌される炎症性サイトカイン（TNF-αやIFN-γ）が，オートクラインまたはパラクラインに作用して，ミクログリアの活性化を維持することにより，さらなるグルタミン酸分泌を促しうる。活性化ミクログリアから分泌された過剰なグルタミン酸は，神経細胞のNMDA型グルタミン酸受容体を刺激して，細胞外からのCaイオン流入を促す。神経細胞内のCaイオン濃度上昇に伴い，下流にあるカルモジュリンキナーゼ（CaMK）および神経型一酸化窒素合成酵素（nNOS）が活性化し，一酸化窒素（NO）が産生される。NOはミトコンドリア呼吸鎖複合体Ⅳを阻害し，ATP合成を阻害する。ATP合成の低下によって生じたエネルギー欠乏は，神経細胞の機能不全を招き，病理学的にはATPを利用する軸索輸送の障害として神経突起がビーズ状に変性する形で顕在化する。神経細胞機能不全の状態が続くことで，最終的には神経変性に至ると考えられている[14]。

## Ⅲ．ギャップ結合を介した神経炎症の増幅

本来，ギャップ結合やヘミチャネルは，セカンドメッセンジャー（Caイオン，イノシトール三リン酸，環状AMP，環状GMPなど），代謝産物（グルタミン酸，ブドウ糖，グルタチオンなど），核酸（ATP，ADP，RNAなど）といった分子量1kDa以下の小分子の細胞間あるいは細胞内外の主要な交通経路である[15)16)]。特にグリア細胞のギャップ結合は，過剰なグルタミン酸濃度，K濃度，pH変動などの緩衝や，Caイオンの伝播による神経活動の調節など，神経系の恒常性維持と円滑な神経伝達に寄与している[17]。しかし病態下では，脳卒中にその好例を見ることができるように，この細胞間連絡が病巣拡大の元凶となる[18)-20)]。傷害された細胞から，高濃度のCaイオン，Kイオン，活性酸素種などの毒性因子が放出され，ギャップ結合を介して周囲の細胞へ波及する。さらに，虚血下ではギャップ結合が開放状態になりやすく，毒性因子の細胞間伝播がより助長される。そのうえ，これらの毒性因子はアストロサイトやミクログリアの活性化を誘導し，さらなる細胞傷害性因子や炎症性因子の分泌を促すことで，直接的な細胞傷害部位の拡大のみならず，白血球やリンパ球の浸潤を誘導し，慢性的な神経炎症を増幅させる（図❸）。このような神経変性および神経炎症の悪循環が，様々な神経疾患の病態形成において重要な役割を演じていると考えられている。実際に，脳虚血，筋萎縮性側索硬化症およびアルツハイマー病のモデル動物において，ギャップ結合阻害剤の投与によって症状の有意な改善効果が認められており[21)22)]，臨床応用に向けた試みが進められている。

## Ⅳ．ミクログリアの毒性転換の制御に向けて

前述のように，神経傷害的なミクログリアを標的とした治療法の有効性が証明されつつあるが，さらに進んだ究極的な治療戦略として，ミクログリアの毒性転換自体を外的に制御することによる病的な脳内環境の正常化が提起されている。また多くの神経変性疾患において，原因となる変異タンパクや異常シグナルのプリオン様の細胞間伝播による病状進展が報告されており[23)]，病変細胞から分泌される変異タンパクやmiRNAを含有するエクソソームによる細胞間連絡を介する伝播因子

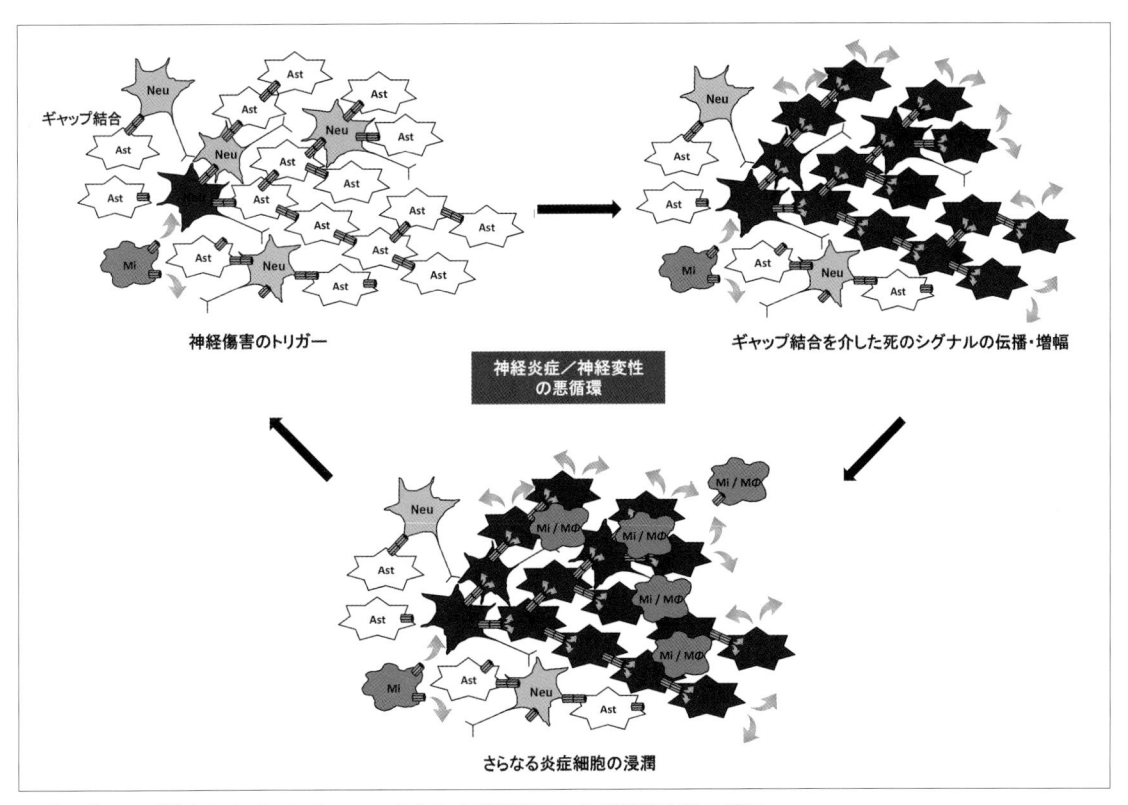

**図❸ ギャップ結合およびヘミチャネルを介した神経炎症および神経変性の増幅**
活性化ミクログリアのヘミチャネルからのグルタミン酸分泌が神経傷害のトリガーとなる。傷害された細胞からの死のシグナルがギャップ結合を介して周囲の細胞へ伝播し，神経炎症および神経変性が拡大する。傷害された細胞からの放出因子がさらなる炎症細胞の浸潤を誘導して慢性的な神経炎症を増幅させるという悪循環を形成する。
Mi：ミクログリア，Mi/Mφ：ミクログリア/浸潤マクロファージ，Neu：神経細胞，Ast：アストロサイト

もミクログリアの毒性転換因子の候補に挙げられている。筆者らは，各種の刺激下で活性化したミクログリアに共通に変化するmRNA，miRNA，エクソソームの網羅的解析を通じて，ある種のサイトカインおよびmiRNAがミクログリアの毒性転換の主要経路を司ることを見出した（未発表データ）。現在，神経変性疾患モデル動物の解析などを通じて，当該因子を標的とした治療の有効性確認を試みている。

## おわりに

現在，神経変性疾患の病態進展に大きく関与する神経傷害性ミクログリアを標的とする治療法の有用性が証明されつつある。さらには，ミクログリアの毒性転換を外的に制御することで，病的な脳内環境を正常に復する治療戦略が，究極的な神経疾患の治療法として提起されており，今後のさらなる研究開発が望まれる。

### 参考文献

1) Block ML, et al : Nat Rev Neurosci 8, 57-69, 2007.
2) Takeuchi H : Clin Exp Neuroimmunol 1, 12-21, 2010.
3) Nelson PT, et al : Ann Med 34, 491-500, 2002.
4) Boillee S, et al : Science 312, 1389-1392, 2006.
5) Schwartz M, et al : Trends Neurosci 26, 297-302, 2003.
6) Parsons CG, et al : Neuropharmacology 53, 699-723, 2007.
7) del Rio-Hortega P : Cytology and Cellular Pathology of the Nervous System（Hocker PP, ed），Penfield Wed, 1932.

8) Wake H, et al : Trends Neurosci 36, 209-217, 2013.
9) Nimmerjahn A, et al : Science 308, 1314-1318, 2005.
10) Sawada M : Parkinsonism Relat Disord 15 Suppl 1, S39-41, 2009.
11) Mantovani A, et al : Trends Immunol 23, 549-555, 2002.
12) Henkel JS, et al : J Neuroimmune Pharmacol 4, 389-398, 2009.
13) Takeuchi H, et al : J Biol Chem 281, 21362-21368, 2006.
14) Takeuchi H, et al : J Biol Chem 280, 10444-10454, 2005.
15) Yeager M, Harris AL : Curr Opin Cell Biol 19, 521-528, 2007.
16) Saez JC, et al : Physiol Rev 83, 1359-1400, 2003.
17) Ransom B, et al : Trends Neurosci 26, 520-522, 2003.
18) Orellana JA, et al : Antioxid Redox Signal 11, 369-399, 2009.
19) Kalogeris T, et al : Int Rev Cell Mol Biol 298, 229-317, 2012.
20) Thompson RJ, et al : Science 312, 924-927, 2006.
21) Takeuchi H, et al : Exp Neurol 214, 144-146, 2008.
22) Takeuchi H, et al : PLoS One 6, e21108, 2011.
23) Polymenidou M, Cleveland DW : J Exp Med 209, 889-893, 2012.

竹内英之
1995 年　名古屋大学医学部卒業
　　　　名古屋第二赤十字病院研修医
1997 年　名古屋第一赤十字病院神経内科
2002 年　名古屋大学医学部大学院神経内科学講座修了
2003 年　名古屋大学環境医学研究所神経免疫学助手
2007 年　同助教
2009 年　米国ペンシルベニア大学附属病院 visiting assistant professor
2012 年　名古屋大学環境医学研究所神経免疫学助教

第2章 神経・非神経細胞ネットワークと脳内環境

# 8．オプトジェネティクスと小動物 functional MRI の融合による脳内環境変化の解析

田中謙二・三村　將・高田則雄

　グリア神経相互作用は，グリアから神経への一方向性の作用と，神経からグリアへの一方向性の作用の総和からなる。それぞれ一方向性の作用を切り分けて記載して初めて相互作用が見えてくるという立場のもと，オプトジェネティクスを用いてグリアだけを操作する実験方法を開発した。次に，グリアを起点とした操作が神経細胞へどのような影響を及ぼすか明らかにした。最後にグリアを起点とした操作が脳の活動をどのように変化させるか非侵襲的に観察する方法を開発した。

## はじめに

　グリア神経相互作用を切り分けて観察するために，オプトジェネティクスを用いてグリアだけを操作する実験方法を樹立することから始めた。グリア細胞は活動電位を発生しないので，オプトジェネティカルな操作によって光電流が流れるだけで，何が起こるか全くわからなかった。別の言い方をすれば，わからないのでワクワク感があった。そんな初期のワクワク感から始まり，functional MRI の導入にいたるまでの道程を本稿で述べる。

## I．グリア細胞を光で操作して何の意味があるのか

　2005年に Deisseroth は，channelrhodopsin-2（ChR2）を用いて神経細胞の発火を光で操作する実験を発表した[1]。ChR2 cDNA を細胞種特異的に発現させてそこに光を導けば，誰でも好きな細胞を操作しうるという魅力的な技術であることはすぐに皆が理解できた。神経細胞には電位依存性ナトリウムチャネルがあるので，ある程度脱分極させれば人工的に活動電位を起こすことができるので，実験そのものの実現性が低くないと見積もられた。後にオプトジェネティクスと名づけられたこの手法は，神経科学で爆発的に広まり，その後の発展については読者の皆さんも肌で感じていることと思われる[2-4]。

　それではグリア細胞に ChR2 を発現させて光を照射すると何が起こるのであろうか？　何が期待できるであろうか？　私がグリア細胞に ChR2 を発現させることを考えたのは，オリゴデンドロサイトの操作を行いたかったからである。オリゴデンドロサイトは，神経細胞の興奮によってもたらされる Glu，GABA，ATP，K のすべてで脱分極することが知られており，かつオリゴデンドロサイトを電極を用いて強制的に 20 mV ほど脱分極させると支配される軸索の神経伝導速度がわずか

---

**key words**

グリア神経相互作用，オプトジェネティクス，channelrhodopsin-2（ChR2），アストロサイト，テトラサイクリン遺伝子発現誘導システム（Tet システム），KENGE-tet システム，K イオン，グルタミン酸，functional MRI

に速まる[5]。パッチ電極で1つのオリゴデンドロサイトに電流を加えるのではなく，オプトジェネティクスの手法を用いて光で簡単に複数のオリゴデンドロサイトを同時に操作したいという動機である。この実験にはオリゴデンドロサイトを脱分極させる生理的な意味があった（山形大学医学部山崎良彦博士との共同研究）[6]。

では，本稿で扱うアストロサイトにChR2を発現する意味は何であろうか。1つわかっていたことは，ChR2は非選択的陽イオンチャネルであるので，Caイオンをある程度透過することである。しかし，これがアストロサイトのCaイメージングで捉えられている量と同等の変化量かどうか全くわからなかった。アストロサイトの膜抵抗が低いので，光電流を流したところで膜電位はわずかしか変わらない，そんな状態で電流を流して何になるのか，アストロサイトには膜電位感受性のNaチャネルもCaチャネルもないはずだ，お前の実験の意味がわからないとしばしば批判を受けた。ここを見事に突破したのが松井広博士（東北大学医学部）であるが，それについてはⅢで後述することとし，まずはグリア細胞にChR2が発現するマウスの開発について述べる。

## Ⅱ. ChR2を十分に発現するマウスの開発

ChR2の単一チャネルコンダクタンスは，通常のイオンチャネルに比べて1000分の1程度しかないので[7]，光電流を得るにはかなりの発現量が必要なことは理解していただけると思う。さらにChR2は膜タンパクであるので，折りたたみ，膜への挿入，細胞表面への移動という種々の関門をくぐり抜けて初めて機能を発揮できるようになる。ChR2を十分に発現させる，言いかえると光電流が生じるだけの量を発現させるにはちょっとやそっとの発現量ではダメなのである。

筆者は，遺伝子発現を増幅しうるシステムとしてテトラサイクリン遺伝子発現誘導システム（以下Tetシステム）[8]を採用した。とにかく多く発現すれば光電流が得られるだろうし，多く発現しすぎて細胞傷害性が出てしまったらドキシサイクリンを使って発現量を弱めればよいと考えた。Tetシステムでは2つのマウスを組み合わせる。1つ目のマウスは細胞種特異性を担保するためのマウス（tTAマウス）で，もう1つのマウスは高い発現量を得るためのマウス（tetOマウス）である（図❶）。最初の試行で得られたtetO-ChR2マウスと実績のあるアストロサイト特異的tTAマウス（Mlc1-tTA[9]）との組み合わせではほとんどChR2の誘導がかからず失望したが，tetO-ChR2カセットをhouse keeping geneであるbeta actinの近傍に

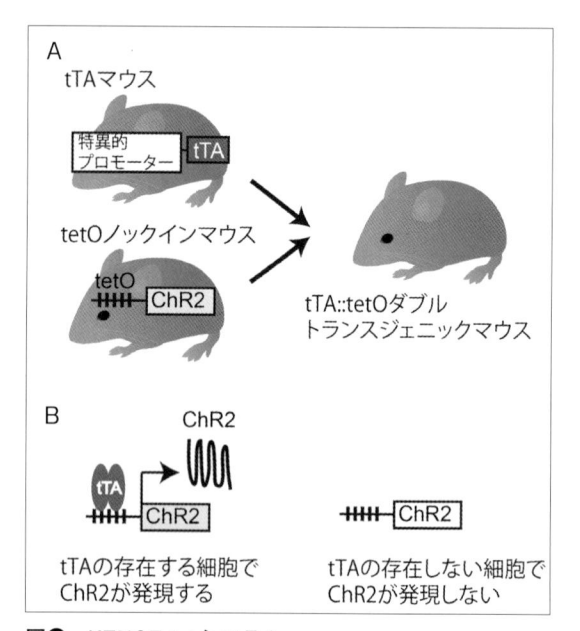

図❶ KENGE-tetシステム

A. tTAマウスとtetO-ChR2ノックインマウスの二重構成。細胞種特異的プロモーターの制御下でtTA転写誘導タンパクを発現するラインと，tetOプロモーター-ChR2をもつラインの2種類を交配させ，得られるダブルトランスジェニックマウスを実験に用いる。tetO-ChR2をhouse keeping geneの近傍にノックインしてChR2の発現を十分に稼げるシステムをknockin-mediated enhanced gene expression（KENGE）-tetと呼ぶ。グリア細胞操作には，Mlc1-tTA（アストロサイト），PLP-tTA（オリゴデンドロサイト），Iba1-tTA（ミクログリア）を用いる。

B. tet systemによる細胞種特異的ChR2発現。tTA転写誘導タンパクを発現する細胞では，tTAがtetOプロモーターへ結合し，転写を開始する。すなわちChR2が発現する（左）。一方でtTA転写誘導タンパクを発現しない細胞ではtetOプロモーターが活性化することはなく，ChR2は発現しない。

ノックインすると高い誘導がかかることがわかった（KENGE-tet システム）[10]。アストロサイトに加えて，オリゴデンドロサイト[11]，ミクログリア[10]にそれぞれ特異的にChR2を発現させることができ，それぞれに光電流を惹起させることができる。

## III. アストロサイトから神経への一方向性の作用

アストロサイトのChR2を光で開口することによって何が起こるか，松井が詳しく報告しているので原著をあたってもらいたい[12)13)]。ここではエッセンスを述べる（図❷）。ChR2陽性アストロサイトを光刺激すると，少なくとも2つの現象がみられる。1つは，アストロサイトからのKイオンの放出であり，もう1つはアストロサイトからのグルタミン酸の放出である。前者はChR2発現細胞に共通する所見であり，後者はアストロサイトに特異的な所見である。ChR2の開口によって細胞内へ陽イオンが流入するので，それを緩和させるためにKイオンが放出する。これが前者のメカニズムである。後者のメカニズムは，松井が新規に見出したものであるが，ChR2の開口によってHイオンが細胞内に流入し，細胞内が酸性化され，それによってDIDS感受性陰イオンチャネルが開口して，陰イオンであるグルタミン酸が放出されるというものである。

細胞外のKイオンが増えることも，細胞外のグルタミン酸が増えることも，いずれも神経細胞を興奮させる方向に作用する。問題はその程度であり，それらが十分に強ければ神経細胞が発火するが，弱ければ発火しない。筆者らの大脳皮質アストロサイトを用いた予備的結果によると，頭蓋骨越しの500 msecの青色光照射では近傍の神経細胞の発火を引き起こすことはないが，頭蓋骨越しの5 secの照射では神経細胞が発火し，cortical spreading depressionとよく似た伝播が生じる（吉田ら，未発表データ）。

## IV. オプトジェネティクスとマウス functional MRIの融合

グリア細胞の光操作が，どのような脳活動変化を起こすか，どのような脳活動伝播がみられるのか探索するには，全脳レベルで観察できる実験系が理想的である。筆者はfunctional MRI（fMRI）に注目し，これとアストロサイト光操作と組み合わせることを考えた。

しかし，何といってもマウスの脳は小さいのでアイデアの実行は容易ではない。マウスの脳の大きさは約0.4 cm³であり，ヒト脳1400 cm³の0.03％足らずである。このため高磁場fMRI装置といえでも空間解像度が不足していた。そのためオプトジェネティクスとfMRIとを融合する試みは，もう少し脳のサイズが大きいラットに対して試みられてきた[14)15)]（ただしBoydenらは9.4テ

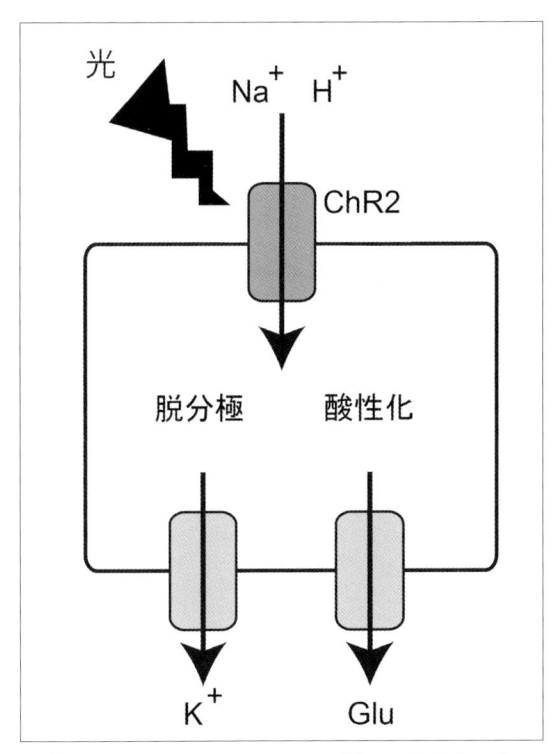

**図❷ アストロサイトのChR2が開口したあとに起こること**

アストロサイトのChR2に光が当たると，NaイオンやHイオン（プロトン）が流入する。陽イオンの流入により細胞膜は脱分極する。脱分極を是正するためにKイオンを細胞の中から外へ放出する。一方で，アストロサイトにおいてはプロトン流入による細胞内酸性化が引き金となって，グルタミン酸が陰イオンチャネルから放出される。

スラMRIを用いてマウスに対するofMRIを報告している[16])。そんな中，2008年にfMRI信号（BOLD信号）の検出感度を3倍程度向上させるCryoProbeが発表されて，マウス脳活動のfMRI計測が現実的となった。つまり小動物用の7テスラMRI装置にCryoProbeを組み合わせると，BOLD信号の検出感度が21テスラMRI装置なみに上昇する。これによってマウスfMRIが可能になった。このシステムは岡野栄之博士（慶應義塾大学医学部）のチームが立ち上げたものであり，空間解像度が0.2×0.2×0.5 mmであり，撮像間隔は1.5秒で現在運用している。

　グリアオプトジェネティクスとfMRIの融合のめざすところは，非侵襲的な操作と非侵襲的な観察の組み合わせにある。Ⅲで述べたように，頭蓋骨に穴をあけずに，脳実質に傷をつけることなく，アストロサイトを操作できる。アストロサイトは開頭手術だけで活性化するので，非侵襲的に操作できる本方法は理想的といえる。本稿では，近傍の神経細胞に発火を引き起こさないレベルのアストロサイト活性化（500 msecの青色光照射）によるfMRI信号の変化について紹介する。

　アストロサイトの光活性化に応答する脳領域を図❸に示した。光ファイバーを頭蓋骨に水平に設置して，大脳皮質に存在するアストロサイトだけを活性化したにもかかわらず，BOLD応答が皮質下の構造（視床など）でも顕著にみられた。局所的なアストロサイトの光操作，引き続く神経活動変化が神経発火を引き起こさないレベルの変化であったにもかかわらず，どのようにして皮質下まで作用を及ぼしたのか疑問が残る。一方で，ア

図❸　アストロサイト光操作とfMRIの融合
経頭蓋的に大脳皮質アストロサイトを光活性化した時にfMRI応答を示す脳部位の一例。青矢印は光ファイバーの向きを示す。矢状断像。応答は大脳皮質だけでなく，視床や中脳でもみられた。光ファイバーの先端は，大脳皮質視覚野付近の頭蓋骨上に留置した。

ストロサイトの長時間の光刺激によってcortical spreading depression様の大脳半球全体に及ぶ活動が惹起されたときにBOLD信号がどのように時々刻々と変化するのか興味が尽きない。

## おわりに

　オプトジェネティクスとマウスfMRIの融合によって，グリア細胞を起点とする脳活動の変化がどのような時空間動態をもって伝播していくか，非侵襲的に解析することができるようになった。つまり，グリア神経相互作用の新しい解析方法としてオプトジェネティクスとマウスfMRIの組み合わせが登場した。BOLD信号そのものが何を反映しているか明らかにする研究にもこの方法は応用可能であろう。

### 参考文献

1) Boyden ES, et al : Nat Neurosci 8, 1263-1268, 2005.
2) Fenno L, Yizhar O, et al : Annu Rev Neurosc 34, 389-412, 2011.
3) Tye KM, Deisseroth K : Nat Rev Neurosci 13, 251-266, 2012.
4) Yizhar O, et al : Neuron 71, 9-34, 2011.
5) Yamazaki Y, et al : Neuron Glia Biol 3, 325-334, 2007.
6) Yamazaki Y, et al : Glia 62, 1299-1312, 2014.
7) Lin JY, et al : Biophys J 96, 1803-1814, 2009.
8) Gossen M, Bujard H : Proc Natl Acad Sci USA 89, 5547-5551, 1992.
9) Tanaka KF, et al : Biol Psychiatry 67, 770-773, 2010.
10) Tanaka KF, et al : Cell Rep 2, 397-406, 2012.
11) Inamura N, et al : Genesis 50, 424-428, 2012.
12) Sasaki T, et al : Proc Natl Acad Sci USA 109, 20720-20725, 2012.
13) Beppu K, et al : Neuron 81, 314-320, 2014.
14) Lee JH, et al : Nature 465, 788-792, 2010.
15) Abe Y, et al : Neurosci Res 74, 248-255, 2012.
16) Desai M, et al : J Neurophysiol 105, 1393-1405, 2011.

**田中謙二**
1997 年　慶應義塾大学医学部卒業
　　　　同医学部附属病院精神神経科研修医
2003 年　同大学院医学研究科博士課程修了
　　　　生理学研究所分子神経生理部門ポスドク
2004 年　同助手
2006 年　コロンビア大学医学部ポスドク
2008 年　生理学研究所分子神経生理部門助教
2012 年　慶應義塾大学医学部精神神経科学教室情動
　　　　の制御と治療学研究寄附講座特任准教授

## 第2章 神経・非神経細胞ネットワークと脳内環境

# 9. 神経炎症反応によって制御される脳内アミロイド代謝システムの分子機構

富田泰輔

　遺伝学・生化学から，アミロイドβタンパクはアルツハイマー病の発症に深く関与することが示されつつある。β，γセクレターゼはそれぞれアミロイドβタンパクの産生量および凝集性を決定する酵素であり，そのセクレターゼ活性制御による脳内アミロイドβタンパク量の制御はdisease-modifying therapyとなることが期待されてきた。一方近年，様々な遺伝学的アルツハイマー病発症リスク因子が同定され，アストロサイトやミクログリアが関係する神経炎症反応と発症メカニズムの相関が理解されはじめている。本稿においては，脳内アミロイドβタンパク量制御と神経炎症反応の関連について最近の知見を述べる。

## はじめに

　アルツハイマー病（Alzheimer disease：AD）患者脳に蓄積する老人斑，神経原線維変化の主要構成成分はアミロイドβタンパク（amyloid-β peptide：Aβ）およびタウである。遺伝学・生化学的解析から，Aβ産生および蓄積過程がAD発症の契機となりうること，一方タウタンパク蓄積が神経変性過程に深く関与していることが示唆され，AD発症機序におけるアミロイド仮説として広く受け入れられている[1]。Aβは前駆体タンパク（amyloid precursor protein：APP）の一部分であり，βおよびγセクレターゼにより神経細胞から常に産生・細胞外に分泌される（図❶）。また，γセクレターゼによって決定されるC末端長については，主な産物であるAβ40と，2アミノ酸長く凝集性の高いAβ42の2つの分子種が知られている。遺伝学的な解析により，優性遺伝形式を示す家族性AD（familial AD：FAD）が，APPおよびプレセニリン（presenilin：PS）遺伝子上の点突然変異に連鎖すること，またほぼすべての変異がAβ42産生またはAβそのものの凝集を促進することが明らかとなった。さらにFAD変異型APP過剰発現トランスジェニックマウスにおいて，アミロイド斑の蓄積と学習記憶障害が観察された。そして，この神経毒性にはタウタンパクが必要であることも示された。そこでADの発症機序として，産生・分解バランスの異常による脳内Aβ42濃度上昇と，それに続くAβ凝集・蓄積などのプロセスが神経毒性を発揮し，最終的にタウタンパク蓄積を含めた神経細胞の変容をもたらしAD発症を惹起する「アミロイド仮説」が成立するに至った（脳科学辞典「アミロイドβタンパク質」参照, http://bsd.neuroinf.jp/wiki/アミロイドβタンパク質）。

## I. セクレターゼの活性制御

　βセクレターゼ活性を担う酵素β-site APP

**key words**

アルツハイマー病，アミロイドβタンパク，セクレターゼ，リスク因子，アストロサイト，ミクログリア，分解，炎症

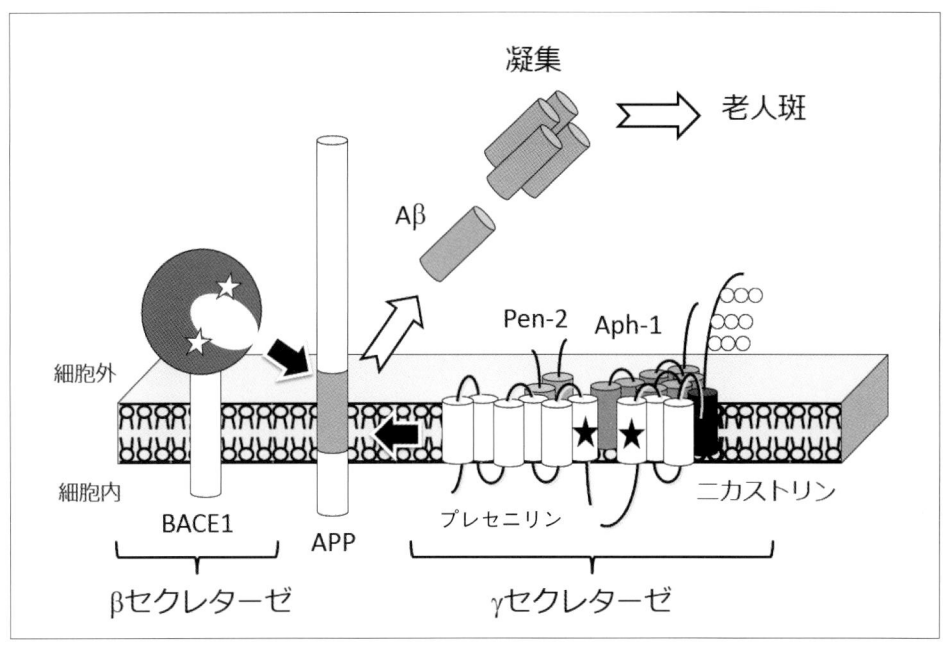

#### 図❶ APPの代謝とAD

Aβ は APP の細胞外部分から膜内配列の一部に相当する。まず β セクレターゼによって細胞外側で切断を受けたのち APP の C 末端断片が γ セクレターゼによって切断を受け，Aβ が細胞外に分泌される。β セクレターゼは膜結合型アスパラギン酸プロテアーゼ BACE1 が担っている。γ セクレターゼはプレセニリン，ニカストリン，Aph-1，Pen-2 の 4 つの膜タンパク質を基本構成因子とする膜タンパク質複合体である。それぞれの活性中心アミノ酸を星印で示した。

cleaving enzyme 1（BACE1）は脳内の全 Aβ 産生に必要な rate limiting enzyme である[2]。これまで，FAD に連鎖する *BACE1* 遺伝子上の変異は同定されていない。しかし，APP の β セクレターゼ切断部位近傍には，Swedish 変異（KM670/671NL）と呼ばれる FAD に連鎖する *APP* 遺伝子変異が知られ，β セクレターゼによる切断を亢進させ，総 Aβ 産生量を増加させることが知られている。また孤発性 AD 患者脳内においても，BACE1 の発現量・活性の増加が報告されている。一方最近，アイスランド国民の全ゲノムシーケンシング解析からアルツハイマー病および老化に伴う認知機能低下に対して予防的に作用する rare variant として Aβ 産生を 40％低下させる Icelandic 変異（A673T）が同定された[3]。すなわち，BACE1 による切断の大小が AD 発症リスクに直結することが明らかとなった[4]。

生理的条件下においても酸化ストレスや低酸素，虚血や外傷などの様々なストレスに応じて BACE1 の発現量や酵素活性そのものが変動する[4]。特に炎症反応において重要な役割を果たしている NF-κB は *BACE1* 遺伝子のプロモーター領域に結合し，その転写制御を担っていることが示されている。Aβ はグリア細胞からの炎症性メディエーターの産生を引き起こし，神経細胞における NF-κB の活性化を惹起することから，Aβ によって BACE1 発現が促され，さらに Aβ 産生を亢進させる悪循環サイクルが示唆されている。一方われわれは，炎症性脂質シグナルメディエーターの 1 つであるスフィンゴシン 1 リン酸（sphingosine-1-phosphate：S1P）が BACE1 の膜貫通領域に直接結合し，アロステリックにその活性を上昇させることを見出した（図❷）[5]。そして S1P の産生酵素である sphingosine kinase 2 の活性が Aβ アミロイドによって亢進すること，AD 患者脳においても上昇していたことから，S1P 産生経路と BACE1

活性制御のクロストークがあるものと考えている。興味深いことに，武田薬品工業により見出された新規化合物 TAK-070 は BACE1 の膜貫通領域に結合する世界初のアロステリック BACE1 阻害剤であることが明らかとなっている[6]。TAK-070 は BACE1 活性に対して 20〜30％の阻害能しか示さないが，経口投与においては非常に優れた脳内移行性を示し，アミロイド斑蓄積抑制のみならず認知機能改善効果も示し，治験が進められている。

一方，第2段階目の切断を担う γ セクレターゼは，プレセニリンを活性中心サブユニットとし，ニカストリン，Aph-1，Pen-2 の4分子を最低の構成因子とする膜タンパク複合体がその分子実態である（図❶）[7]。モデル生物を用いた解析から，各 γ セクレターゼ構成因子の遺伝学的機能欠失は酵素活性の消失と同時に Notch シグナルの喪失を引き起こすことが示された。Notch は細胞分化や運命決定に重要な役割を果たす受容体であり，γ セクレターゼによる切断を受けて生じる細胞質内領域が直接核へ移行し，シグナル伝達を行う。そして原因はいまだ不明であるが，低分子量 γ セクレターゼ阻害剤である semagacestat は第Ⅲ相治験の途中で被験者群において認知機能の悪化と皮膚がんリスクの亢進が認められ，開発中止となった[8]。そこで現在では，Aβ 産生のみを特異的に阻害する一方で，Notch シグナルを遮断しない化合物の開発が期待されている。われわれは S1P 経路と Aβ 産生の関連を検討する中で，S1P 受容体の機能的アンタゴニストであり多発性硬化症の治療薬として認可されている FTY720（fingolimod）が，神経細胞において Notch 切断に影響を与えずに γ セクレターゼ活性を抑制し Aβ 産生を低下させることを見出した（図❷）[9]。FTY720 は脂質をリガンドとする G タンパク質共役受容体 S1PR ファミリー分子に結合し，受容体の内在化を誘導することでアンタゴニストとして機能する。しかし，FTY720 の主要な標的受容体として知られている S1PR1 のシグナル経路は γ セクレターゼ活性制御と連関がみられなかった。したがって，γ セクレターゼ活性を制御する新規受容体の存在が示唆される。興味深いことに，脂質をリガンドとすることが推定されているオーファン受容体 GPR3 はアレスチン経路を介して γ セクレターゼ活性に影響を与えることが報告されている[10]。このように S1P をはじめとする炎症性脂質シグナルメディ

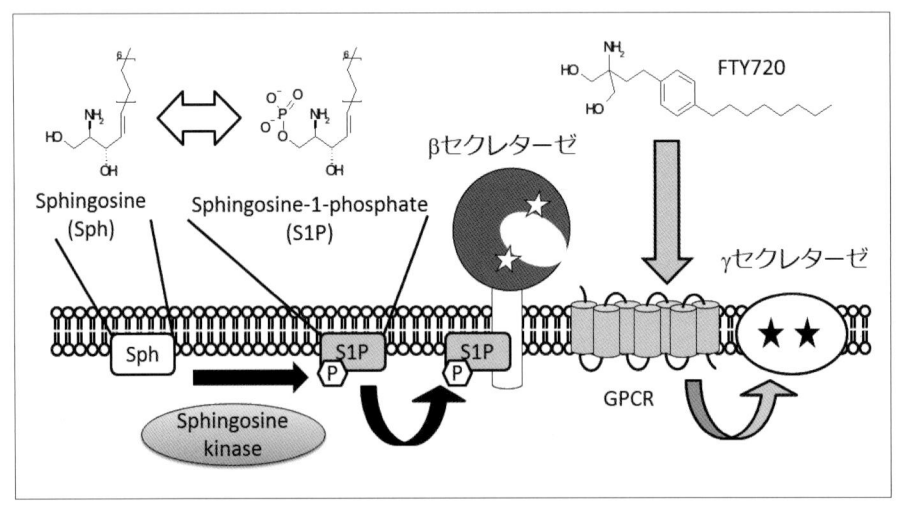

**図❷　リゾリン脂質とセクレターゼ活性制御**
スフィンゴシンは sphingosine kinase によってリン酸化され，スフィンゴシン1リン酸（S1P）となる。S1P は BACE1 の膜貫通領域に結合し活性化する。S1P アナログである FTY720 は GPCR 経路を介して γ セクレターゼ活性を抑制する。

エーターによるセクレターゼ活性制御は，脳内における炎症反応によるAβ産生レベル調節機構の一端を担っていると考えられる。

## II. 抗Aβ抗体療法

老人斑近辺にAβを貪食した反応性アストロサイトやミクログリアが集積していることから，脳内における炎症反応を担うグリア細胞が脳内Aβ量を規定するという考え方が古くからなされていた。一方で，これらの炎症性反応や伴って分泌されるサイトカインが神経細胞毒性を示すことなどから，脳内炎症反応がAD病態に対して与える影響については大きな議論があった。しかし，Aβを免疫したAPPトランスジェニックマウスにおいて，脳内のAβ沈着が劇的に除去されることが報告され[11]，脳内Aβ代謝メカニズムにミクログリアと獲得免疫が関与しうることが示唆された。即座にヒトを対象としたAβワクチン療法（AN-1792）が欧米において開始された。残念なことに第II相治験中に急性髄膜脳炎患者が出たために中止となったが，患者剖検脳の解析から，ヒトにおいてもAβワクチン療法が老人斑蓄積を減少させることが証明された[12]。しかしながら，Aβワクチン療法を受けた患者群の追跡調査の結果では，認知機能改善効果が認められず，抗Aβ療法として早期介入が必要であると考えられるようになった。またワクチン療法の作用点の解析から，抗Aβ抗体を抗体医薬として用いる受動免疫療法が注目を浴びるようになった[13]。その作用機序としては，老人斑除去効果のほか，可溶性Aβの選択的除去，Aβ線維化の抑制や逆に線維化したAβの融解など，それぞれの抗体により異なったメカニズムが想定されている。残念ながら臨床治験が最も先行していたbapineuzumabに関しては第III相治験において治療効果がみられなかった[14]。しかしsolanezumabについては，第III相治験において全体のエンドポイントの達成に至らなかったものの，mild-to-moderate ADにおいては有意に認知機能悪化を抑制することが示された[15]。

Pittsburgh Compound-B（PiB）をはじめとするアミロイド結合性PETプローブの開発により，生体における老人斑の脳内蓄積が検出可能となり，そのタイムコースと認知機能低下の関連が明らかにされつつある。そしてPiBアミロイドPET陽性の場合は未発症者であってもADへ進行する率が有意に高いことが示され，preclinical ADと考えられるようになった。さらにAβとAD発症の因果関係が最も明確なAPPやプレセニリン遺伝子変異をもつ優性遺伝性FAD家系において，臨床観察研究Dominantly Inherited Alzheimer Network（DIAN）が進められ，アミロイド蓄積からAD発症に至るまでに15〜20年間が経過することが推測されるようになった[16]。そのため，上記のAβワクチン療法の結果を考え合わせ，AD治療薬開発においては個々人の発症リスクを早期に診断し，「先制医療」として抗Aβ療法を行うストラテジーが適当であると考えられるようになった[17]。そこで，DIANの治験プログラムDIAN-TU，プレセニリン遺伝子のFAD変異をもつコロンビア家系でのAlzheimer's Prevention Initiative（API），AD発症リスクの高い未発症者に対して早期介入するAnti-Amyloid Treatment in Asymptomatic AD（A4）Trialにおいて，先制医療としての治験が試みられようとしている。

## III. グリア細胞によるAβ代謝システム

孤発性AD患者においては脳からのAβクリアランス速度が低下していることが示されており，Aβ代謝システムの低下はAD発症に関与していることが強く示唆されている[18]。興味深いことに，遺伝学的AD発症リスク因子として最も強いApoEを含むリポタンパク質粒子は脳内ではアストロサイトから分泌されているが，この粒子にAβを除去する活性を示すことが報告されている[19]。しかし，そのメカニズムは明らかではない。また，ApoE発現量を増加させる薬剤としてbexaroteneがADモデルマウスに治療効果を示すことが報告されたが，その後否定的な報告もなされ，ApoEとAβ代謝メカニズムについてはいまだ不明な点が多く残されている[20]。われわれはごく最近，アストロサイトから分泌されるセリンプロテアーゼKLK7が新規Aβ分解酵素であること

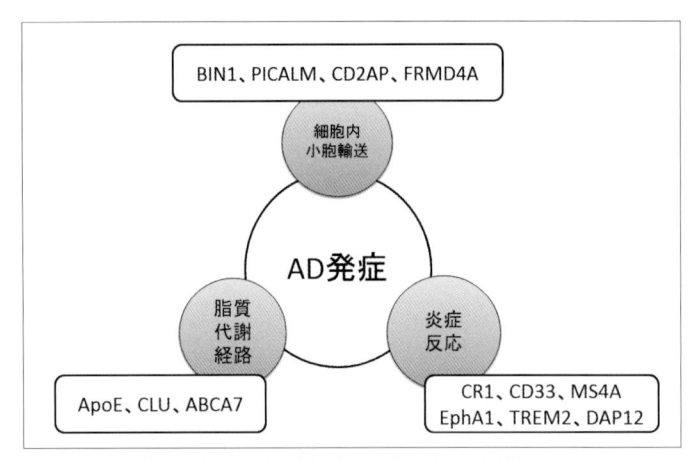

**図❸ 遺伝学的解析より同定された AD 発症リスク因子**
ゲノムワイド関連解析より同定された遺伝学的 AD 発症リスク因子は，細胞内小胞輸送関連分子，脂質代謝経路関連分子そして炎症反応関連分子に大別された。

を見出した。KLK7 は Aβ 線維が示す初代培養神経細胞に対する毒性を軽減することが示されており[21]，脳内 Aβ オリゴマーの代謝にアストロサイトが関与している可能性がある。さらに近年，自然免疫機構によっても Aβ が認識，除去されることも明らかになりつつある。その分子機構としては Toll 様受容体ファミリーや，細胞質内パターン認識受容体である NLRP3 インフラマソームの関与が示唆されている[22]。またゲノムワイド関連解析により，CD33 や TREM2 などミクログリアに発現している分子をコードする遺伝子多型がAD に関連することが示された（図❸）[23]。特にCD33 の AD 発症リスク多型は CD33 そのものの細胞表面発現量と相関がみられると同時に，ミクログリアの Aβ 取り込み能力との逆相関を呈していた[24)25]。晩発性 AD 患者脳の遺伝子発現プロファイルに基づいたシステム生物学的アプローチからも自然免疫システムの関与も示唆されており[26]，抗体療法も含めてミクログリアが代表する脳内 Aβ 代謝システムの理解が進むことが期待されている。このようにアストロサイトやミクログリアの AD 発症メカニズムにおける病的意義は今後注目すべき研究分野とも言える。

## おわりに

Alzheimer が最初の患者を報告してから 100 年を経て，AD 発症機序において Aβ が深く関与していると広く認識され，Aβ の産生や蓄積を直接制御する薬剤の開発が着々と進められてきた。と同時に，脳内における生体防御反応である神経炎症反応と AD 発症メカニズムの関連は明確となり，新たな創薬標的分子機構として期待されている。一方，大規模観察研究の成果により，Aβ 蓄積が超早期より開始していることが明らかとなった。AD が非常に長期間にわたる「慢性」疾患であることを考えると，Aβ がどのようなタイミングでどのような炎症反応を引き起こしているのか，というのも大きなポイントとなりつつある。AD 病態および薬効評価のサロゲートバイオマーカーの探索も含めて，今後の基礎・臨床研究の展開に大いに期待したい。

### 参考文献

1) Holtzman DM, Morris JC, et al : Sci Transl Med 3, 77sr71, 2011.
2) Wang H, Li R, et al : Trends Pharmacol Sci 34, 215-225, 2013.
3) Jonsson T, Atwal JK, et al : Nature 488, 96-99, 2012.
4) Chami L, Checler F : Mol Neurodegener 7, 52, 2012.
5) Takasugi N, Sasaki T, et al : J Neurosci 31, 6850-6857, 2011.
6) Fukumoto H, Takahashi H, et al : J Neurosci 30, 11157-11166, 2010.
7) Tomita T, Iwatsubo T : J Biol Chem 288, 14673-14680, 2013.
8) Doody RS, Raman R, et al : N Engl J Med 369, 341-350, 2013.
9) Takasugi N, Sasaki T, et al : PloS One 8, e64050, 2013.
10) Wood H : Nat Rev Neurol 9, 60, 2013.
11) Schenk D, Barbour R, et al : Nature 400, 173-177, 1999.
12) Lemere CA, Masliah E : Nat Rev Neurol 6, 108-119, 2010.
13) Schenk D, Basi GS, et al : Cold Spring Harb Perspect Med 2, a006387, 2012.
14) Salloway S, Sperling R, et al : N Engl J Med 370, 322-333, 2014.

15) Doody RS, Thomas RG, et al : N Engl J Med 370, 311-321, 2014.
16) Bateman RJ, Xiong C, et al : N Engl J Med 367, 795-804, 2012.
17) Vellas B, Carrillo MC, et al : Alzheimer's Dement 9, 438-444, 2013.
18) Mawuenyega KG, Sigurdson W, et al : Science 330, 1774, 2010.
19) Jiang Q, Lee CY, et al : Neuron 58, 681-693, 2008.
20) Tesseur I, de Strooper B : Alzheimer's Res Ther 5, 54, 2013.
21) Shropshire TD, Reifert J, et al : Biol Chem 395, 109-118, 2014.
22) Heneka MT, Kummer MP, et al : Nature 493, 674-678, 2013.
23) Lambert JC, Ibrahim-Verbaas CA, et al : Nat Genet 45, 1452-1458, 2013.
24) Bradshaw EM, Chibnik LB, et al : Nat Neurosci 16, 848-850, 2013.
25) Griciuc A, Serrano-Pozo A, et al : Neuron 78, 631-643, 2013.
26) Zhang B, Gaiteri C, et al : Cell 153, 707-720, 2013.

**参考ホームページ**

・東京大学大学院薬学系研究科臨床薬学教室
　http://www.f.u-tokyo.ac.jp/~neuropsc/index.html

**富田泰輔**
| | |
|---|---|
| 1995年 | 東京大学薬学部卒業 |
| 1997年 | 同大学院薬学研究科修士課程修了 同研究科助手 |
| 2000年 | 同研究科学位取得，博士（薬学） 同研究科講師 |
| 2004年 | 米国ワシントン大学セントルイス校留学（～2005年） |
| 2006年 | 東京大学大学院薬学系研究科臨床薬学教室准教授 |
| 2014年 | 同研究科教授 |

専門は病態生化学

第2章 神経・非神経細胞ネットワークと脳内環境

# 10. 脳内温度・浸透圧の感知メカニズムとその破綻

富永真琴

細胞外環境センサーとして機能するTRP（transient receptor potential）チャネルも脳内環境変化の感知に関与する。特に，温度感受性TRPチャネルの関与は大きい。ミクログリアに発現するTRPM2チャネルは体温下で過酸化水素を感知して感作され，機能増強をもたらす。脈絡叢上皮細胞に発現するTRPV4チャネルは体温下で膜伸展で活性化され，流入したCa$^{2+}$がCa$^{2+}$活性化クロライドチャネルanoctamin 1を活性化して，クロライド流出から水の流出をもたらす。

## はじめに

脳内では様々な分子が脳内環境変化を感知しているが，細胞外環境センサーとして機能するTRP（transient receptor potential）チャネル[用解1]も脳内環境変化の感知に関与する。大きなTRPスーパーファミリー（ヒトでは6つのサブファミリーTRPC, TRPV, TRPM, TRPML, TRPP, TRPAに27のイオンチャネルが知られている）の中で温度によって活性化する9つの「温度感受性TRPチャネル」が知られており，それら温度感受性TRPチャネルは特異な活性化温度閾値をもち，温度以外の様々な化学物質刺激や物理刺激によっても活性化する。43℃以上の熱刺激によって活性化するカプサイシン受容体TRPV1とTRPV2は高温刺激によって，メントール受容体TRPM8は低温刺激（28℃以下）によって活性化する。鳥類までの脊椎動物で熱刺激によって活性化するTRPA1は齧歯類では低温刺激で活性化し，ヒトTRPA1は温度感受性がないとされている。興味深いことに，

9つの温度感受性TRPチャネルのうちの5つは体温近傍の温かい温度によって活性化し，感覚神経や皮膚と異なりダイナミックな変化に曝されることのない深部臓器に多く発現している。脳内温度も深部体温とほぼ同じと考えられ，温かい温度で活性化するTRPチャネルの発現が広く報告されている。本稿では，そのうちTRPM2とTRPV4の体温下での生理機能を紹介したい。

## I. 温度感受性TRPM2チャネルによる脳内過酸化水素感知

### 1. TRPM2チャネルとその過酸化水素による感作

温度感受性TRPM2チャネルは，TRPスーパーファミリーのTRPMサブファミリーに属する非選択性陽イオンチャネルで[1]，nicotinamide adenine dinucleotide（NAD$^+$），adenosine diphosphate ribose（ADPR），cyclic ADPR（cADPR），細胞内Ca$^{2+}$などによって活性化することが知られており，著者らが温度感受性を有して膵臓β細胞からのイン

key words
温度，TRPM2チャネル，TRPV4チャネル，ミクログリア，過酸化水素，水移動，Ca$^{2+}$活性化クロライドチャネル，anoctamin 1，クロライドイオン流出，脳脊髄液産生，温度感受性TRPチャネル

スリン分泌に関わることを報告した[2]-[4]。HEK293細胞に発現させた TRPM2 は ADPR などのリガンド刺激がないところでは 47℃ という高温でないと活性化しないが，過酸化水素によって N 末端の1つのメチオニンが酸化されて活性化温度閾値が体温域に低下して（感作と呼ぶ），TRPM2 が体温下で活性化することを見出した[5]。この現象は，野生型マウスの腹腔マクロファージでも観察されるが，TRPM2 欠損マウスの腹腔マクロファージでは観察されない。マクロファージでは細菌などの貪食によって過酸化水素が産生され，TRPM2 が過酸化水素によって感作されて $Ca^{2+}$ 流入が起こり，その $Ca^{2+}$ でマクロファージのサイトカイン産生や貪食がさらに亢進するものと考えられた。発熱時には更なる TRPM2 機能亢進が起こるであろうと推測され，事実 37℃ から 38.5℃ への 1.5℃ の温度上昇で TRPM2 依存的な細胞内 $Ca^{2+}$ 濃度上昇が起こり，この 1.5℃ の温度上昇によって野生型マウスの腹腔マクロファージでは貪食作用の有意な増強が起こるが，TRPM2 欠損マウスの腹腔マクロファージでは貪食作用に変化がなかった。

### 2. 脳内ミクログリアの TRPM2

TRPM2 はミクログリアにも発現していると報告されていることから，TRPM2 の過酸化水素による感作はマウス脳から分離したミクログリアでも観察されると考えられた。そこで，マウス大脳皮質から調製したミクログリアで *Trpm2* mRNA の発現を確認したのち，$Ca^{2+}$ イメージング法を用いて過酸化水素処置前後での 45℃ までの温度刺激に対する細胞内 $Ca^{2+}$ 濃度変化を測定したところ，腹腔マクロファージと同様に熱刺激に対する応答が増強した。脳内ミクログリアは，脳内温度環境下で過酸化水素の産生を感知して TRPM2 が感作され，ミクログリア機能の増強をもたらしているものと考えられた。

## II．温度感受性 TRPV4 チャネルによる脳内環境感知と脳脊髄液産生

### 1. TRPV4 チャネル

温度感受性 TRPV4 チャネルは，2000 年に低浸透圧刺激によって活性化するイオンチャネルとして報告され[6]，2002 年に著者らがその温度感受性を報告した[7]。著者らは，以前に海馬錐体細胞に発現する TRPV4 が体温下で活性化して $Na^+$ 流入によって脱分極し，神経細胞の興奮性を制御していることを報告している[8]。脳内では TRPV4 は脈絡叢[用解2]に発現が強く，GFP-TRPV4 トランスジェニックマウスを作製しても脈絡叢に強い TRPV4 の発現がみられたことから，脈絡叢 TRPV4 は重要な生理機能を担っているものと推測された。

### 2. 脈絡叢上皮細胞での TRPV4 と $Ca^{2+}$ 活性化クロライドチャネルの機能発現

脈絡叢は側脳室，第 3 脳室，第 4 脳室にわたって存在し，1 層の上皮細胞，軟膜，血管からなる。特異的抗体を用いて TRPV4 の発現を解析したところ，脈絡叢上皮細胞に発現し，また apical 膜のマーカーである NaK/ATPase α1 と発現が完全に重なったことから，TRPV4 は脈絡叢上皮細胞の apical 膜に発現すると結論した。単離脈絡叢上皮細胞で TRPV4 の機能的発現をパッチクランプ法による電流記録で確認した。脈絡叢の重要な生理機能の 1 つは脳脊髄液の産生・放出である。そこで，脈絡叢上皮細胞 apical 膜で TRPV4 が活性化して $Ca^{2+}$ が流入し，その $Ca^{2+}$ が $Ca^{2+}$ 活性化クロライドチャネルを活性化してクロライドイオン流出をもたらし，それが駆動力となって水の移動が起こるのではないかと考えた。というのは，脈絡叢上皮細胞は細胞内のクロライドイオン濃度が高いためにクロライドイオンの平衡電位がおよそ -20 mV で，静止膜電位はおよそ -50 mV なので，クロライドチャネルの活性化はクロライドイオンの流出をもたらすからである。これまで，脈絡叢上皮細胞に $Ca^{2+}$ 活性化クロライドチャネルの報告はない。そこでまず，電気生理学的に $Ca^{2+}$ 活性化クロライドチャネルの存在を検討した。細胞内外 NMDG (N-methyl-D-glucamine)-Cl 液でクロライド電流しか観察できない条件でパッチクランプ全細胞記録法を用いて解析したところ，細胞内 $Ca^{2+}$ 濃度上昇に伴って NPPB (5-Nitro-2-(3-phenylpropylamino)benzoic acid, Sigma 社）というグローバルなクロライドチャネル阻害剤で抑制される外向き整流性を示すクロライド電流が観察さ

れた。Ca²⁺活性化クロライドチャネルの分子実体としてanoctamin（ANO）が数年前に報告されている。そこで，脈絡叢上皮細胞におけるANO遺伝子発現を検討したところ，複数のANO遺伝子（*Ano1, Ano4, Ano6, Ano10*）の発現が観察された。その中でもANO1が最もCa²⁺感受性が高いことから，特異的抗体を用いてANO1の発現を検討し，脈絡叢上皮細胞にANO1タンパク質の発現を確認した[9]。

### 3. 脈絡叢上皮細胞でのTRPV4とANO1の機能連関

次に，TRPV4とANO1を共発現させた細胞で，TRPV4刺激薬であるGSK 1016790A（GSK，Sigma社）を投与してクロライド電流を観察したところ，細胞外にCa²⁺が存在するときにのみ大きなクロライド電流が観察された。ANO1単独発現細胞，TRPV4単独発現細胞，TRPV4+ANO4発現細胞，TRPV4+ANO6発現細胞，TRPV4+ANO10発現細胞では同様のクロライド電流は観察されなかったことから，この機能連関はTRPV4+ANO1に特異的であり，事実HEK293細胞でTRPV4とANO1の物理的結合が共免疫沈降法によって確認された。単離脈絡叢上皮細胞でもGSK刺激によって外向き整流性を示すクロライド電流が観察され，その電流はANO1阻害剤T16Ainh-A01（Calbiochem社）で完全に抑制された（図❶）。また，脈絡叢上皮細胞においてTRPV4とANO1の物理的結合が共免疫沈降法によって確認された。以上のことから，脈絡叢上皮細胞において，TRPV4の活性化によって流入したCa²⁺によってTRPV4と物理的に結合するCa²⁺活性化クロライドチャネルANO1が活性化することが明らかとなった[9]。

GSKは合成TRPV4刺激薬であることから，内因性刺激の1つである低浸透圧でTRPV4を活性化して検討した。野生型マウスから調製した単離脈絡叢上皮細胞において37℃条件下で，300 mOsmから200mOsmへの低浸透圧刺激によって大きなクロライド電流の活性化が観察されたが，TRPV4欠損マウスから調製した単離脈絡叢上皮細胞では観察されなかった。このことから，内因性TRPV4刺激によっても脈絡叢上皮細胞でTRPV4とANO1の機能連関が確認できた。ANO1は熱刺激によって活性化することが知られているので，単離脈絡叢上皮細胞を用いて45℃までの2回の熱刺激の間にGSK投与を行ってクロライド電流を観察したところ，野生型マウスの単離脈絡叢上皮細胞ではGSK投与後の2回目の熱刺激でクロライド電流の著しい増大が観察されたが，TRPV4欠損マウスの単離脈絡叢上皮細胞では熱刺激応答に変化がなかった。野生型マウスの単離脈絡叢上皮

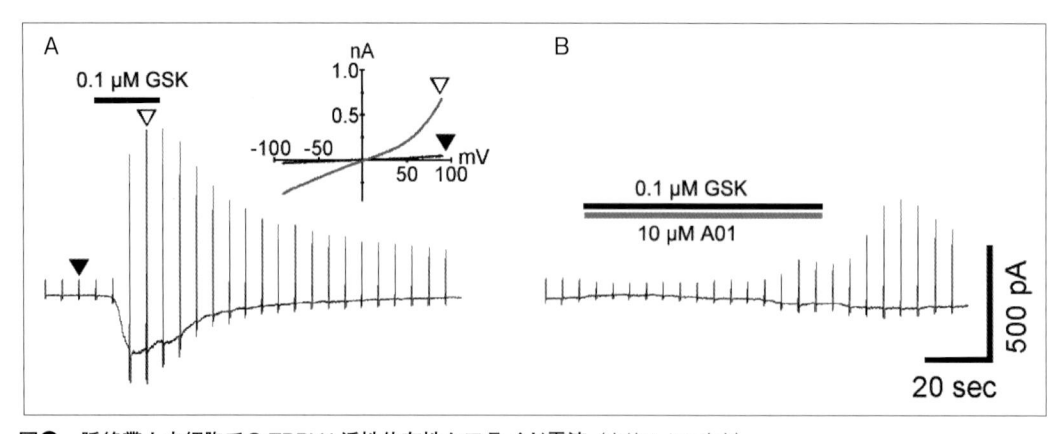

**図❶ 脈絡叢上皮細胞でのTRPV4活性依存性クロライド電流**（文献9より改変）

A. 単離脈絡叢上皮細胞でのTRPV4刺激薬GSK 1016790A（GSK）による外向き整流性（挿入図）を有するクロライド電流の活性化。保持電位 -60 mV。5秒に1回，-100 mVから +100 mVへの電位変化ランプパルスを与える。挿入図は，黒三角と白三角でのランプパルスに対する電流応答の電流電圧曲線。

B. ANO1阻害剤T16Ainh-A01で，GSKによるクロライド電流の活性化は完全に抑制された。

細胞では，GSK によって TRPV4 が活性化して $Ca^{2+}$ が流入し，熱刺激とあいまって ANO1 活性の著しい増強が起こったものと考えられた[9]。

### 4. TRPV4 と ANO1 の機能連関による細胞容積変化

TRPV4 と ANO1 の機能連関による脈絡叢上皮細胞膜からのクロライドイオン流出は水移動を駆動するはずである。TRPV4 は水チャネルアクアポリン 4（aquaporin 4：AQP4）と結合していることがすでに明らかになっている。そこで，HEK293 細胞に ANO1 を強制発現させてパッチクランプ全細胞記録法（細胞内 $Ca^{2+}$ 濃度 500 nM）で膜電位を -50 mV に保持すると著しい細胞容積減少が観察され，保持電位を +50 mV に変化させると細胞容積は元に戻った。この現象は ANO1 を発現しない細胞や電位を変化させない状態では観察されなかったことから，保持電位変化による ANO1 を介したクロライドイオンの流出と流入が水移動を引き起こしたものと考えられた。TRPV4 と ANO1 を共発現させた HEK293 細胞（細胞内 $Ca^{2+}$ 濃度 100 nM）では，GSK の投与によって保持電位 -50 mV で大きな内向き電流（クロライドイオンの細胞からの流出）に引き続いて細胞容積の減少が観察された。ANO1 だけを発現させた細胞では容積変化は観察されず，TRPV4 だけを発現させた細胞では小さな内向き電流の後にむしろ細胞容積の増大が観察された。GSK による TRPV4 活性化によって流入した $Ca^{2+}$ 電流とその $Ca^{2+}$ 流入に駆動された水流入が引き起こされたものと推察された（図❷）[9]。

脈絡叢上皮細胞では，基底側膜からの水流入によって細胞容積が増大すると考えられる。その細胞容積増大が膜伸展を招来して膜脂質から epoxyeicosatrienoic acid（EET）が産生されて TRPV4 を活性化する。TRPV4 を介して流入した $Ca^{2+}$ が $Ca^{2+}$ 活性化クロライドチャネル ANO1 を活性化してクロライドイオンが流出して水が流出するものと推定される（図❸）。これは，脳脊髄液産生のメカニズムの1つと考えられる。このメカニズムが破綻すると脳脊髄液産生に異常が出る

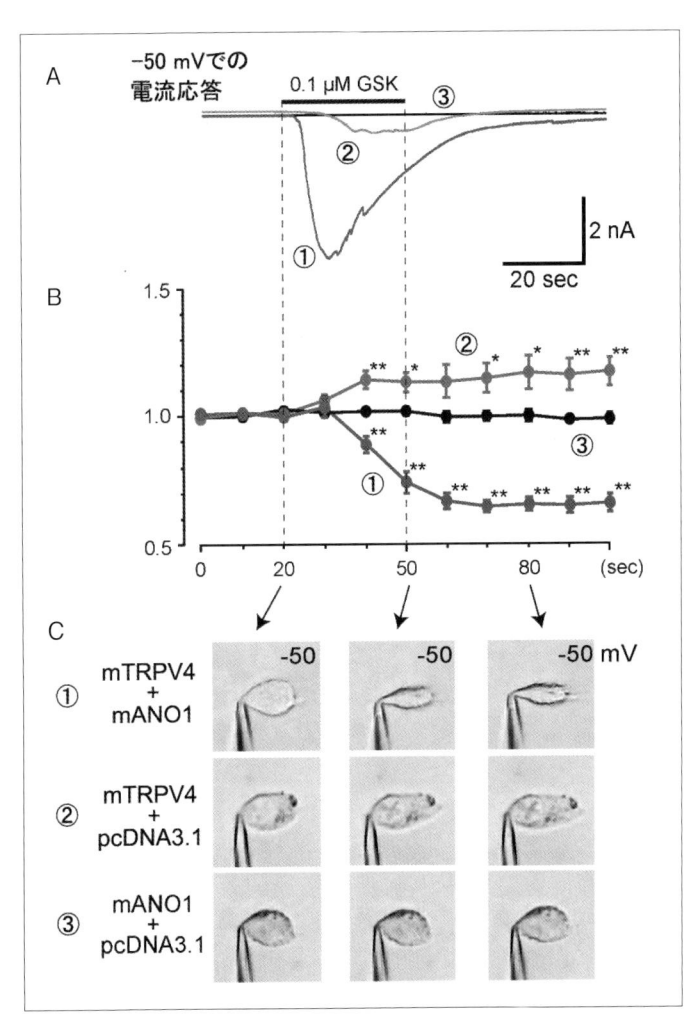

**図❷ TRPV4 と ANO1 の機能連関による細胞容積変化**（文献 9 より改変）
TRPV4 と ANO1 を共発現させた HEK293 細胞（①），TRPV4 だけを発現させた細胞（②），ANO1 だけを発現させた細胞（③）における -50 mV での GSK によるクロライド電流の活性化（A）。それら細胞での容積の経時的変化（平均）（B）と細胞の大きさの例（C）。
\* $p < 0.05$, \*\* $p < 0.01$ vs. ③

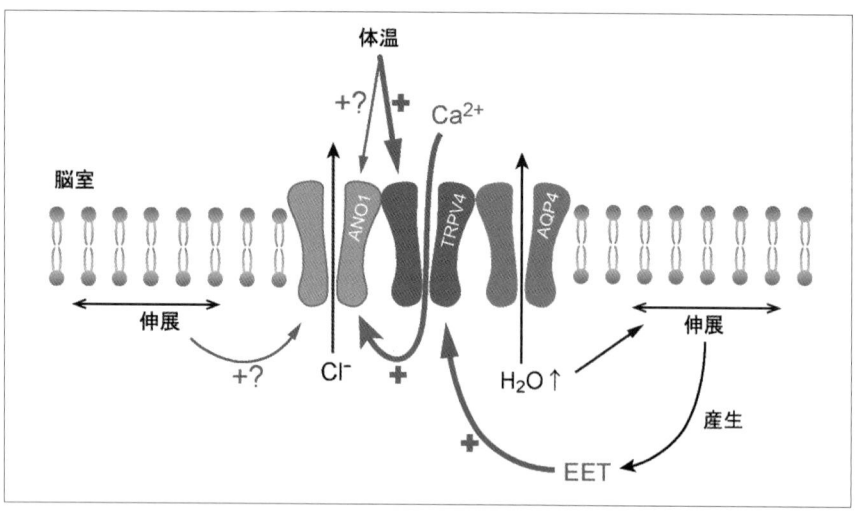

**図❸ 脈絡叢上皮細胞でのTRPV4とANO1の連関と水流出のモデル図**（文献9より改変）

体温下で膜伸展によって産生されたepoxyeicosatrienoic acid（EET）によってTRPV4が活性化し，流入した$Ca^{2+}$によってANO1が活性化してクロライドイオンが流出する．それが駆動力となってTRPV4と結合する水チャネルアクアポリン4（AQP4）を介して水が脳室側へ流出する．

ものと推定され，その検討が必要である．また，炎症時にはTRPV4活性が増強することが知られており，脳内炎症時のTRPV4活性化が脳脊髄液産生増加をもたらすかどうかも今後検討する必要がある．

## おわりに

様々な分子が脳内環境を感知していると思われるが，温度感受性TRPM2およびTRPV4チャネルも体温下で脳内環境感知に関わっていることが明らかとなった．今後，病態との関連の検討が望まれる．

### 用語解説

1. **TRPチャネル**：1つのサブユニットが6回の膜貫通領域を有し，4量体で機能的チャネルを形成するチャネルファミリーで，ショウジョウバエで受容器電位（receptor potential）が一過性（transient）の変異体から見つかった．多くは，非選択性陽イオンチャネルとして機能する．
2. **脈絡叢**：脳の各脳室にある血管の発達した構造で，脳脊髄液の産生・分泌に関与する．

### 参考文献

1) Perraud AL, Fleig A, et al : Nature 411, 595-599, 2001.
2) Togashi K, Hara Y, et al : EMBO J 25, 1804-1815, 2006.
3) Togashi K, Inada H, et al : Br J Pharmacol 153, 1324-1330, 2008.
4) Uchida K, Dezaki K, et al : Diabetes 60, 119-126, 2011.
5) Kashio M, Sokabe T, et al : Proc Natl Acad Sci USA 109, 6745-6750, 2012.
6) Liedtke W, Choe Y, et al : Cell 103, 525-535, 2000.
7) Güler A, Lee H, et al : J Neurosci 22, 6408-6414, 2002.
8) Shibasaki K, Suzuki M, et al : J Neurosci 27, 1566-1575, 2007.
9) Takayama Y, Shibasaki K, et al : FASEB J 28, 2238-2248, 2014.

**参考ホームページ**

・自然科学研究機構岡崎統合バイオサイエンスセンター（生理学研究所）細胞生理研究部門
　http://www.nips.ac.jp/cs/

**富永真琴**
1984 年　愛媛大学医学部医学科卒業
　　　　京都大学医学部附属病院内科研修医
1985 年　浜松労災病院内科
1992 年　京都大学大学院医学研究科博士課程修了
1993 年　岡崎国立共同研究機構生理学研究所助手
1996 年　University of California, San Francisco 博士研究員
1999 年　筑波大学基礎医学系分子神経生物学講師
2000 年　三重大学医学部生理学第一講座教授
2004 年　自然科学研究機構岡崎統合バイオサイエンスセンター（生理学研究所）教授

第2章 神経・非神経細胞ネットワークと脳内環境

# 11. 末梢神経損傷により中枢移行する免疫系細胞と神経障害性疼痛の関連

中川貴之・白川久志・金子周司

　中枢神経系は，血液-脳/脊髄関門により保護されているが，様々な中枢神経疾患において，免疫系細胞が中枢神経内に移行し，その発症や増悪に関与する。末梢神経の損傷などにより発生する神経障害性疼痛時にも，免疫系細胞が脊髄内に移行していることが報告されているが，その詳細は明らかでない。われわれは，骨髄キメラマウスを用いた検討により，末梢神経損傷時の免疫系細胞の中枢移行の詳細やグリア細胞との関連を解析し，さらに免疫系細胞やグリア細胞で活性酸素種のセンサーとして機能するTRPM2が免疫系細胞の脊髄内移行に関与することを明らかにした。

## はじめに

　脳や脊髄といった中枢神経系内の環境は通常，血液-脳関門あるいは血液-脊髄関門により保護され，細菌やウイルス，循環血液中の物質や血球などが容易に通過できないよう防御機構を備えている。さらに，中枢神経系内での免疫担当細胞であるミクログリアが周囲の環境を監視するとともに，アストロサイトが中枢神経機能を維持・調節するなど，中枢神経内の環境を維持するための機構が幾重にも張り巡らされている。ところが，筋萎縮性側索硬化症，アルツハイマー病，パーキンソン病，多発性硬化症などの神経変性疾患や，脳虚血障害，出血性脳障害などの脳血管障害などの中枢疾患においては，グリア細胞の病態的活性化がその発症や進行に関わっていることが示されている。また近年，これら中枢神経疾患に伴った血液-脳/脊髄関門の破綻により，マクロファージやTリンパ球などの末梢免疫系細胞が脳や脊髄実質内に移行していることも見出され，常在性グリア細胞と協調しつつ脳/脊髄内環境の破綻に関与し，各疾患の発症，進行や重症化に寄与しているのではないかと考えられている[1]。

　一方，組織損傷，感染，糖尿病やある種の薬剤などにより末梢神経が障害を受けると，激しい痛み（痛覚過敏やアロディニア）やしびれ，異常感覚といった症状を呈する末梢神経障害性疼痛が惹起される。神経障害性疼痛は，既存の鎮痛薬が奏効しない難治性慢性疼痛へと進行するケースも多く，その病態の解明，次世代鎮痛薬の開発が強く望まれている。末梢組織の炎症に起因する炎症性疼痛では，炎症部位に浸潤した好中球，マクロファージやTリンパ球などの免疫系細胞が，神経炎症応答により一次感覚神経の過敏化を引き起こす末梢神経感作が主な原因とされるが，神経障害性疼痛の場合には，末梢神経損傷部位での炎症応

---

**key words**

神経障害性疼痛，免疫系細胞，グリア細胞，神経炎症応答，末梢神経感作，中枢神経感作，マクロファージ，ミクログリア，脊髄内移行，TRPチャネル，TRPM2，骨髄キメラマウス，血液-脊髄関門

答に加え，その入力先である脊髄後角でのグリア細胞（ミクログリアやアストロサイト）の病態的活性化が，痛覚伝達を担う脊髄後角神経の過敏化（中枢神経感作）を誘導し，長期間持続する難治性の神経障害性疼痛が惹起されると考えられている[2]。これまで，末梢免疫系細胞による末梢神経感作と，脊髄ミクログリアによる中枢神経感作は個別に議論されてきたが，近年，末梢神経損傷時にもTリンパ球やマクロファージなどの末梢由来の免疫系細胞が脊髄内に移行することが報告されており[3)-7)]，両者のクロストークが関与することも示唆されている。しかしながら，その中枢移行の経路やメカニズム，神経障害性疼痛との関連など不明な点は多く残されている。本稿では，末梢神経損傷時の免疫系細胞の中枢移行のメカニズムとその意義について，著者らの得た知見を中心に概説したい。

## I. 骨髄キメラマウスを用いた末梢神経損傷後の免疫系細胞の中枢移行の解析

著者らは，末梢神経損傷による神経障害性疼痛と骨髄由来細胞である末梢免疫系細胞との関連を検討するため，緑色蛍光タンパク質（GFP）を発現するトランスジェニックマウスと野生型（WT）マウスによる骨髄キメラマウスを作製し，末梢神経損傷時のGFP陽性骨髄由来細胞の体内動態を観察した。まず，ドナーマウスとなるGFPトランスジェニックマウスからGFP陽性骨髄細胞を採取し，ガンマ線を照射することで骨髄細胞を破壊したレシピエントのWTマウスに移植した。このGFP陽性骨髄キメラマウスおよびWTマウスに，L4脊髄神経の切断手術を施したところ，von Freyフィラメントによる機械刺激に対する感受性の低下，すなわち機械的アロディニアが認められたが，両群間に差はなく，GFP陽性骨髄キメラマウス作製による影響はないことが確認できた。

この神経障害性疼痛モデルマウスでのGFP陽性骨髄由来細胞，すなわち免疫系細胞を観察したところ，損傷部位周辺の脊髄神経，坐骨神経，後根神経節に多数のGFP陽性細胞が浸潤していた。脊髄神経切断3日後にはすでに多数の浸潤が認められたが，7，14日後とその数は徐々に増加していった。また，マクロファージのマーカーとして抗Iba1抗体で蛍光免疫染色を施し，GFP陽性免疫系細胞におけるマクロファージの存在を確認したところ，浸潤したGFP陽性免疫系細胞のおよそ半数はマクロファージであった。

次に，損傷を施したL4脊髄神経が投射する領域の脊髄内において，GFP陽性免疫系細胞の存在を観察したところ，脊髄神経切断3日後ではわずかに認められる程度であったが，7，14日後と経つにつれ，特に脊髄後角，また脊髄前角の処置側においても多くのGFP陽性免疫系細胞の中枢移行が認められた。また，中枢移行したGFP陽性免疫系細胞の半数以上はIba1陽性のマクロファージであった。一方，Iba1陽性/GFP陰性の常在性ミクログリアは，脊髄神経切断3日後をピークに増加し，その後，7，14日後と経つにつれ減少した。これらの結果から，脊髄神経切断3日後をピークに常在性ミクログリアが活性化し，やや遅れて7，14日後に末梢由来免疫系細胞の脊髄内への移行が生じるものと考えられた。また，GFP陽性免疫系細胞が脊髄内に移行した領域は，損傷を施したL4脊髄神経の支配領域を中心に吻側・尾側に拡がり，常在性ミクログリアの活性化領域とほぼ一致していた。これらの結果は，末梢免疫系細胞の脊髄内移行には，先行して活性化した常在性ミクログリアが関与していることを推測させるものである。

一方，末梢神経損傷による血液-脊髄関門の破綻は，損傷数日後にピークを迎え，その後徐々に回復し，免疫系細胞の中枢移行の時間経過と一致しないこと，さらにミクログリア阻害薬であるミノサイクリンの脊髄くも膜下腔内投与によっても血液-脊髄関門の破綻は影響を受けないことも報告されている[8),9)]。これらの矛盾は，末梢神経障害時の免疫系細胞の中枢移行の経路として，血液-脊髄関門の破綻による循環血液中からの浸潤はそれほど関与していないことを示唆するものである。そこでわれわれは，DiI色素を用いて脊髄内の血管を可視化し，GFP陽性免疫系細胞との位置関係を検討したが，血管からの浸潤を示すような像は得られなかった。そこで，脊髄神経損傷部位

周辺に大量に浸潤した免疫系細胞が後根に沿って上行し，脊髄後角内に移行する可能性を考え，後根から脊髄後角に至る周辺を注意深く観察した．その結果，脊髄神経の損傷部位周辺や後根神経節などと比較して，後根でのGFP陽性細胞の浸潤は少なく，脊髄方向に上行する免疫系細胞の多くは後根神経節でトラップされているようであった．ただし，後根でも少ないながらもGFP陽性細胞の浸潤が確認でき，さらにその一部は脊髄後根にまで達するものであった．さらなる検証が必要ではあるが，末梢神経損傷時の免疫系細胞の脊髄内への移行経路として，損傷部位周辺に大量に浸潤した免疫系細胞が後根の神経束に沿って上行し脊髄後角内に浸潤する可能性も考えられる（図❶）．

## Ⅱ．マクロファージ/ミクログリアに発現するTRPM2の神経障害性疼痛における役割

われわれはこれまで，transient receptor potential (TRP) チャネルの1つであるTRPM2と炎症性疼痛や神経障害性疼痛との関連について検討してきた．TRPM2は，過酸化水素などの活性酸素種（ROS）により開口し，単球，マクロファージ，好中球，Tリンパ球などの免疫系細胞，また中枢ではミクログリアにも多く発現している．TRPM2

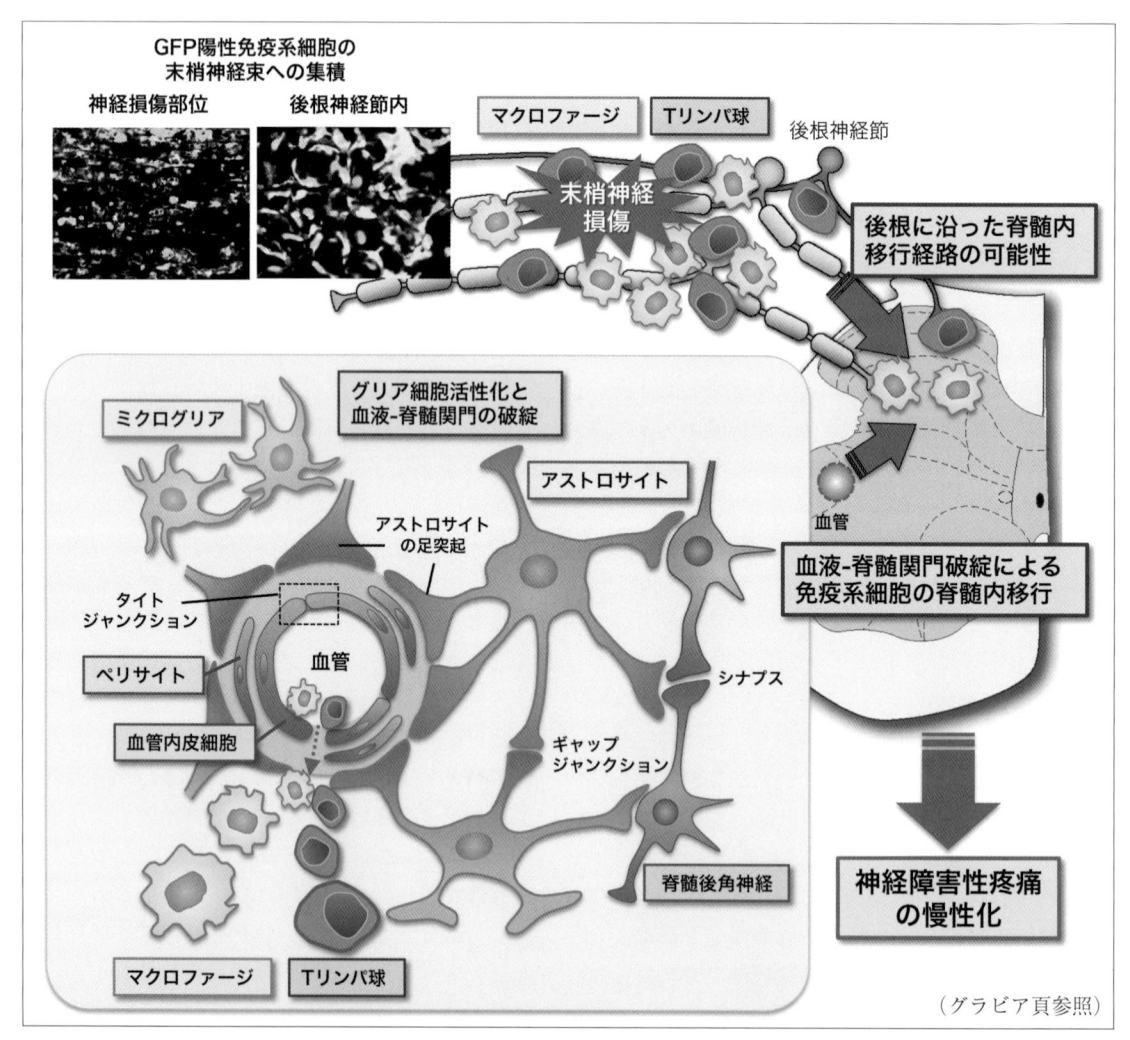

**図❶** 末梢神経損傷による末梢免疫系細胞の脊髄内移行の経路

は，これら免疫系細胞/グリア細胞でのROSセンサーとして機能していると考えられており，最近では特に免疫応答や炎症応答との関連が着目されている[10)-13)]。われわれは，TRPM2遺伝子欠損（KO）マウスを用いて，各種疼痛モデルへの影響を評価した。その結果，熱/機械/化学侵害刺激に対する侵害受容行動や術後痛モデルなど侵害受容性疼痛の側面が大きいモデルにおいてTRPM2-KOの影響は認められなかったが，カラゲニン誘発炎症性疼痛モデル，モノヨード酢酸関節腔内投与による変形性関節症モデル，多発性硬化症モデルとなる実験的アレルギー性脳脊髄炎モデルなど炎症性の疼痛モデルや，末梢神経損傷による神経障害性疼痛モデル，ストレプトゾシン誘発糖尿病性神経障害モデル，パクリタキセルによる抗がん剤誘発末梢神経障害モデルにおいて有意な減弱が認められた。よってTRPM2は，正常な痛覚伝達によって媒介される侵害受容性疼痛への寄与は少ないが，末梢/中枢神経の神経炎症応答が基盤となる炎症性疼痛や神経障害性疼痛に関与すると考えられる。

次に，坐骨神経部分結紮による神経障害性疼痛モデルを用いて，マクロファージあるいはミクログリアに発現するTRPM2の役割をさらに詳細に検討した。その結果，損傷部位周辺に浸潤するマクロファージでのTRPM2発現量が増加すること，浸潤したマクロファージの細胞数にWTおよびTRPM2-KOマウス間で差はないが，好中球の数が部分的ながらも有意に減少すること，また主にマクロファージから産生され強力な好中球走化作用を示すCXCL2の産生が有意に減少していることなどを明らかにした。これらの結果からTRPM2は，活性化したマクロファージからのCXCL2産生に関与しており，好中球の浸潤を介して，神経障害性疼痛発症の基盤となる一次感覚神経の神経炎症応答，すなわち末梢神経感作に関与すると考えている。また脊髄内においても，TRPM2-KOマウスにおいて，ミクログリア/マクロファージの活性化が顕著に抑制されていることを見出しており，TRPM2が関与していることが示唆される[14)]。

## III. 末梢神経損傷時の免疫系細胞の脊髄内移行におけるTRPM2の役割

次に，マクロファージおよび脊髄ミクログリアそれぞれのTRPM2の寄与を検討するため，WTマウスおよびTRPM2-KOマウス間で4種類のGFP陽性骨髄キメラマウスを作製した。これらの骨髄キメラマウスに対して，坐骨神経部分結紮を施したところ，WTマウスに等しいWT→WTキメラマウスと比較して，骨髄由来細胞でのみTRPM2を発現するWT→KOキメラマウス，骨髄由来細胞でのみTRPM2を欠損するKO→WTキメラマウス，およびTRPM2-KOマウスに等しいKO→KOキメラマウスのいずれにおいても，機械的アロディニアの有意な減弱が認められ，マクロファージおよびミクログリアいずれのTRPM2も神経障害性疼痛に寄与すると考えられた。次に，坐骨神経部分結紮14日後の脊髄後角において，Iba1陽性細胞およびGFP陽性細胞の様子を観察したところ，WT→WTキメラマウスと比較して，Iba1陽性/GFP陽性細胞，すなわち脊髄内に移行したマクロファージが3種類のキメラマウスいずれにおいても減少していたが，Iba1陽性/GFP陰性細胞，すなわち常在性ミクログリアに差は認められなかった[15)]。

これらの結果からTRPM2は，まず末梢神経損傷初期（1日以内）に損傷部位周辺でマクロファージから産生させるCXCL2を介した好中球遊走に関与し，一次感覚神経の神経炎症応答，すなわち末梢神経感作の誘導に寄与すること，また損傷3日後をピークとする脊髄後角内の常在性ミクログリアの活性化にも関与し，中枢神経感作の誘導にも重要な役割を果たしていると考えられる。さらにTRPM2は，末梢神経損傷7〜14日後に生じる末梢由来免疫系細胞，特にマクロファージの脊髄内移行にも関与し，神経障害性疼痛の維持に対しても何らかの役割を担っているものと考えられた（図❷）。

## おわりに

今回の研究結果から，脊髄常在性ミクログリア

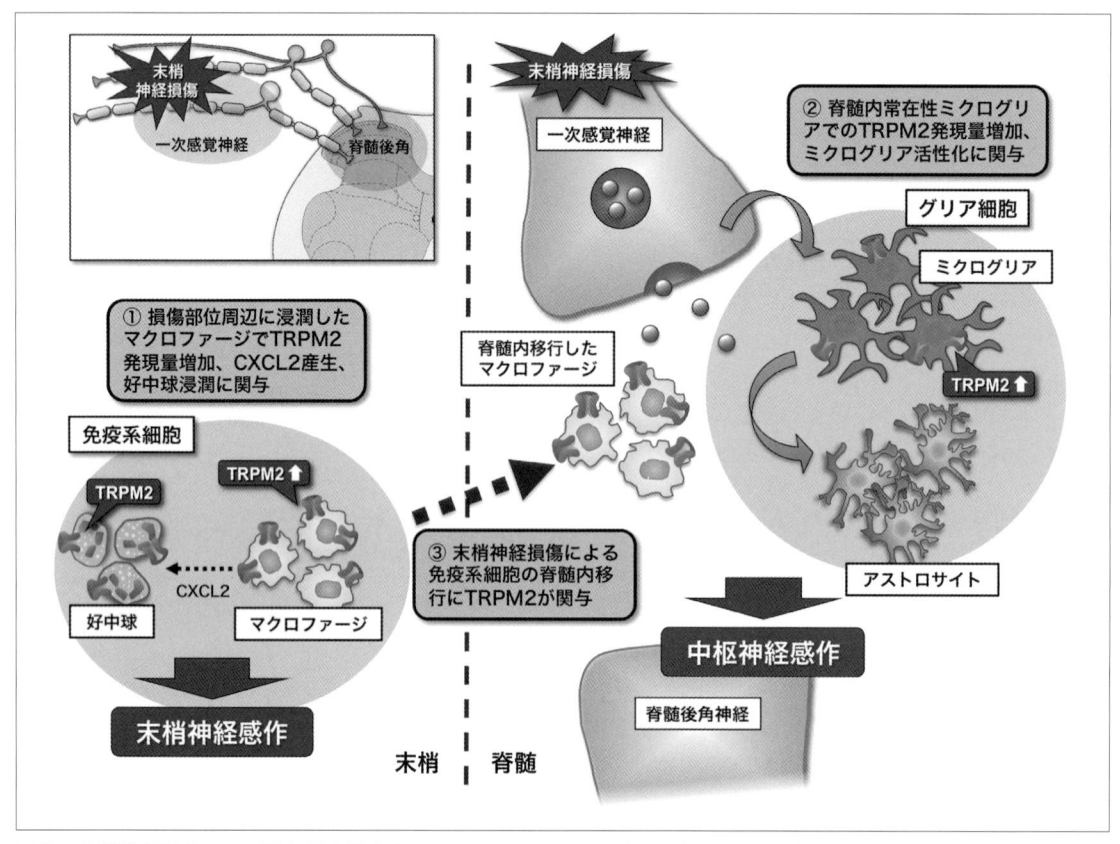

図❷ 末梢神経損傷による神経障害性疼痛におけるマクロファージ/常在性ミクログリアのTRPM2の役割

および移行したマクロファージ両者とも神経障害性疼痛に関与することが明らかとなったが，両者は時間経過とともに役割を交代させながら神経障害性疼痛に関与しているようである．すなわち，末梢神経損傷後，中枢神経系では常在性ミクログリアの初期の応答が神経障害性疼痛の誘導に関わるとともに免疫系細胞の脊髄内移行を惹起し，さらに脊髄内移行したマクロファージなどの免疫系細胞が脊髄後角神経の機能的変化を維持し，神経障害性疼痛の慢性化に寄与しているのではないかと考えている．今後，末梢神経損傷後の免疫系細胞脊髄内移行の詳細なメカニズム・役割などを明らかにできれば，神経障害性疼痛の慢性化機構の解明，さらには末梢免疫系細胞の脊髄内移行を標的とした新たな慢性疼痛治療薬開発の可能性も期待できると考えている．

### 謝辞

TRPM2-KOマウスは京都大学工学研究科 森 泰生教授から御供与いただいた．本稿で紹介した主な研究内容は科学研究費補助金若手研究（B）（23790641）および新学術領域研究「脳内環境」（24111527）の助成を受けて実施したものである．

### 参考文献

1) Wilson EH, Weninger W, et al : J Clin Invest 120, 1368-1379, 2010.
2) Ren K, Dubner R : Nat Med 16, 1267-1276, 2010.
3) Sweitzer SM, Hickey WF, et al : Pain 100, 163-170, 2002.
4) Hu P, Bembrick AL, et al : Brain Behav Immun 21, 599-616, 2007.
5) Zhang J, et al : J Neurosci 27, 12396-12406, 2007.
6) Cao L, DeLeo JA : Eur J Immunol 38, 448-458, 2008.
7) Costigan M, Moss A, et al : J Neurosci 29, 14415-

14422, 2009.
8) Beggs S, Liu XJ, et al : Mol Pain 6, 74, 2010.
9) Echeverry S, Shi XQ : J Neurosci 31, 10819-10828, 2011.
10) Yamamoto S, Shimizu S, et al : Nat Med 14, 738-747, 2008.
11) Knowles H, Heizer JW, et al : Proc Natl Acad Sci USA 108, 11578-11583, 2011.
12) Di A, Gao XP, et al : Nat Immunol 13, 29-34, 2012.
13) Magnone M, Bauer I, et al : J Biol Chem 287, 21067-21081, 2012.
14) Haraguchi K, Kawamoto A, et al : J Neurosci 32, 3931-3941, 2012.
15) Isami K, Haraguchi K, et al : PLoS One 8, e66410, 2013.

**参考ホームページ**

・中川貴之のページ
　http://www.pharm.kyoto-u.ac.jp/seikai/nakagawa.html

**中川貴之**
1994 年　京都大学薬学部卒業
1996 年　同大学院薬学研究科修士課程修了
1997 年　日本学術振興会特別研究員
　　　　　京都大学大学院薬学研究科博士後期課程中途退学
　　　　　同助手
2000 年　博士（薬学），京都大学
2005 年　京都大学大学院薬学研究科助教授
2007 年　同准教授
2013 年　同医学部附属病院薬剤部准教授

第2章　神経・非神経細胞ネットワークと脳内環境

# 12. 恒常性維持機構の破綻と Na$_x$ チャネル

檜山武史

　ナトリウム（Na）チャネルNa$_x$は，Na恒常性に関わる脳内Naレベルセンサー分子である。脳室周囲器官のグリア細胞においてNa$^+$/K$^+$-ATPaseと結合しており，嫌気的糖代謝の活性制御に関わる。その結果生じた乳酸は，周囲の神経細胞に供給される。また，Na$_x$を認識する自己抗体が産生されたことによって，高Na血症を発症した症例も見つかった。最近，Na$_x$のNa濃度依存性がエンドセリンによって調節されることが判明し，神経損傷部位における役割などNaレベルセンサー以外の生理機能が明らかになりつつある。

## はじめに

　動物の生命が維持されるためには，体液（血液や脳脊髄液を含む細胞外液の総称）の塩濃度が一定に保たれている必要がある（体液恒常性）。このため，動物は体液のナトリウム（Na）濃度を常時モニターする仕組みを獲得したと考えられる。体液のNaと水のバランスが崩れた時，例えば長時間の脱水は体液中のNa濃度を上昇させる。この時，私たちはのどの渇きを覚え，ただちに水分の補給を行うとともに，塩分摂取を抑制する。この行動制御には，体液中のNa濃度上昇を検出する脳内センサーが重要な役割を果たしている。筆者らは，そのセンサー分子がNa$_x$チャネルであることを見出し，生理的役割を明らかにしてきた。本稿では，生体恒常性の維持機構や破綻とNa$_x$の関わりについて解説する。

## I. 体液恒常性維持機構における Na$_x$

### 1. 体液Naレベルセンサー Na$_x$

　Na$_x$は，構造的には電位依存性Naチャネルファミリーに属するが，電位依存性を示さず，細胞外のNa濃度上昇を感知して開口するNaチャネルである[1,2]。感覚性脳室周囲器官[用解1]（sensory circumventricular organs：sensory CVOs）に属する脳弓下器官（subfornical organ：SFO）や終板脈管器官（organum vasculosum of the lamina terminalis：OVLT）のグリア細胞（上衣細胞やアストロサイト）に発現している[3]。いずれの器官も脳室壁に位置して脳脊髄液に接するとともに，血液脳関門が欠損しており，体液状態の監視に適している[4]。

　Na$_x$遺伝子ノックアウトマウス（Na$_x$-KOマウス）は，脱水により体液中のNaレベルが上昇しても，それを感知できず塩分摂取を回避しない[3,5]。Na$_x$はグリア細胞に発現しているが，細胞膜上でNa$_x$とNa$^+$/K$^+$-ATPaseが結合しており，細胞外Na濃度の上昇に応じてNa$_x$が活性化すると，Na$_x$を通じて流入したNa$^+$によりNa$^+$/K$^+$-ATPaseが活性化し，嫌気的糖代謝の最終代謝産物である乳酸がグリア細胞から放出される。その乳酸がグリオトランスミッターとして隣接するGABAニューロンに取り込まれて発火頻度が上昇する[6]。この神経

---

**key words**

イオンチャネル，アストロサイト，脳弓下器官，自己免疫疾患，乳酸，エンドセリン，グリオトランスミッター，本態性高Na血症，体液恒常性，Naレベルセンサー，Na$_x$

情報が脱水時の塩分摂取の抑制に関与していると考えている（図❶A）。

### 2. エンドセリン-3によるNa$_x$のNa濃度感受性の制御

脳弓下器官のNa$_x$発現細胞を単離して解析すると，Na$_x$の閾値は約150 mMであった[1]。しかし，体液のNa濃度は通常135～145 mMに厳密に維持されている。Na$_x$がこの生理的範囲のNa濃度変化を感知できるように，生体内では何らかの因子によって調節を受けていると推定された。

脳弓下器官は，血中ホルモンの受容体が多く発現している場所でもある。そこで，これらのホルモンの中でNa$_x$の細胞外Na$^+$濃度感受性に影響を与えるものを探索したところ，エンドセリン-3（ET-3）が受容体ET$_B$Rを介して用量依存的にNa$_x$の感受性を調節することを見出した[7]。Na$_x$は，ET-3が1 nMあると135～145 mMでも開口するという結果を得た。脳弓下器官には通常状態でもET-3が一定量発現しており，Na$_x$の体内での活性化閾値は生理的Na濃度の範囲にあると考えている。

## II. Na$_x$を標的とする自己免疫疾患

### 1. 原因不明の本態性高Na血症

血中Naレベルが恒常的に高くなる疾患は本態性高Na血症（essential hypernatremia）と呼ばれる。脳腫瘍形成や外傷により抗利尿ホルモン（antidiuretic hormone：ADH）であるバソプレッシンの産生細胞のある脳内視床下部領域が損傷を受け，バソプレッシンの分泌能が低下したことが病因であることが多い。しかし，核磁気共鳴画像法（MRI）を用いて検査を行っても著明な脳の異常が見当たらない症例もあり，その場合は原因不明とされてきた。筆者らは，そのような原因不明の

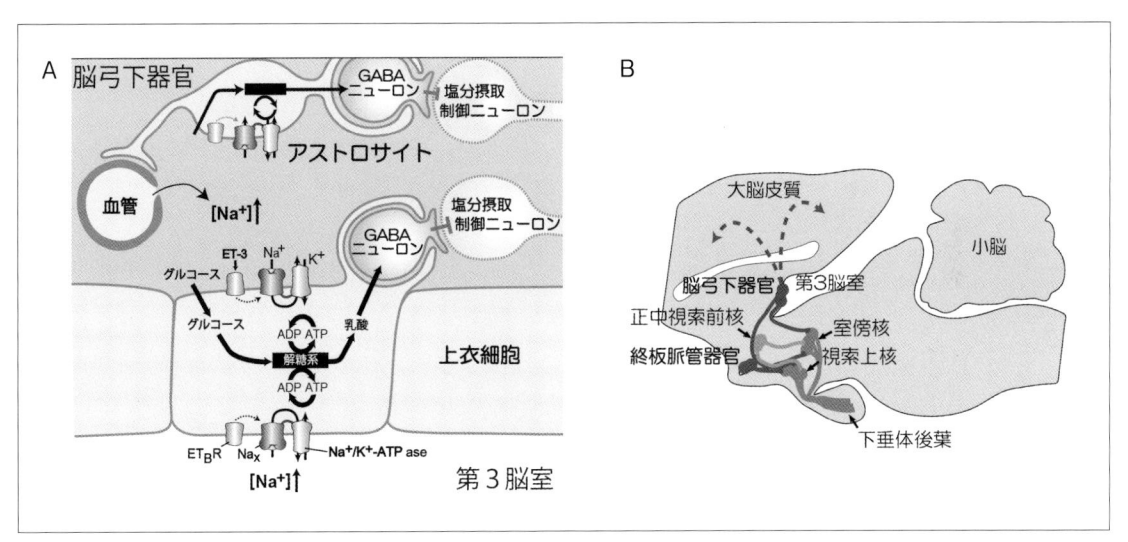

**図❶ Naレベル感知とニューロン制御の仕組みとその情報伝達経路**

A. 感覚性脳室周囲器官には，ニューロンの細胞体があり，血液脳関門をもたない有窓性毛細血管が網目状に張り巡らされている。また脳室に面し，脳脊髄液とは一層の上衣細胞により隔てられている。グリア細胞である上衣細胞とアストロサイトは，ともに突起を伸ばし神経細胞を取り巻いている。脱水状態の動物において体液（細胞外液）のNa濃度が上昇すると，それを脳弓下器官のグリア細胞膜上のNa$_x$チャネルが感知して開口し，細胞内Na濃度を上昇させるとともに，直ちにNa$^+$/K$^+$-ATPaseを活性化する。Na$^+$/K$^+$-ATPaseはNa$^+$を汲み出すために通常よりも多くのATPを消費し，それを補うためにグリア細胞の嫌気的糖代謝が活性化する。その結果，乳酸が産生・分泌され，この乳酸が隣接するGABAニューロン（抑制性ニューロン）の発火頻度を上昇させる。脳弓下器官にはET-3が発現しており，ET$_B$Rを介した調節により，Na$_x$の活性化閾値が制御されている。

B. Na$_x$を発現する脳弓下器官と終板脈管器官からの神経連絡。室傍核，視索上核には抗利尿ホルモン（バソプレッシン）の産生細胞がある。バソプレッシンの産生調節に関わる神経回路（実線）は解明が進んでいるが，行動制御に関わる神経回路（点線）は不明である。

本態性高Na血症の一症例を解析し，患者の体内でNa$_x$に対する自己抗体が産生されていたことを見出した[8]。

### 2. 患者における抗Na$_x$自己抗体の産生

患者は，入院時に血中Naレベルが非常に高い値を示したにもかかわらず，口渇感がなかった。さらに，バソプレッシンの分泌も血清浸透圧から算定される正常値より低かった。入院後，輸液によりいったんは正常値に戻ったが，輸液を止めると再び上昇した。そこで1日1000～1500 mLの飲水を義務づけ比較的安定したが，意識的な飲水を怠ると再びNaレベルが上昇した。このことからも，患者は口渇感を感じずに十分な水分補給をできていないものと考えられた。患者の家族に病歴はなく，患者自身も6歳で発症するまでは正常だったことから，後天性の要因により発症したと考えられた。

入院後の検査で右副腎近傍に腫瘍が見つかり摘出した。一般に，末梢の腫瘍に応答して産生された自己抗体が神経系に障害を及ぼす自己免疫疾患がいくつか知られており，腫瘍随伴性神経疾患[用解2]（paraneoplastic neurologic disorders：PND）と呼ばれる。摘出した腫瘍の内部はシュワン様細胞が大半を占め，若干の神経節細胞を含む神経節細胞腫であった。その異常増殖したグリア細胞がNa$_x$を発現していた。さらに，患者血清にはNa$_x$を認識する自己抗体が含まれていた。エピトープ解析の結果，ポア入口近傍の2ヵ所を同定した。

### 3. 患者Ig画分投与マウスの症状

患者血清の免疫グロブリン（Ig）画分をマウスに投与したところ，バソプレッシン分泌能の低下や自発的飲水量の低下，高Na血症などの患者の症状が再現された。その脳を調べたところ，Na$_x$発現部位である脳弓下器官および終板脈管器官において補体の古典経路の活性化を示す補体成分C3の沈着が観察された。補体系の活性化は最終的に細胞殺傷性の膜侵襲複合体（membrane attack complex：MAC）の形成につながり，標的細胞はネクローシスやアポトーシスを起こす[9]。実際，脳弓下器官および終板脈管器官特異的に細胞死が増加していることが確認された。両部位には活性化した貪食細胞（ミクログリアおよびマクロファージ）の浸潤も観察され，細胞死とそれに引き続く炎症反応が起きていたことが裏づけられた。

脳弓下器官および終板脈管器官には血液脳関門がなく，抗体が侵入することが知られている[10]。Na$_x$に対する自己抗体が侵入して抗原であるNa$_x$に結合した結果，補体系が活性化し，それに引き続き炎症が生じたものと考えられる。脳弓下器官や終板脈管器官は，バソプレッシン産生細胞のある神経核に神経を投射し，バソプレッシンの分泌制御に関わっている（図❶B）。また，アンジオテンシンⅡの働きなどを介して飲水量の制御に関与している。Na$_x$を発現する上衣細胞やアストロサイトが失われて脳弓下器官や終板脈管器官が機能不全を起こしたことにより，バソプレッシンの分泌能低下や口渇感の低下などの症状が現れたものと推定される。

## Ⅲ．神経損傷部位におけるNa$_x$

### 1. 末梢神経損傷時のNa$_x$の役割

Na$_x$は，末梢神経系では非ミエリン化シュワン細胞（non-myelinating Schwann cells）に発現している。最近の研究から，末梢神経の軸索切断後の神経回復過程において，Na$_x$が重要な役割を果たしていることが明らかになった[11]。

坐骨神経を切断すると後肢足裏への刺激に対する脚の応答がいったん失われ，その後，神経軸索が再伸長して接続し，徐々に回復する。この時間経過を*Na$_x$*-KOマウスと野生型マウスで比較したところ，*Na$_x$*-KOマウスの回復が遅れていた。この回復の遅れは，切断部位へ乳酸を投与しておくことによって改善した。また，乳酸を輸送するモノカルボン酸トランスポーター（monocalboxylate transporter：MCT）の阻害剤を野生型マウスに投与すると，回復が遅れた。再生した軸索を組織学的に解析したところ，*Na$_x$*-KOマウスではミエリン化した軸索の数が野生型マウスに比べて少なかった。培養シュワン細胞を用いた解析から，Na$_x$，MCTおよびET$_B$Rが発現すること，エンドセリン投与によってET$_B$Rを介してNa$_x$が活性化

され乳酸放出が促進されることが示唆された。

### 2. 中枢神経系損傷時の Na$_x$ の役割

近年，脳損傷後に Na$_x$ の発現が誘導されることが明らかになってきた[12]。脳損傷の患者において ET-3 の量が脳脊髄液中で増加していることや，外傷性脳損傷部位のグリア細胞において ET$_B$R の発現が増加することが報告されており[13)14)]，神経損傷部位においてエンドセリンを介した Na$_x$ の活性化が起きている可能性がある。

また，乳酸については神経保護作用があることが示唆されている。例えば，神経傷害部位において細胞外の乳酸濃度増加とニューロンによる乳酸取り込みの活性化が観察されている[14)15)]。虚血後のアストロサイトにおいて MCT-1 の発現が誘導され，MCT の阻害により脳虚血後の神経傷害が悪化する[16)17)]。さらに，乳酸によりグルタミン酸投与による神経毒性が減少し，外傷性脳損傷後の認知障害が乳酸投与により減弱する[18)19)]。こうした状況証拠から想定される Na$_x$ の生理機能が実際の生体内で起きているのか，現在，解明に取り組んでいる。

## おわりに

Na$_x$ は，電位依存性 Na チャネルファミリーに属していながら，アストロサイトなどのグリア細胞に発現する特異な分子であり，Na$^+$/K$^+$-ATPase と複合体を形成し活性を制御するなど，ユニークな機能を有していることが徐々に明らかになってきた。近年，チャネル分子のチャネル機能以外の機能的側面に焦点を当てた研究も進んできている。Na$_x$ についても，そうした解析から新たな機能が見出される可能性があると考えている。Na$_x$ の機能解明によってグリア細胞の新たな機能に光が当てられることを期待している。

### 謝辞

以上の研究は，野田昌晴教授の指導の下，研究室内外の多くの方々の協力によって実施されたものである。また，自己免疫疾患の研究は，東海大学の新村文男准教授および松田晋一講師，末梢神経における研究は，関西医科大学の伊藤誠二教授の研究グループとの共同研究である。この場を借りて厚く御礼申し上げます。

---

### 用語解説

1. **感覚性脳室周囲器官**：脳室周囲器官は脊椎動物の脳の正中部に存在し，脳内への選択的物質輸送を担う血液脳関門を欠いた有窓性毛細血管が密集する脳部位の総称である。血液脳関門がないために，脳室周囲器官の細胞は血中のホルモンやイオンレベルの変化に直接さらされる。また脳室表面に位置しており，脳脊髄液とも接している。こうしたことから，体液中の物質の受容や感知に適した場所である。その中で，脳弓下器官，終板脈管器官，最後野の 3 部位にはニューロンの細胞体が存在し，他の多くの脳領域と神経結合を作っていることから，特に感覚性脳室周囲器官と呼ばれる。

2. **腫瘍随伴性神経疾患**：腫瘍随伴性神経疾患は，傍腫瘍性神経障害症候群（paraneoplastic neurologic syndrome：PNS）とも呼ばれ，腫瘍細胞と正常細胞との間に交差性が成立するために，正常の神経細胞に対する自己抗体が産生され，自己免疫的機序で神経障害をきたすものをいう。

---

### 参考文献

1) Hiyama TY, Watanabe E, et al : Nat Neurosci 5, 511-512, 2002.
2) 檜山武史, 野田昌晴：生物物理 45, 247-252, 2005.
3) Watanabe E, Fujikawa A, et al : J Neurosci 20, 7743-7751, 2000.
4) McKinley MJ, McAllen RM, et al : Adv Anat Embryol Cell Biol 172, III-XII, 1-122, 2003.
5) Hiyama TY, Watanabe E, et al : J Neurosci 24, 9276-9281, 2004.
6) Shimizu H, Watanabe E, et al : Neuron 54, 59-72, 2007.
7) Hiyama TY, Yoshida M, et al : Cell Metab 17, 507-519, 2013.
8) Hiyama TY, Matsuda S, et al : Neuron 66, 508-522, 2010.
9) Nauta AJ, Daha MR, et al : Eur J Immunol 32, 783-792, 2002.
10) Broadwell RD, Sofroniew MV : Exp Neurol 120, 245-263, 1993.
11) Unezaki S, Katano T, et al : Eur J Neurosci 39, 720-729, 2014.
12) Gorter JA, van Vliet EA, et al : J Neurosci 26, 11083-11110, 2006.
13) Kraus GE, Bucholz RD, et al : Surg Neurol 35, 20-29, 1991.
14) Chen T, Qian YZ, et al : Brain Res 861, 281-287, 2000.
15) Mendelowitsch A, Ritz M-F, et al : Brain Res 901, 230-236, 2001.
16) Tseng MT, Chan SA, et al : Neurol Res 25, 83-86, 2003.

17) Schurr A, Payne RS, et al : Brain Res 895, 268-272, 2001.
18) Ros J, Pecinska N, et al : J Neurosci Res 66, 790-794, 2001.
19) Holloway R, Zhou Z, et al : Acta Neurochir（Wien）149, 919-927, 2007.

**参考ホームページ**
・基礎生物学研究所統合神経生物学研究部門
　http://niwww3.nibb.ac.jp/

**檜山武史**
1997年　大阪大学基礎工学部生物工学科卒業
1999年　同大学院基礎工学研究科修士課程修了
2002年　総合研究大学院大学生命科学研究科博士課程修了
　　　　基礎生物学研究所助手（現，助教）

第2章　神経・非神経細胞ネットワークと脳内環境

# 13. 筋萎縮性側索硬化症におけるタンパク質の線維化とシーディング現象

古川良明

　タンパク質は適切な立体構造を構築することで生理機能を発揮するが，変異や環境の変化が引き金となってその構造を変化させ，細胞内外で線維状に凝集することがある。このようなタンパク質線維が脳・神経組織に蓄積すると神経細胞死の原因となって神経変性疾患を引き起こすことが提案されているが，タンパク質の線維化が神経細胞に及ぼす影響についてはいまだに明らかでない。本稿では，神経変性疾患の一種である筋萎縮性側索硬化症に着目し，その原因タンパク質の1つであるSOD1を中心に取り上げて，タンパク質の線維化とシーディング現象に関する最近の研究成果を紹介したい。

## はじめに

　タンパク質が生体内で生理機能を発揮するには，そのアミノ酸配列に依存したユニークな3次元構造（天然構造）にフォールディングすることが必要不可欠である。しかし，アミノ酸変異や環境の変化に伴って，タンパク質が天然構造を安定に形成・維持できずに，異常な会合を行うことで不溶性の凝集体を形成することがある[1]。特に，βシート構造に富んだ線維状形態を有するタンパク質凝集体は「アミロイド線維」とも呼ばれ，神経変性疾患やアミロイドーシスなどを発症した患者の病変部位に観察することができる[2]。一方で，疾患に関わりのない多くのタンパク質においても，適当な実験条件の下では線維化が進行するとも報告されていることから，線維化はポリペプチド鎖に本来備わる基本的な性質の1つであるとも考えられている[3]。よって，生物はタンパク質の線維化を制御（抑制）する必要があり，そのメカニズムを解明することは生命現象を分子のレベルで理解するうえで医学的のみならず基礎科学的な見地からも非常に重要な研究課題である。

　タンパク質線維が示す興味深い物理化学的な特徴の1つとして，シーディング現象が挙げられる[4]。シーディングとは，すでに形成したタンパク質線維が鋳型（シード）として働き，線維化していないタンパク質の線維化を「爆発的に」促進する現象のことを指す。シードが何らかの形で生体内に形成・導入されるとタンパク質の線維化が一気に促進しうることから，神経変性疾患の感染の危険性やあるいは時間とともに拡大する病態の伝播性を，シーディング現象により説明できるのではないかと多くの研究者が考えている。実際，プリオン病（プリオンタンパク質の線維が蓄積する神経変性疾患）に罹患した人の脳を食すと，線維化が促進されプリオン病を発症することが報告されており，神経変性疾患の病理にシーディングが果たす役割が重要視されている[5]。

> **key words**
> 神経変性疾患，筋萎縮性側索硬化症，タンパク質フォールディング，タンパク質凝集，アミロイド，シーディング，SOD1，TDP-43，FUS

そこで本稿では，神経変性疾患の中でも特に筋萎縮性側索硬化症（ALS）に着目して，SOD1タンパク質を中心に，その線維化メカニズムとシーディング現象について紹介する。

## I．Cu,Zn-superoxide dismutase (SOD1)

### 1．家族性ALSの原因遺伝子としてのSOD1

Cu,Zn-superoxide dismutase（SOD1）は153アミノ酸残基からなる抗酸化酵素で，主に細胞質やミトコンドリアにおいてスーパーオキサイドを除去する役割を担っている[6]。活性型SOD1はホモ二量体として存在し，各サブユニットには活性中心である銅イオンと構造的役割をもつ亜鉛イオンが結合している。さらに，各サブユニット内で形成するジスルフィド（S-S）結合は，SOD1の4次構造を維持し活性発現に必須であることが知られている[7,8]。

1993年に家族性ALSの原因遺伝子としてSOD1が同定されて以来，100種類以上にものぼる病因性変異が報告されている[9]。変異SOD1を発現するトランスジェニックマウスは筋萎縮を示すが，SOD1ノックアウトマウスはALS様の表現型を示さないことから，ALS変異によってSOD1は細胞毒性につながる新たな「性質」を獲得するとされている[10]。その1つに，変異SOD1タンパク質の凝集が挙げられ，実際SOD1遺伝子に変異を有する家族性ALS患者の病変部位（脊髄など）には，変異SOD1からなる細胞内封入体が観察される[11]。しかし，100種類以上ものALS変異がなぜ共通してSOD1を凝集させるのか，うまく説明できる分子メカニズムはいまだに明らかではないものの，私たちはこれまでにSOD1に生じうる翻訳後のプロセスに着目して，生体内におけるSOD1凝集のメカニズムを提案してきた。

### 2．ALS変異が促進するSOD1の線維化メカニズム

タンパク質の凝集を促進する一般的な要因として構造安定性の低下が挙げられるが，活性型SOD1は8 mol/Lの尿素存在下でも活性を呈する安定なタンパク質である[12]。また，一部の変異SOD1は野生型とほぼ同じ熱安定性を示すことから，ALS変異に伴う熱安定性の変化はSOD1の凝集傾向を示す指標としては疑問視される[13]。しかし，この高い構造安定性は銅・亜鉛イオン結合および分子内S-S結合形成により獲得されることを踏まえると[14]，これらの翻訳後プロセスがSOD1の凝集を抑制している可能性が考えられる。そこで，S-S結合が還元（切断）したアポ（金属イオンの結合していない）状態のSOD1を37℃で振盪すると，12時間後にはほぼすべてのSOD1が不溶性の凝集体を形成することがわかった[15]。一方で，亜鉛イオンあるいはS-S結合のいずれかを有するSOD1は，1週間振盪しても不溶性凝集体の形成は確認できず，可溶性タンパク質として安定に存在していた。実際，精製タンパク質や培養細胞を利用することで，ALS変異がSOD1に施される翻訳後プロセスに及ぼす影響を検討したところ，亜鉛イオンとの結合親和性やS-S結合の安定性がALS変異によって低下することがわかった[15]。つまりALS変異によって，金属イオンの結合やS-S結合の形成といった翻訳後のSOD1活性化プロセスが障害され，S-S結合還元型のアポSOD1が増加することにより，凝集が促進するのではないかと考えられる。

そこで，S-S結合が還元したアポSOD1を用いて作製した不溶性凝集体を原子間力顕微鏡により観察すると，直径が約10 nmの線維状形態を有することがわかった[15]。また，ALS変異SOD1を大腸菌に大量発現させると不溶性封入体が形成し，それらはアミロイド線維に特徴的な分光学的変化と形態学的特徴を有していた[16]。さらに，変異SOD1を発現したトランスジェニックマウスの脊髄において観察される封入体はthioflavin-Sによって染色される[15]。thioflavin-Sはアミロイド様のタンパク質線維に結合することで蛍光を示す有機小分子であることから，生体内においてもALS変異を有したSOD1は線維化することが示唆された。しかし，SOD1や他のALS原因タンパク質であるTDP-43やFUS（後述）に変異を有した家族性ALS患者の脊髄に生じる封入体については，thioflavin分子による染色性が確認されないとの報

告もあり[17]，ALS においてアミロイド様のタンパク質線維が形成するのかについてはさらなる検証が必要である。

### 3. In vitro/in vivo シーディングによる SOD1 の線維化促進メカニズム

S-S 結合が還元したアポ SOD1 から作製した不溶性凝集体は，分光学的・形態学的な特徴だけではなく，シードとして機能するという性質においてもアミロイド線維との共通点を有している。例えば，精製した SOD1 タンパク質を試験管内で振盪すると，凝集（線維化）が開始するまでに一定の時間（ラグタイム）が必要であるのに対して，少量の SOD1 線維を添加すると凝集が即座に開始し，シーディング現象を確認することができる[15]。また，変異 SOD1 を発現したトランスジェニックマウスの脊髄組織から抽出した不溶性 SOD1 凝集体を精製 SOD1 タンパク質溶液に添加すると，シードとして機能することも報告されている[18]。このように，精製タンパク質を用いた試験管内でのシーディング現象については比較的古くから検討されており，最近ではシーディングによるタンパク質凝集の促進現象が，培養細胞や脳・神経組織の中でも再現されるのかに興味が集まっている。

SOD1 を用いた細胞内シーディングについては，いくつかの研究グループからすでに報告がある。例えば，トリフルオロエタノールと呼ばれるタンパク質変性剤を用いて SOD1 凝集体を作製し，それらを培養細胞内に取り込ませるとシードとして機能し，細胞内に発現していた SOD1 タンパク質を凝集させることが報告されている[19]。私たちも，S-S 結合還元型のアポ SOD1 から作製したアミロイド様線維（上述）を培養細胞に取り込ませる手法を確立し，細胞内の SOD1 タンパク質の凝集を促進することを確認している[20]。つまり，細胞内に変異 SOD1 の凝集体がいったん形成すると，それらがシードとなって，細胞内に残っている SOD1 の凝集が促進すると考えられる。さらに，SOD1 の凝集体を形成した細胞が死ぬと凝集体が細胞外に放出されることとなり，それらが隣接した細胞内に再び取り込まれるとシードとして SOD1 凝集を誘引すると推察される。このように，タンパク質線維が発揮するシーディング現象は細胞機能を「雪だるま式」に悪化させる可能性があり，神経変性疾患にみられる症状の悪化や病態の伝播性を説明できるのではないかと考えられる。しかし，シーディング現象によって病態が本当に伝播するのか，あるいは本当に症状の悪化につながるのか，その因果関係については研究が始まったばかりで，今後，各種のモデル動物を用いてその詳細を検証する必要がある。

## II．TAR DNA Binding Protein-43（TDP-43）

1993 年以来，SOD1 は家族性 ALS の主要な原因タンパク質として最も重要な地位を占めてきたことは確かだが，遺伝的背景の確認されない孤発性 ALS にみられる不溶性封入体の構成タンパク質ではなく，その病理学的な役割は限定的ではないかとも考えられるようになっている。そこで，孤発性 ALS における不溶性封入体の生化学的解析が行われ，2006 年には TDP-43 が構成タンパク質として同定され[21,22]，さらに TDP-43 への遺伝子変異は家族性 ALS の原因となることが 2008 年に報告された[23]。TDP-43 は mRNA のスプライシングなどを制御する DNA/RNA 結合タンパク質で，通常は核内に存在するものの，ALS における運動ニューロンでは細胞質に封入体を形成することが知られている。また病理学的に観察される封入体は，thioflavin 分子による蛍光染色性が確認されないものの[17]，免疫電子顕微鏡法によって TDP-43 からなる線維状の凝集体を含んでいることが報告されている[24]。

TDP-43 を大腸菌に発現させると，そのほとんどが不溶性の封入体として得られることから，非常に凝集性の高いタンパク質であることが考えられる。実際，封入体を可溶化させて得られる水溶性 TDP-43 を振盪すると即座に凝集が開始し，アミロイド様の線維状凝集体が形成する[25]。また，溶液を振盪せずに静置するだけでは TDP-43 の凝集は観察されないものの，そこに TDP-43 凝集体を少量添加することで凝集が開始することから，シードとして機能することも試験管内にて確認さ

れた[25]。

　TDP-43の凝集プロセスについて培養細胞を用いた研究も進められているが、野生型あるいはALS変異型のTDP-43タンパク質を培養細胞内に単純に発現させるだけでは、細胞質封入体（凝集体）の形成を再現することは困難であった[25,26]。そこでSOD1と同様の手法を用いて、精製TDP-43タンパク質から作製した線維状凝集体を培養細胞内に導入したところ、それらがシードとなって細胞内に発現しているTDP-43の凝集を開始させることができた[25]。さらに、細胞内シーディングによるTDP-43の不溶性凝集体は細胞質に形成し、界面活性剤の一種であるサルコシルを添加しても溶解せず、さらにポリユビキチン化されていることもわかった。これら一連の変化は、ALSにおいてTDP-43に生じる病理学的変化とよく一致していることから、シーディング現象を利用することでTDP-43の凝集を培養細胞内にうまく再現し、各種細胞機能への影響を評価できる実験システムを構築できると考えられる。実際、ALS患者の死後脳から不溶性封入体を精製し、それらをシードとして培養細胞に取り込ませ、細胞内にTDP-43の凝集を再現することに成功した例も最近報告されている[27]。

　このように、細胞内・細胞間でのシーディングによってTDP-43の凝集が促進され、病態が伝播することは十分に考えられるものの、それらが実際にどのような表現型・症状を生み出しているのかについては、SOD1の場合と同様、様々なモデル動物を用いて検証する必要がある。さらに、最も初期のプロセスである「シードの形成」については、そのメカニズムが明らかとなっていない。つまり、遺伝子変異や環境の変化がどのようにタンパク質の線維化を開始させるのか、今後さらに検討する余地が残されているといえる。

## III. Fused in Sarcoma (FUS)

　*SOD1*および*TDP-43*に続いて、家族性ALSの原因遺伝子として2009年に同定されたのが*FUS*である[28,29]。FUSはTDP-43と同じくDNA/RNA結合タンパク質で核内に存在するが、*FUS*遺伝子に変異を有したALS患者の脊髄運動ニューロンでは、FUSは核内ではなく細胞質に蓄積し封入体を形成することが報告されている。実際、病因性変異はFUSの核内移行シグナルとして機能するC末端領域に数多く同定されており、変異型FUSは細胞質に異常に蓄積することで本来の機能を喪失することが提案されている[30,31]。しかし、C末端領域以外にも多くの病因性変異が見つかっており、そのような変異型FUSは野生型と同様に核内に局在することから、変異型FUSによるALSの分子病理メカニズムは明らかとなっていない。

　そこで、野生型および各種のALS変異型FUSタンパク質を作製・精製し、その凝集反応を試験管内で比較検討したところ、核内移行シグナルに影響を及ぼさない病因性変異（G156E）はFUSの凝集性を増大させ、アミロイド様の線維を形成することがわかった[32]。また、G156E変異型FUSはヒト神経芽細胞腫SH-SY5Yやラット海馬神経初代培養細胞において、核内で凝集体を形成することを明らかにした。興味深いことに、G156E変異型FUSが核内に凝集体を形成した神経細胞ではMAP2の染色性が低下しており、何らかのダメージを受けていることが示唆された。さらに、G156E変異型FUSが形成する線維はシードとして機能することで、野生型FUSを線維化させることがわかった。実際、核内に形成するG156E変異型FUSの凝集体には、野生型FUSが共局在していることが明らかとなった[32]。

　つまり、細胞内局在に影響を及ぼさないアミノ酸変異であっても、FUSの凝集性を増大させる変異が存在することがわかった[32]。そのような変異型FUSが核内で形成する線維状凝集体は、シードとして野生型FUSの線維化を促進することができ、FUSの生理機能を「雪だるま式」に低下させることで、神経細胞死を引き起こすと考えられた。

## おわりに

　以上のように、ALSにおいて病理学的に観察される封入体には、SOD1/TDP-43/FUSなどから構成されるタンパク質の線維状凝集体が含まれてお

り，それらは「シード」として機能することで，各々のタンパク質の線維化を促進することがわかった。今後は，タンパク質分子レベルでのシーディング現象を個体レベルで検証できる実験モデルを構築し，ALSにおける病態の促進や伝播がシーディングによって説明できるのか詳細に検証する必要がある。

### 参考文献

1) Dobson CM : Nature 426, 884-890, 2003.
2) Ross CA, Poirier MA : Nat Med 10 Suppl, S10-S17, 2004.
3) Dobson CM : Trends Biochem Sci 24, 329-332, 1999.
4) Harper JD, Lansbury PT Jr : Annu Rev Biochem 66, 385-407, 1997.
5) Aguzzi A, Rajendran L : Neuron 64, 783-790, 2009.
6) McCord JM, Fridovich I : J Biol Chem 244, 6049-6055, 1969.
7) Arnesano F, Banci L, et al : J Biol Chem 279, 47998-48003, 2004.
8) Furukawa Y, Torres AS, et al : EMBO J 23, 2872-2881, 2004.
9) Rosen DR, Siddique T, et al : Nature 362, 59-62, 1993.
10) Bruijn LI, Miller TM, et al : Annu Rev Neurosci 27, 723-749, 2004.
11) Bruijn LI, Houseweart MK, et al : Science 281, 1851-1854, 1998.
12) Forman HJ, Fridovich I : J Biol Chem 248, 2645-2649, 1973.
13) Rodriguez JA, Shaw BF, et al : Proc Natl Acad Sci USA 102, 10516-10521, 2005.
14) Furukawa Y, O'Halloran TV : J Biol Chem 280, 17266-17274, 2005.
15) Furukawa Y, Kaneko K, et al : J Biol Chem 283, 24167-24176, 2008.
16) Furukawa Y : Front Cell Neurosci 7, 240, 2013.
17) Kerman A, Liu HN, et al : Acta Neuropathol 119, 335-344, 2010.
18) Chia R, Tattum MH, et al : PLoS One 5, e10627, 2010.
19) Munch C, O'Brien J, et al : Proc Natl Acad Sci USA 108, 3548-3553, 2011.
20) Furukawa Y, Kaneko K, et al : FEBS Lett 587, 2500-2505, 2013.
21) Arai T, Hasegawa M, et al : Biochem Biophys Res Commun 351, 602-611, 2006.
22) Neumann M, Sampathu DM, et al : Science 314, 130-133, 2006.
23) Kabashi E, Valdmanis PN, et al : Nat Genet 40, 572-574, 2008.
24) Lin WL, Dickson DW : Acta Neuropathol 116, 205-213, 2008.
25) Furukawa Y, Kaneko K, et al : J Biol Chem 286, 18664-18672, 2011.
26) Furukawa Y, Kaneko K, et al : Biochim Biophys Acta 1812, 1577-1583, 2011.
27) Nonaka T, Masuda-Suzukake M, et al : Cell Rep 4, 124-134, 2013.
28) Kwiatkowski TJ Jr, Bosco DA, et al : Science 323, 1205-1208, 2009.
29) Vance C, Rogelj B, et al : Science 323, 1208-1211, 2009.
30) Dormann D, Madl T, et al : EMBO J 31, 4258-4275, 2012.
31) Dormann D, Rodde R, et al : EMBO J 29, 2841-2857, 2010.
32) Nomura T, Watanabe S, et al : J Biol Chem 289, 1192-1202, 2013.

---

**古川良明**
1997年　京都大学工学部工業化学科卒業
1999年　同大学院工学研究科修士課程修了
2002年　同博士後期課程修了，博士（工学）
　　　　米国ノースウェスタン大学化学科（日本学術振興会海外特別研究員）
2005年　独立行政法人理化学研究所脳科学総合研究センター研究員
2007年　同基礎科学特別研究員
2010年　慶應義塾大学理工学部化学科准教授

第2章 神経・非神経細胞ネットワークと脳内環境

# 14. 周産期擬似ウイルス感染モデルの神経発達障害における インターフェロン誘導性膜タンパク質 IFITM3 の役割

山田清文

　統合失調症の疫学，遺伝学あるいはトランスクリプトーム解析などの多くの臨床研究により，本疾患の病態に免疫系の異常が関与していることが示唆されている。われわれは，周産期ウイルス感染や出産時の合併症が統合失調症などの精神疾患の発症リスクを高めるというコホート研究に着目し，自然免疫を活性化する Toll-like receptor 3 リガンド polyriboinosinic-polyribocytidilic acid（polyI:C）を新生仔期に投与した病態モデルマウス（polyI:C モデル）の解析を進めている。本稿では，polyI:C モデルマウスの神経発達障害におけるインターフェロン誘導性膜タンパク質（interferon-induced transmembrane protein 3：IFITM3）の役割ついて概説する。

## はじめに

　ヒトをはじめとする哺乳類の脳神経系は発達期には形態的・機能的に未成熟であるが，可塑性に富んでいる。一方，母体のストレスや感染症などの周産期イベントは胎児の脳神経発達に大きな影響を及ぼすことが知られている。妊娠中の母親のウイルス感染や乳児期の感染症などが統合失調症の発症リスクを高めることから，統合失調症の病因として免疫系の関与が示唆されている[1)2)]。

## I. 自然免疫のシグナル伝達機構

　Toll-like receptor（TLR）は自然免疫において重要な役割を担っている分子であり，細菌やウイルスなどの病原体で保存されている特徴的な構造を認識して病原体の侵入を感知するパターン認識受容体である。哺乳類では 13 種類の TLR が同定されており，それぞれの TLR に結合するリガンドも報告されている。TLR3 はエンドソームに局在し，ウイルス由来の二本鎖 RNA や RNA ウイルスが宿主細胞に感染して複製する際に生じる二本鎖 RNA を認識する。polyriboinosinic-polyribocytidylic acid（polyI:C）は二本鎖 RNA アナログであり，哺乳類に処置すると TLR3 を活性化する。その結果，アダプター分子 TRIF を介して NFκB あるいは IRF3 が活性化され，炎症性サイトカインや I 型インターフェロン（IFN）が産生される[3)4)]。

　TLR3 非依存的に二本鎖 RNA を認識する分子として，retinoic acid-inducible gene I（RIG-I）や melanoma differentiation-associated gene 5（MDA5）が知られている[5)6)]。二本鎖 RNA の長さによって選択性が異なり，RIG-1 は短鎖型，MDA5 は長鎖型二本鎖 RNA を認識する。polyI:C も長さにより認識される分子が異なるが，両分子を活性化することが知られている[5)-7)]。

---

**key words**

統合失調症，周産期ウイルス感染，自然免疫，神経発達障害，アストロサイト，polyI:C，TLR3，IFITM3，エンドサイトーシス

培養アストロサイトと神経細胞におけるTLR3, RIG-1およびMDA5のmRNAレベルを比較すると, これらセンサー遺伝子の発現レベルはアストロサイトで高く, 神経細胞ではほとんど検出できない。また培養細胞にpolyI:Cを処置すると, アストロサイトではTLR3, RIG-1およびMDA5 mRNA量が顕著に増加するが, 神経細胞では誘導は認められない。したがって, 脳内における自然免疫応答にアストロサイトは重要な役割を果たしていると思われる[8]。

## Ⅱ．PolyI:Cモデルマウスの脳機能・神経発達障害

妊娠中のマウスやラットにpolyI:Cを処置すると, 生まれてくる仔獣は成熟後に統合失調症様の行動異常や神経病理学的変化を呈することから統合失調症などの神経発達障害の病態モデル動物として提唱されている[9)-12)]。一方, polyI:Cを処置すると妊娠動物の多くが流産するという問題点や妊娠期間中の齧歯類の脳神経発達はヒトと比べて未熟であるというギャップもある。例えば, グリア細胞の増殖・遊走および血液脳関門の形成はヒトでは第2妊娠期で認められるが, 齧歯類では出生後に観察される[13)14)]。そこでわれわれは, 生後2日目から6日目の新生仔マウスにpolyI:C (5 mg/kg, 皮下注射) を連続処置した擬似ウイルス感染モデルを作製し, 脳発達期の免疫応答が高次脳機能と神経発達に及ぼす影響を解析した[15)-18)]。

polyI:Cモデルマウスは不安様行動の増加, 物体認知記憶の障害, 社会性行動の低下およびプレパルス抑制の障害（感覚情報処理機能の障害）を示す[16]。これらの脳機能障害は抗精神病薬であるクロザピンやハロペリドールあるいはニコチン投与により部分的に改善する[12)19)]。統合失調症ではグルタミン酸神経系の機能低下が示唆されているが[20)21)], NMDA受容体グリシン結合サイトの内在性コアゴニストであるD-serineもpolyI:Cモデルマウスの行動異常を改善する。これはD-serineの分解酵素であるD-amino acid oxidase (DAAO) の遺伝子発現がpolyI:Cモデルマウス脳で増加していることと関係があるかも知れない[22]。さらに, polyI:Cモデルマウスでは海馬におけるグルタミン酸基礎遊離量が増加し, 脱分極誘発性グルタミン酸遊離は低下している[16]。polyI:Cモデルマウスの脳機能障害にはグルタミン酸神経系の機能低下が関与していると思われる。

成獣となったpolyI:Cモデルマウスの前頭葉皮質第Ⅱ/Ⅲ層の錐体神経細胞をゴルジ染色により解析すると, スパイン数の有意な減少と樹状突起の発達障害が認められる。ウエスタンブロット解析では, polyI:C処置マウスの前頭前皮質において樹状突起のマーカータンパク質であるmicrotubule-associated protein 2 (MAP2) の減少が生後2週齢まで認められる[8]。これらの結果は, 統合失調症患者の前頭前皮質では錐体細胞樹状突起のスパイン密度が減少しているという死後脳研究の結果と一致している[23]。

polyI:Cモデルマウスの神経発達障害には神経-アストロサイト相互作用が関与している。アストロサイトをpolyI:C存在下で24時間培養した条件培地 (polyI:C-ACM) を海馬神経細胞へ添加すると, MAP2陽性の樹状突起の伸長がコントロール群に比較して有意に低下する。さらにMAP2陽性樹状突起に重なるPSD95免疫陽性物の数が有意に減少しており, スパインの減少も示唆される。一方, 培養神経細胞にpolyI:Cを直接添加しても神経細胞の生存率あるいはその形態に変化は認められない[8]。

## Ⅲ．PolyI:CモデルマウスにおけるIFITM3の誘導

polyI:Cモデルマウスの海馬ではinterferon-induced transmembrane protein 3 (IFITM3) mRNAが増加している。IFITM3はⅠ型IFNによって誘導されるⅡ型膜タンパク質であり[24], ウイルスに対する感染防御因子として重要な役割を果たしている[25)-28)]。例えば, IFITM3はインフルエンザの罹患率や死亡率に関与しており, インフルエンザA H1N1ウイルス, SARSコロナウイルス, ヒト免疫不全ウイルスⅠなどに対する細胞抵抗性の獲得に関与している。一方, 統合失調症[29)30)], 双極性障害[31]および自閉症[32]などの神経発達障害患者

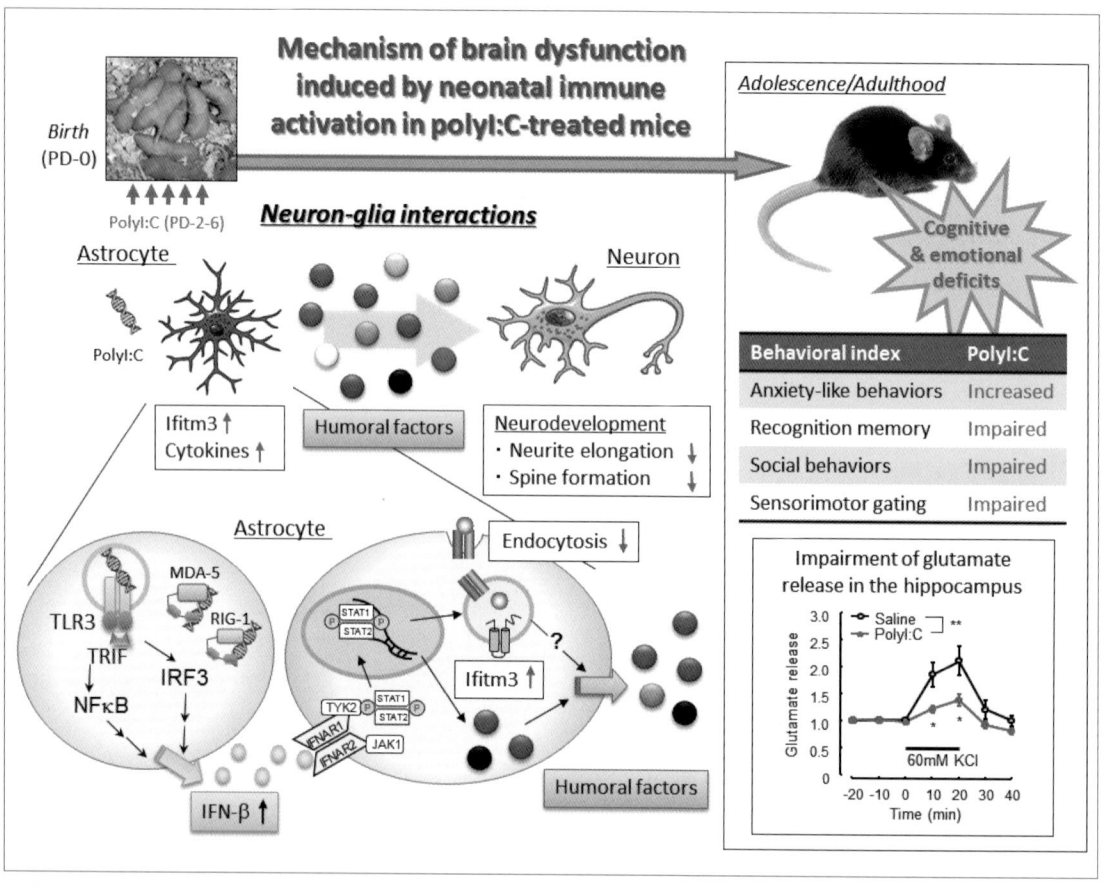

**図❶ PolyI:C モデルマウスの神経発達障害の分子機構**
polyI:C 処置により IFN シグナルを介してアストロサイトの初期エンドソームに IFITM3 が誘導される。IFITM3 はエンドサイトーシスを抑制し，神経 - グリア相互作用を介して神経発達を抑制する。

の死後脳研究では *IFITM3* 遺伝子の発現増加が報告されているが，中枢神経系における役割は全く不明である。

われわれは，polyI:C 処置による IFITM3 の発現誘導について *in vivo* および *in vitro* の双方向から検討した。polyI:C モデルマウス脳では IFITM3 様免疫活性は GFAP 陽性アストロサイトに限局しており，NeuN 陽性神経細胞や CD11b 陽性マイクログリアには認められない。*in vitro* 実験においても培養アストロサイトに polyI:C を処置すると IFITM3 mRNA が増加するが，神経細胞では変化は認められない[8]。PolyI:C は IFN-β プロモーターを活性化することが知られており，培養アストロサイトでも polyI:C 処置 6 時間後には IFN-β mRNA の増加が観察される。抗 IFN-β 抗体により polyI:C による IFITM3 の誘導は完全に抑制されることから，polyI:C は IFN-β を介して IFITM3 を誘導すると考えられる[8]。

polyI:C 処置により誘導される IFITM3 様免疫活性はアストロサイトの初期エンドソームに限局して認められることから，エンドサイトーシスへの影響を調べた[8]。エンドサイトーシスはクラスリン依存性と非依存性に分けられ，それぞれトランスフェリンおよび EGF の細胞内取り込み活性により評価することができる[33]。IFITM3 を強制発現させた COS7 細胞ではトランスフェリンおよび EGF の取り込み活性が低下する。エンドサイトーシスの障害は polyI:C を処置した野生型マウス由

来アストロサイトでも観察されるが，IFITM3-KOマウス由来アストロサイトでは認められない。したがって，IFITM3はクラスリン依存性および非依存性のエンドサイトーシスを抑制すると考えられる[8]（図❶）。

## Ⅳ．PolyI:Cモデルマウスの脳機能・神経発達障害におけるIFITM3の役割

上述したように，野生型C57BL/6マウスを用いたpolyI:Cモデルマウスは大脳皮質神経細胞の形態異常を伴う認知記憶障害を示す。一方，IFITM3-KOマウスにpolyI:Cを処置しても神経発達障害や認知記憶障害は認められない。さらにIFITM3-KOマウス由来のアストロサイトから調製したpolyI:C-ACMは神経発達阻害活性を示さない[8]。したがって，脳神経発達期における過剰な自然免疫応答によって起こる神経発達障害および脳機能障害にはIFITM3が重要な役割を果たしていると考えられる。

## おわりに

polyI:Cモデルマウスは神経発達期の免疫活性化に伴う神経発達障害の病態モデル動物として応用可能であり，IFITM3は従来の抗精神病薬とは全く異なる作用機序を有する新規抗精神病薬を創製するための創薬標的として有望である[2,8,22]。IFITM3はTLR3刺激以外にもLPSなど多くのTLRリガンドで誘導されることから，乳児期の細菌性髄膜炎などによる神経発達・脳機能障害にも関与している可能性がある。しかし，IFITM3はウイルス感染に対する重要な防御因子であることから，IFITM3を単純に創薬標的と考えることには問題もある。現在，polyI:C-ACMに含まれる神経発達阻害活性を有するグリア因子の解析を進めており，その本体と機能を明らかにできれば新たな展開が期待できる。

**謝辞**
本稿で紹介した主な研究内容は，科学研究費補助金基盤研究（B）（22390046）および新学術領域研究（24111518）の助成を受けて実施したものである。

## 参考文献

1) Patterson PH : Science 318, 576-577, 2007.
2) Horvath S, Mirnics K : Biol Psychiatry 75, 316-323, 2014.
3) Akira S, Takeda K : Nat Rev Immunol 4, 499-511, 2004.
4) Kawai T, Akira S : Nat Immunol 11, 373-384, 2010.
5) Kato H, et al : J Exp Med 205, 1601-1610, 2008.
6) Wilkins C, Gale M Jr : Curr Opin Immunol 22, 41-47, 2010.
7) de Rivero Vaccari JP, et al : Glia 60, 414-421, 2012.
8) Ibi D, et al : Glia 61, 679-693, 2013.
9) Shi LS, et al : J Neurosci 23, 297-302, 2003.
10) Meyer U, et al : Neuropsychopharmacology 33, 441-456, 2008.
11) Cameron JS, et al : J Neurosci 27, 13033-13041, 2007.
12) Mouri A, et al : Neurobiol Dis 53, 61-74, 2013.
13) Clancy B, et al : Neuroscience 105, 7-17, 2001.
14) Nawa H, Takei N : Neurosci Res 56, 2-13, 2006.
15) Nawa H, Yamada K : Methods Mol Biol 829, 445-451, 2012.
16) Ibi D, et al : Neurosci Res 64, 297-305, 2009.
17) Ibi D, et al : Behav Brain Res 206, 32-37, 2010.
18) Nagai T, et al : Biol Pharm Bull 34, 1364-1368, 2011.
19) Yu J, et al : Open Behav Sci J 4, 9-18, 2010.
20) Kantrowitz JT, Javitt DC : Brain Res Bull 83, 108-121, 2010.
21) Poels EMP, et al : Mol Psychiatry 19, 20-29, 2014.
22) Nagai T, et al : J Pharmacol Sci 120, 213-227, 2012.
23) Glantz LA, Lewis DA : Arch Gen Psychiatry 57, 65-73, 2000.
24) Bailey CC, et al : J Biol Chem 288, 32184-32193, 2013.
25) Brass AL, et al : Cell 139, 1243-1254, 2009.
26) Yount JS, et al : Nat Chem Biol 6, 610-614, 2010.
27) Schoggins JW, et al : Nature 472, 481-485, 2011.
28) Everitt AR, et al : Nature 484, 519-523, 2012.
29) Arion D, et al : Biol Psychiatry 62, 711-721, 2007.
30) Hwang Y, et al : Transl Psychiatry 3, e321, 2013.
31) Iwamoto K, et al : Mol Psychiatry 9, 406-416, 2004.
32) Garbett K, et al : Neurobiol Dis 30, 303-311, 2008.
33) Leonard D, et al : J Cell Sci 121, 3445-3458, 2008.

**参考ホームページ**

・名古屋大学大学院医学研究科医療薬学・医学部附属病院薬剤部
　http://www.med.nagoya-u.ac.jp/pharmacy/

**山田清文**
1981 年　名城大学薬学部卒業
1983 年　同大学院薬学研究科修士課程修了
　　　　大塚製薬（株）徳島研究所研究員
1987 年　米国ジョンズホプキンス大学医学部留学
1991 年　薬学博士（名城大学）
1998 年　名古屋大学医学部附属病院助教授
2002 年　金沢大学薬学部教授
2007 年　名古屋大学医学部附属病院教授・薬剤部長

第2章　神経・非神経細胞ネットワークと脳内環境

# 15. シナプス伝達維持におけるアストロサイト・ニューロン間エネルギー共生

永瀬将志・加藤総夫

　ニューロンの高エネルギー消費は，高効率のATP産生システムによって支えられている。ニューロンの活動の中で最もエネルギーを消費する活動は興奮性シナプス伝達であり，シナプス前後にはミトコンドリアが豊富に局在する。そこで供給される主なエネルギー源は，シナプスを取り囲むアストロサイト微細突起からのラクテートである可能性が示されてきた。アストロサイトがラクテートの輸送を介してどのようにニューロンの機能，特に興奮性シナプス伝達を支えているのか，最近の知見を紹介する。

## はじめに

　健常な脳機能を維持するには膨大なエネルギーが必要であり，その供給破綻が機能障害や神経細胞死をもたらすことは広く認識されている。血流障害や低酸素症などの細胞外環境は当然として，ミトコンドリアの品質，細胞内分布，あるいは代謝障害などの細胞内環境の異常も，健常なニューロンの機能維持を阻害し，重篤な帰結を招きうる。このように，脳が臓器の中で最も高いエネルギー要求性をもつ事実がよく知られているにもかかわらず，どのような過程で産生されたATPがニューロンのどのような活動に使われているのか，そしてそのATP産生に用いられる栄養源（グルコース）はどのような経路を介して血流からニューロンまで運搬されるのか，その詳細は十分に理解されていない。なぜ，血流停止後3分を過ぎると神経細胞死が始まるのか？　それまで，神経はどうやって活動しているのか？　これらの疑問に答えうる分子メカニズムの知識はいまだに不十分である。

　それはおそらく，このようなエネルギー供給から産生までの「細胞外環境」から「細胞内環境」を巻き込んだ生化学系のダイナミクスを，ニューロンの複雑な形態の中の機能コンパートメントごとに評価することが現状の手法では困難であるためである。「生化学」と「生理学」の間にいまだ存在する技術的な壁といってもよいかもしれない。本稿では，ニューロンへの栄養供給におけるアストロサイトの役割という生化学的なテーマに対して生理学的手法で挑んだわれわれの最新の成果を中心に，神経回路の最重要機能単位であるシナプスと，近年，脳機能におけるその能動的な役割が注目されているアストロサイトの間に成立するエネルギー共生関係に関する知見を紹介する。

## I. シナプスとアストロサイト

### 1. アストロサイトの形態学的特徴

　「アストロサイト」（もしくはアストログリア，

---

**key words**

アストロサイト，三者間シナプス，Lafora病，グリコーゲン，ラクテート，モノカルボン酸トランスポーター（MCT），α-cyano-4-hydroxycinnamic acid（4-CIN），astrocyte-neuron lactate shuttle hypothesis（ANLSH），孤束核，symbiosis

星状膠細胞)は,およそ1.15 μm径の数十本の「突起」をほぼ全方向性に出している[1]。この突起の中には,毛細血管に直接接触し栄養素の供給に関与しているものも多い(終足,endfoot)。この幹突起からさらに,薄板状(lamellae),そして足糸状(filopodia)の微細突起が無数に分岐し,肺胞のように雲状に細胞外空間を埋める。微細突起の径は0.02〜0.2 μmと著しく細く,シナプスではシナプス前およびシナプス後構造に密接して周囲を取り囲んでいる[1]。

### 2. 三者間シナプス

このようなシナプスを囲むアストロサイト微細突起の形態とその機能から「三者間シナプス,tripartite synapse」という概念が提唱された[2]。三者間シナプスは,①シナプス前終末,②シナプス後要素および③それらを取り囲むグリア細胞(その本態はアストロサイト微細突起)という,異細胞由来の構造からなる。このようなシナプスにおけるニューロンとグリアの空間的関係は培養系ではそのまま再現されないため,少なくとも脳スライス,理想的には in vivo 標本などを用いる必要がある。さらに,このナノ〜マイクロオーダーの構造での分子ダイナミクスは,可視光で観察することができない。このような技術的制約からまだ十分な実験的解析が進められていない。今後の発展が期待されている。

## II. ニューロンのエネルギー産生の特殊性

### 1. ニューロンのATP消費

Attwellらは,ニューロンの様々な活動の各段階を詳細に分析し,それぞれに必要とされるATP分子の数から,神経系の活動に必要なエネルギー「予算」を推定した[3](**図❶A**)。その結果,約50%のATP分子が活動電位の維持に消費され,約35%がシナプス伝達の維持に消費されると推定した。ところが,この推定にはヤリイカ巨大軸索の活動電位波形が基本データとして用いられており,これに対しAlleらがラット海馬で記録された活動電位波形を用いて試算しなおしたところ,哺乳類の活動電位の発生や伝導にはヤリイカほど大量のエネルギーは必要ではなく,最もエネルギーを消費するのは興奮性シナプス伝達であること(**図❶B**)が明らかとされた[4]。

### 2. ニューロンのATP産生機構

ニューロンのATP産生機構には主に4つの経路がある。
①脳脊髄液から取り込んだグルコースの解糖(4〜5分子のATP産生)
②グルコース解糖の結果産生されたピルビン酸を

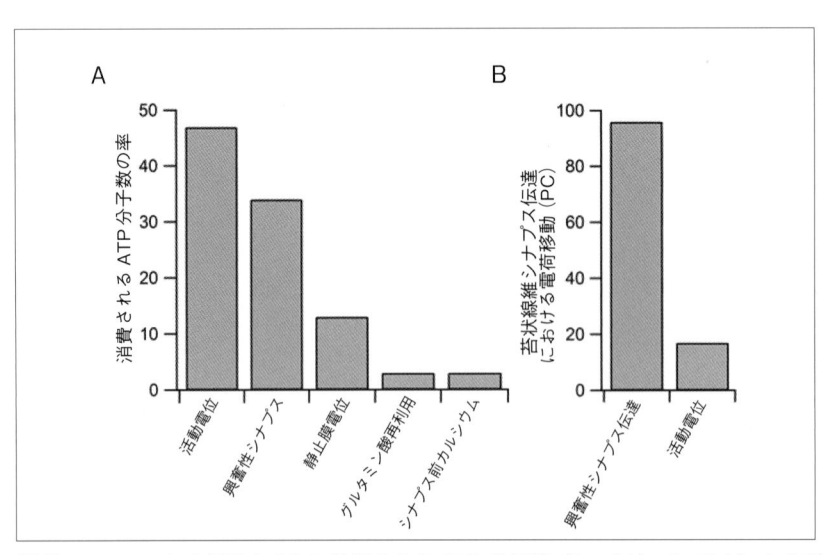

**図❶** ニューロンの活動とそれに使用されるATP分子数(A,文献3より改変)および各過程で移動するイオンの総電荷移動量(B,文献4より改変)

基質とする Krebs サイクル（13 分子）
③ラクテートを基質とする Krebs サイクル（15 〜 16 分子）
④クレアチンリン酸シャトル

　ここで最も重要な特徴は，多くの細胞で重要なエネルギー供給源であるグリコーゲンの分解〜解糖という経路をニューロンがもたないことである。ニューロンのグリコーゲンシンターゼ（GS）は，ニューロンに豊富に発現するグリコーゲンシンターゼキナーゼ（GSK）によって常に過リン酸化状態にあり，その酵素活性は抑制されている。したがって，グリコーゲンは合成されない。のみならず，この過リン酸化 GS はラフォーリン（Lafora 進行性ミオクローヌスてんかんの原因遺伝子 *EPM2A* によってコードされるタンパク）とマリン（ユビキチン E3 リガーゼ）の複合体と結合して，常時プロテオソーム分解を受ける。これらの機構により，健常なニューロンにおいて GS はほとんど存在しない。このように，グリコーゲン産生がニューロンでは徹底的に抑制されている。ラフォーリンもしくはマリンの変異，あるいは GSK の薬理学的抑制は GS の脱リン酸化を促進し，ニューロンでのグリコーゲン合成を可能とするが，その結果，異常なグリコーゲン蓄積に基づくニューロン死と神経変性が生じる。Lafora 病もニューロンの異常なグリコーゲン蓄積（ラフォーラ小体形成の一原因と考えられる）をその特徴とする。これらの知見は，グリコーゲンがニューロンにとってむしろ有害である事実を物語っている[5]。

### 3. アストロサイトのグリコーゲン合成と解糖

　一方，アストロサイトにはグリコーゲンとその代謝関連酵素群が豊富に発現している[6]。したがって，血管から取り込まれたグルコースは，グリコーゲンとして蓄えられ，その解糖の結果，アストロサイト内での好気的代謝とラクテート合成が進む。もちろんアストロサイトの機能維持にも ATP が必要であるが，膜電位変動が少なく，活動電位を発生せず伝導もしない，さらに高速のシナプス伝達を担わないなどの性質から，その ATP 消費量はニューロンの 3% 以下と試算されている[3]。さらに上述したように，シナプスを取り囲むアストロサイト微細突起の径はおよそ 20 〜 100 nm であり，その中に 500 nm 以上もの大きさのミトコンドリアは入り込めない。微細突起の近傍までは到達しているが，三者間シナプスのニューロンに接する部分にミトコンドリアが存在することを示す電顕像はほとんどない。したがって，そこで Krebs 回路による ATP 産生が生じる可能性はほとんどない。にもかかわらず，アストロサイト微細突起にグリコーゲンは豊富に存在する。ATP 産生に用いられないアストロサイト微細突起のグリコーゲンは何のためにそこに存在しているのか？　これはグリア・ニューロン連関をめぐる重大なパラドクスの1つである。

### 4. エネルギー供与体としてのラクテート

　グリコーゲンの分解によりピルビン酸，そしてラクテートが合成される。ラクテートは好気的エネルギー代謝の基質となる。グルコースからのエネルギー産生では ATP 2 分子の消費が必要とされるが，ラクテートからの産生では ATP の消費は必要とされないため，効率がよい。また，ラクテートからピルビン酸への変換によって NADH が 1 分子生じ，そこからも ATP が産生されるため，ピルビン酸と比較しても効率がよい。

## III. モノカルボン酸トランスポーター（MCT）

　では，アストロサイトで合成されたラクテートは，どのような経路でニューロンに輸送されるのか。その責任分子として，モノカルボン酸トランスポーター（MCT）が同定されている。MCT はラクテート，ピルビン酸，あるいはケトン体などのモノカルボン酸を，$H^+$ 濃度勾配を利用して輸送する膜タンパクである。12 回膜貫通領域をもち，*Slc16a* 遺伝子ファミリーのメンバーの産物である。脳内でモノカルボン酸輸送に関与するのはMCT1，MCT2 および MCT4 である[7)-11)]。MCT1は主にグリア細胞に，MCT2 はニューロンに発現している[12)13)]。MCT2 はラクテートに対して最も親和性が高く，ラクテートの取り込みに関与する。小脳および海馬の興奮性シナプスでは MCT2

とAMPA受容体GluR2/3サブユニットがシナプス後肥厚（PSD）において共局在する[14]。MCT4はラクテートに対する親和性が低く，アストロサイトに発現している[15)16]。これらのラクテート親和性の違いにより，アストロサイトと細胞外およびニューロンとの間にラクテートの濃度勾配が生じ，アストロサイトからニューロンへと移動する。

## 1. ANLS仮説

アストロサイトの重要な役割の1つは，その豊富なグリコーゲンから産生されたラクテートをエネルギー基質としてニューロンに受け渡すことではないか，という仮説が提唱されるにいたった。アストロサイトとニューロンのこの代謝的カップリングはastrocyte-neuron lactate shuttle hypothesis（ANLSH）と呼ばれる[17)18]。ANLSは神経活動依存的なエネルギー供給のメカニズムであると考えられている。脳スライスにおけるMCTの薬理学的遮断あるいは発現抑制は，シナプス伝達の抑制や長期可塑性の抑制を引き起こす[19)20]。

## IV. シナプス伝達制御におけるMCTの意義

近年，虚血や低酸素・低血糖などに対する脳内環境の適応的応答に，MCTによるモノカルボン酸輸送が関与している可能性が示唆されている[20)-23]。これらの研究は，生化学・形態学的な「静」的方法，もしくは神経活動の細胞外記録に基づいた方法を用いており，個々の神経活動あるいはシナプス伝達の維持においてMCTがどのような役割を担うのかは大部分未解明であった。そこでわれわれはこの問題に答えるために，虚血・低酸素抵抗性が高く，MCTの存在が示されている延髄の孤束核に着目し，急性脳スライス標本を用いて，どのような状態のどのような神経活動の維持にMCTを介したエネルギー供給が必要とされるか検討した。孤束核は様々な自律機能制御において内臓情報の統合を担う神経核であり，特に血圧や血中酸素濃度，グルコース濃度，内臓活動状態などを常にモニターしている。摂食抑制によるMCT2発現誘導[24]，第4脳室へのMCT阻害薬微量投与による高血糖，およびラクテート微量投与による低血糖[25)26]，孤束核glucose-sensingニューロンのラクテート応答[27]など，MCTによるラクテート輸送系が重要な役割を担うことが示されている神経核である。

孤束核を含むラット脳幹急性スライス標本を作製し，孤束一次求心線維刺激によって誘発される興奮性シナプス後電流を記録し，その振幅に及ぼす細胞外グルコース除去の影響を評価した（図❷）[28]。細胞外グルコースを除去すると，初めの5分間はあまり大きな変化を示さないが，その後急激に振幅が小さくなり，15分後には振幅は極度に小さくなる（図の●）。この時，グルコース除去と同時に細胞外にラクテートを投与すると，振幅減少は緩徐になり，15分後も振幅が半分程度維持される（△）。この時，グルコース除去よりも前にあらかじめα-cyano-4-hydroxycinnamic acid（4-CIN, MCT阻害薬）を投与しておくと，ラクテートによるグルコース除去の影響低下がほぼ消失し，しかも最初の5分間のグルコース除去応答の潜伏期間が消失する（◇）。この実験結果が物語ることは，グルコース非存在下にも細胞外にラクテートが存在すればある程度シナプス伝達が維持されること，この効果がMCTによるラクテート輸送に

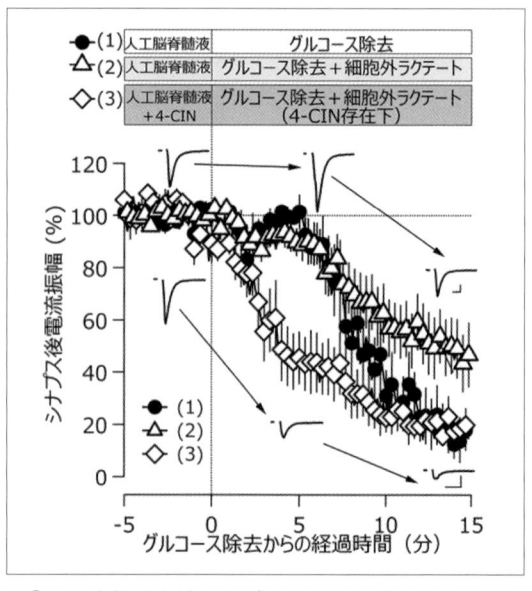

図❷ 孤束核興奮性シナプス伝達に及ぼす細胞外グルコース除去の影響とそれに及ぼすラクテート投与およびMCT阻害の効果（文献28より）

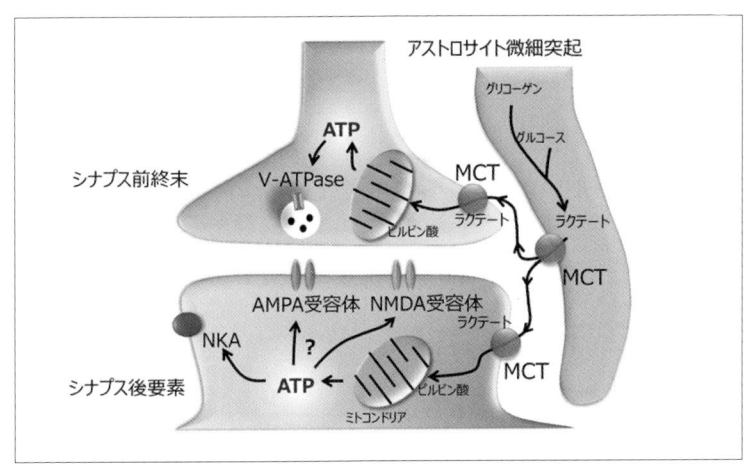

**図❸ 孤束核興奮性シナプスの三者間シナプスにおけるアストロサイト・ニューロン間「エネルギー共生」の模式図**（文献28より）

アストロサイト微細突起に蓄えられたグリコーゲンは分解・解糖されラクテートとなり，MCTを介してニューロンに輸送され，そこでピルビン酸に変換後Krebsサイクルの基質となる。シナプス前後にはミトコンドリアが存在するが，グリコーゲンは存在しない。

依存していること，そしてさらにグルコース除去後の最初の5分間はMCTを介したおそらくはアストロサイトのグリコーゲンに由来したラクテート供給によってシナプス伝達が維持されていることを示している。

## おわりに
### ―ニューロン・グリア共生 symbiosis

共生 symbiosis とは「複数種の生物が相互関係をもちつつ同所的に生活している状態」である。この概念を発展させた真核生物とミトコンドリアや葉緑体の関係も共生と呼ばれる。このような意味において，上述したシナプスにおけるアストロサイトとニューロンの間のエネルギー依存関係は，異種細胞間共生の1つの例と捉えることができる（図❸）。大部分がシナプス伝達維持に消費されるニューロンの多量のATPを，異種細胞であるアストロサイトのグリコーゲン解糖とラクテート輸送で補うという関係を，脳の高次機能を遂行していくために進化的に獲得された細胞間共生として捉えることによって，その脳内環境維持における意義の理解が進むとともに，その破綻・障害によって発症・増悪する病態の理解とそれに対する新規の対処法の開発にもつながるだろう。

### 参考文献

1) Chao TI, Rickman M, et al : The tripartite synapse - glia in synaptic transmission, Oxford University Press, 2002.
2) Halassa MM, Haydon PG : Astrocytes in (Patho) Physiology of the Nervous System (Parpura V, Haydon PG, ed), 407-415, Springer, 2009.
3) Attwell D, Laughlin SB : J Cereb Blood Flow Metab 21, 1133-1145, 2001.
4) Alle H, Roth A, et al : Science 325, 1405-1408, 2009.
5) Vilchez D, Ros S, et al : Nat Neurosci 10, 1407-1413, 2007.
6) Benarroch EE : Neurology 73, 1323-1327, 2009.
7) Pierre K, Pellerin L : J Neurochem 94, 1-14, 2005.
8) Dimmer KS, Friedrich B, et al : Biochem J 350 Pt 1, 219-227, 2000.
9) Yoon H, Fanelli A, et al : Biochem Biophys Res Commun 234, 90-94, 1997.
10) Broer S, Schneider HP, et al : Biochem J 333 (Pt 1), 167-174, 1998.
11) Broer S, Broer A, et al : Biochem J 341 (Pt 3), 529-535, 1999.
12) Pierre K, Pellerin L, et al : Neuroscience 100, 617-627, 2000.
13) Pierre K, Magistretti PJ, et al : J Cereb Blood Flow

14) Bergersen LH, Magistretti PJ, et al : Cereb Cortex 15, 361-370, 2005.
15) Bergersen L, Waerhaug O, et al : Exp Brain Res 136, 523-534, 2001.
16) Bergersen L, Rafiki A, et al : Neurochem Res 27, 89-96, 2002.
17) Pellerin L, Magistretti PJ : Proc Natl Acad Sci USA 91, 10625-10629, 1994.
18) Pellerin L, Bouzier-Sore AK, et al : Glia 55, 1251-1262, 2007.
19) Suzuki A, Stern SA, et al : Cell 144, 810-823, 2011.
20) Izumi Y, Benz AM, et al : J Neurosci 17, 9448-9457, 1997.
21) Zhu SM, Xiong XX, et al : Anesth Analg 109, 1493-1499, 2009.
22) Schurr A, Payne RS, et al : Brain Res 744, 105-111, 1997.
23) Schurr A, Payne RS, et al : Neurosci Lett 307, 151-154, 2001.
24) Matsuyama S, Ohkura S, et al : J Reprod Dev 55, 256-261, 2009.
25) Briski KP, Patil GD : Neuroendocrinology 82, 49-57, 2005.
26) Patil GD, Briski KP : Neuroendocrinology 81, 96-102, 2005.
27) Himmi T, Perrin J, et al : Physiol Behav 74, 391-397, 2001.
28) Nagase M, Takahashi Y, et al : J Neurosci 34, 2605-2617, 2014.

**永瀬将志**
2010年　慶應義塾大学大学院薬学研究科前期課程（修士）修了
2014年　医学博士（東京慈恵会医科大学）
　　　　東京慈恵会医科大学痛み脳科学センター博士研究員

**加藤総夫**
1984年　東京大学大学院薬学系研究科修士課程修了
　　　　東京慈恵会医科大学第2薬理学教室助手
1993年　フランス国立科学研究センター神経生物学研究所外国人研究員
1995年　フランス国立ルイ・パストゥール大学（現ストラスブール大学）生理学生物化学研究所教授
1996年　東京慈恵会医科大学薬理学講座第2講師
1998年　フランス国立ルイ・パストゥール大学（現ストラスブール大学）招聘教授
2001年　英国シェフィールド大学分子生理学研究所招待研究員
　　　　東京慈恵会医科大学総合医科学研究センター神経生理学研究室助教授（室長）
2005年　同教授
2006年　東京慈恵会医科大学院　細目「細胞・統合神経科学」教授
2013年　東京慈恵会医科大学神経科学研究部部長
2014年　同痛み脳科学センターセンター長

第 3 章

# 脳内環境をモニターするイメージング

第3章 脳内環境をモニターするイメージング

# 1. 毒性因子の伝達機構を標的とした脳内環境の分子イメージング

樋口真人

神経細胞内の病的変化に対して，神経外環境が保護的に働くか攻撃的に働くかによって，脳病態が収束するか拡散するかが運命づけられる。神経内変化として，多くの神経変性疾患では異常タンパク重合体の形成と分泌が生じる。重合度の高い凝集体は，βシートリガンドをトレーサーとしてポジトロン断層撮影（PET）で画像化できるが，分子種によってリガンドの結合性は異なる。神経外環境を構成するミクログリアも，毒性転換をきたすとトランスロケータータンパク（TSPO）のような分子を過剰に発現するので，TSPOリガンドをトレーサーとしてPETで可視化できる。これらの技術の組み合わせにより，経時的かつ非侵襲的な脳内環境アセスメントが可能である。

## はじめに

脳内環境は神経細胞と神経外環境が相互に防御的に機能することで，恒常性を維持すると考えられる。神経外環境の構成員として重要な役割を担うのが，アストロサイトやミクログリアのようなグリア細胞である。加齢などの全身性変化に伴ってこの恒常性を破綻に導く引き金が引かれることになるが，神経細胞内では異常タンパクの蓄積が，この引き金に相当する分子変化としてしばしば認められる。異常タンパクの蓄積が神経毒性をもたらし，神経細胞から炎症性ケモカインなどの毒性シグナル放出を誘発する。これに加えて，異常タンパク自体も神経外環境へと放出され，毒性シグナルとなりうる。毒性シグナルを受けたグリア細胞は毒性発揮型に転換し，炎症性ケモカインを放出するとともに，活性酸素種・酸化窒素種などの低分子傷害性因子を分泌して，神経細胞の傷害を加速する。一連の毒性変化は神経細胞およびグリア細胞からの保護因子放出の消失を伴うため，傷害は一層強まり，空間的にも拡大して健全な領域を侵すこととなる（図❶）。

異常タンパクの蓄積や毒性転換をきたしたグリア細胞を生体脳で可視化できれば，脳内環境の破綻が脳のどこから始まり，どのように広がっていくのかを経時的に知ることが可能になる。これは脳内環境の破綻を病態とする神経疾患の早期診断と重症度評価に結びつく技術となる。また，毒性シグナルを遮断する治療を開発する際に，このようなイメージング技術を利用することで，治療効果を客観的に評価できるようになる。

本稿では，神経疾患発症に至る脳内環境破綻メカニズムとして，異常タンパク蓄積とグリア細胞の毒性転換に主眼を置き，これらの事象を生体で

key words
アミロイドβペプチド（Aβ），タウタンパク，αシヌクレイン，アルツハイマー病，トランスロケータータンパク（TSPO），ポジトロン断層撮影（PET），ミクログリア，トランスジェニックマウス

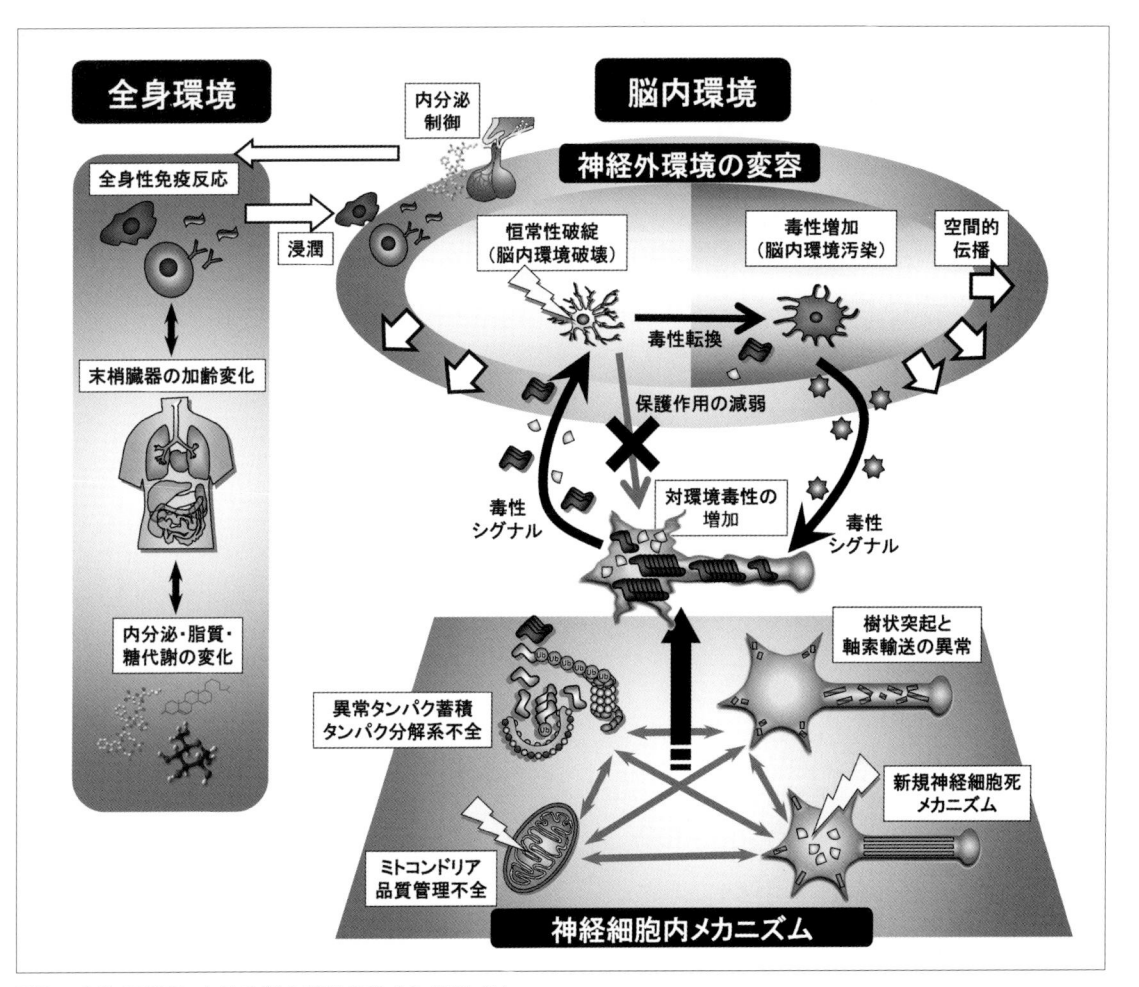

**図❶ 生体内環境における脳内環境の構成と位置づけ**
脳内環境は神経細胞内外の環境で形成され，正常脳では内外で相補的に恒常性維持を担う。異常タンパクなどの毒性因子が恒常性を破綻させるレベルに達すると，神経外環境を担うグリア細胞の毒性転換が起こり，異常タンパクや炎症シグナルなどが空間的に伝播して環境汚染が拡大する。免疫・内分泌シグナルや免疫担当細胞は，脳外環境と脳内環境をつなぐ役割も有する。

画像化する技術の開発と，画像化によって明らかになった病態メカニズムについて解説する。さらに病態メカニズムを標的とする実験的治療と，イメージングによる治療効果の評価について現時点までの取り組みを紹介し，イメージングを基軸として病態解明・診断法開発・治療法開発の3つが相互促進的に推進可能であることを例示する。

## I．異常タンパク蓄積とその可視化

### 1．アミロイドβペプチドとタウ

　神経変性疾患で蓄積する異常タンパクは，正常脳にも存在する分子で，産生亢進・分解低下・コンフォメーション変化などの原因により凝集体を形成し，神経細胞の内外に蓄積する。認知症の代表例であるアルツハイマー病では細胞外にアミロイドβペプチド（Aβ），神経細胞内にタウタンパクの凝集体がそれぞれ蓄積する[1]。Aβの高密度凝集体は細胞外に形成されるが，重合度の低い凝集体は細胞膜近辺や細胞内で神経毒性を発揮すると考えられる。タウは細胞骨格を構成する分子であるが，病態では高度にリン酸化したタウが凝集する。タウ凝集体からなる細胞内病変は，アル

ツハイマー病のみならず他の神経変性疾患でも中核病理として認められる[2]。

AβもタウもニスヒピΒシートを形成して重合するので、βシートに結合する低分子化合物をトレーサーとして用いれば、生体脳で病変を画像化できる。放射性核種で標識したβシートリガンドをトレーサーとしたAβ病変のポジトロン断層撮影（PET）は、ピッツバーグ化合物B（Pittsburgh Compound-B：PIB）が2004年に発表されて以来[3]、認知症診断ツールとして実用化に向けた取り組みが急速に進展している。著者らはAβ病変モデルであるアミロイド前駆体タンパク（APP）トランスジェニック（Tg）マウスのAβ凝集体蓄積もPIBをトレーサーとしてPETで画像化できることを示し[4]、後述のようにモデルマウスで治療メカニズムを検証可能になった。

タウの凝集体もAβ病変と同様にβシートリガンドをトレーサーとして検出できると考えられたが、PIBはタウ病変への結合が弱く、βシートを構成する分子種によって低分子化合物のアクセスのしやすさや結合強度が異なると推測された。筆者らは基本骨格が一定の長さ（15〜16Å前後）を有するβシートリガンドが、アルツハイマー病のみならず各種疾患のタウ病変に結合することを見出して、このような基本骨格からなる新規タウトレーサーPBB3を開発した。これを用いてアルツハイマー病患者のPETを実施したところ、タウ病変は発症前の段階では海馬付近など脳の一部の領域にのみ認められ、発症と重症化に伴って沈着部位が拡大することがわかった。一方、PIBで画像化されたAβ病変は、発症以降は蓄積部位も蓄積量も目立った変化がなく、疾患重症化の指標とはならないことが示された。また、認知機能が正常な高齢者の一部では、Aβの蓄積がなくても海馬付近にタウの蓄積が認められ、タウがAβとは独立に海馬付近に蓄積しうることと、Aβ蓄積が誘因となってタウ病変が海馬付近から他の領域へと拡大し、アルツハイマー病の発症や進行に結びつくことが示唆された（図❷）。

以上の所見はタウの特性や病態での役割に関して重要な知見をもたらしうる。第一にタウはAβより密接に神経変性や症状と結びついており、強い神経毒性を発揮すると推測される。第二にタウの蓄積は空間的に拡大しうる。最近の基礎研究では、病的コンフォメーションを有するタウは細胞内で凝集するのみならず、細胞外に放出されて健常な神経細胞に入り込み、正常なタウのコンフォメーションを病的なものに変えてしまうというプリオン様伝播特性が示されている[5)6)]。したがって、病期進行に伴うタウ蓄積部位の拡大はプリオン様伝播を反映したものとも解釈できる。第三にタウ蓄積部位の拡大はAβ蓄積によって誘発もしくは加速される可能性があり、プリオン様のタウの伝播にAβが影響しうる。

PBB3を用いるとアルツハイマー病のみならず、進行性核上性麻痺、皮質基底核変性症などAβが蓄積しない神経変性疾患でもタウの蓄積が可視化され、蓄積部位と脳萎縮や症状に密接な関連性があることが判明した[7]。これはアルツハイマー病以外の疾患でもタウが強い神経毒性をもつことの証拠といえる。こうした疾患でもタウのプリオン様伝播や、他の異常タンパクと相互作用が認められるかどうか、現在検証中である。

基礎研究ではタウTgマウスの脳に凝集性タウを注入すると、注入部位から周囲へとタウ病変が拡大することが明らかになり[5)6)]、プリオン様伝播のモデルと考えられている。PBB3を用いるとタウTgマウスで蓄積するタウ病変もPETで画像化できることから、モデルマウスでタウ蓄積や伝播のメカニズム解明や治療法開発を行う際に有用と見込まれる。

## 2. αシヌクレインとTDP43・FUS/TLS

運動障害をきたす神経変性疾患の代表例はパーキンソン病であるが、パーキンソン病患者や、アルツハイマー病に次いで多い神経変性型認知症であるレビー小体型認知症患者の脳内では、レビー小体と呼ばれるαシヌクレインの凝集体が細胞内に蓄積する[8]。αシヌクレインも、重合体による神経毒性が示されており[8]、βシートリガンドの一部はレビー小体に結合する。ビーエフ研究所と東北大学によって開発されたBF-227は、元来Aβ病変のPETトレーサーとして用いられている

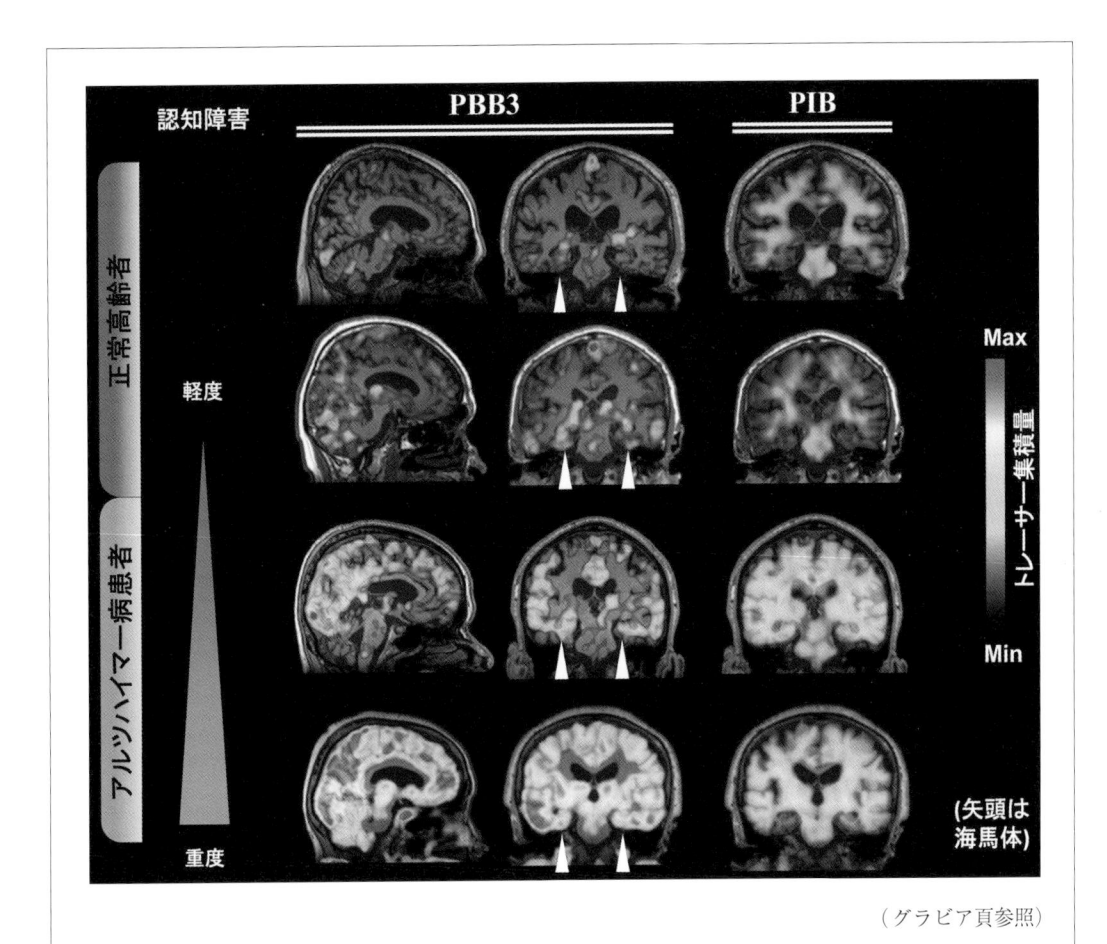

**図❷ PET トレーサー PBB3 で可視化された脳内タウ病変と，PIB で可視化された Aβ 病変**
PBB3画像は矢状断（左）と冠状断（中央），PIB画像は冠状断（右）を表示。下に行くほど認知機能障害が顕著なヒトの画像となる。

が，αシヌクレインにも結合することが判明し，レビー小体型認知症患者でαシヌクレイン蓄積の画像化に成功している[9]。しかしながら，運動障害に関与する脳幹部のレビー小体を BF-227 と PET で検出することは困難で，画像所見と認知障害の重症度や症状のパターンとの相関も不明である。αシヌクレインもプリオン様に伝播する可能性が示されているが，これを PET で捉えられるかどうかも今後の課題である。基礎実験では，野生型マウスやαシヌクレイン Tg マウスの脳内にαシヌクレイン凝集体を注入すると，病変の伝播が起こることが報告され，αシヌクレインはタウよりも強い伝播特性を有すると推測される[10)11)]。

しかし，モデルマウス脳のαシヌクレイン凝集体に強く結合するβシートリガンドは今のところ見出されていない。これらの課題に対応するためには，αシヌクレイン病変への結合親和性や選択性がより高いトレーサー化合物の開発が必要である。また，タウ Tg マウスの脳内にαシヌクレイン凝集体を注入するとタウ病変伝播が促進されることも示されており[12)]，これをヒトの生体脳で検証するためにも，タウに加えてαシヌクレインの病変を可視化する必要がある。

神経毒性に関わる凝集性タンパクとしては，筋萎縮性側索硬化症（ALS）で見出される TDP43 や fused in sarcoma/ translated in liposarcoma（FUS/

TLS）が挙げられる[13)14)]。いずれもRNAプロセシングに関わるタンパクであるが，ALSや前頭側頭葉変性症と呼ばれる認知症の一部では，これらのタンパクの凝集体が神経細胞の細胞質に蓄積する。凝集体形成時には二次構造としてβシートが形成されると考えられるが，βシートリガンドでこれらの病変に結合する化合物はこれまでのところ見つかっていない。

## II. グリア細胞の毒性転換のイメージングを通じた神経外環境アセスメント

### 1. ミクログリア

神経外環境を構成するグリアのうち，ミクログリアはアストロサイトと独立にあるいは協働して，神経細胞の機能維持や突起・スパインなどの構造維持に寄与している[15)]。上記の毒性因子が神経細胞から放出された際にも，これを捕捉し貪食することで伝播を防ぎ，脳内環境を保護すると考えられる。しかし病態が持続すると，何らかの機序により神経毒性を発揮するミクログリアが増加する[16)]。

筆者らはミトコンドリア外膜に局在するトランスロケータータンパク（translocator protein：TSPO）が，攻撃的ミクログリアで増加することを見出し，TSPOリガンドをPETトレーサーとして，攻撃的ミクログリアをモデルマウスやヒトで画像化できることを報告した[17)-19)]。TSPOの発現が少ないミクログリアが保護的で，発現が多いミクログリアが攻撃的であることを検証するために，TSPO発現レベルの異なる培養ミクログリアを準備し，APP Tgマウスの脳内に移植した結果，TSPO低発現ミクログリアはAβ蓄積を抑制するのに対して，TSPO高発現ミクログリアはAβ蓄積をむしろ加速することが判明した。この際に，TSPO低発現ミクログリアの移植部位周囲では内在性のミクログリアがTSPO増加なしに活性化し，神経細胞における栄養因子の産生も増加して，脳内環境の保護的な働きが促進していたが，TSPO高発現ミクログリアを移植した脳ではこうした保護的な変化は認められなかった。したがってTSPO高発現ミクログリアは，何らかの毒性シグナルを放出することで脳内環境の保護的機構を抑制すると推察された。この毒性シグナルを同定する目的で，TSPO低発現ミクログリアと高発現ミクログリアの培養上清中に放出される免疫シグナルを比較したところ，様々な炎症性ケモカインの放出がTSPO高発現ミクログリアで強まっていた。そこで，こうしたケモカインを標的としたトレーサーや治療薬の開発を行い，APP TgマウスでAβ病変やTSPOのPETイメージングと合わせて，病態モニタリングや薬効の検証を実施できると考えている。

TSPOは攻撃的ミクログリアのマーカーとなりうるが，保護的ミクログリアの有用なマーカーを確立する取り組みも行われている。筆者らは特定のタイプのプリン受容体が，正常もしくは修復状態の脳組織で増加し，アルツハイマー病患者やタウTgマウスのように神経の傷害が顕著な組織では減少することを見出した。この受容体のPETトレーサーとなるリガンドを現在開発中である。

### 2. アストロサイト

アストロサイトの活性レベルや性質の指標となるマーカーも，神経外環境アセスメントにおいて重要である。モノアミンオキシダーゼB（MAO-B）は，アストロサイトに特異的に発現するのでマーカーとなりうる。MAO-B阻害剤であるデプレニルの誘導体として，デューテリウム-L-デプレニル（DED）がPETトレーサーとして開発され，ヒトのPETに応用されている[20)]。アルツハイマー病患者ではDEDの脳内集積が増加することが報告されたが，集積部位はAβやタウの蓄積部位とは一致せず，糖代謝低下をきたす脳機能障害部位とも異なっていた[20)]。生体脳でDEDがどこまで特異的に活性化アストロサイトを検出しうるのかは，今後さらに検討が必要である。

## III. 毒性因子伝達の治療制御と画像によるモニタリング

異常タンパク蓄積に端を発する脳内環境破壊の神経細胞内メカニズムを抑止するためには，産生抑制・分解促進・凝集阻害など，凝集性タンパク自体を標的とする治療が最も直接的であるが，標

的タンパクは異常コンフォメーションを呈する前の段階では正常機能を有しており，産生や分解を制御する際には注意を要する．凝集阻害剤は基本的に正常機能に影響を及ぼさないが，毒性が強いオリゴマーを増加させるおそれはある．PETトレーサーとして用いられているβシートリガンドやその誘導体でも，Aβ・タウ・αシヌクレインなどのタンパク凝集を阻害する作用をもつものがある[21)22)]．タウ凝集体がAβ凝集体よりも強い神経毒性を発揮するのであれば，タウに選択性が高い凝集阻害剤を用いることで，アルツハイマー病患者脳内でも化合物が細胞外のAβに「吸着」されることなく細胞内の異常タウに到達し，タウ凝集を効率よく阻害できると予想される．

神経細胞内メカニズムのみならず，神経外環境に働きかけて毒性シグナルの伝達を抑える治療も成立しうる．異常タンパクが細胞間をプリオン様に伝播するのであれば，これらのタンパクに対する抗体を投与することで，抗体によるタンパクの中和や，抗体で刺激されたミクログリアなどの免疫担当細胞によるタンパクの貪食が期待できる．ただし，これは異常タンパクが開口放出のようなメカニズムにより，むき出しの形で神経細胞から分泌される場合の話である．エキソソームのように膜に内包されて放出される場合は[23)]，抗体が直接にアクセスすることは困難と考えられる．

細胞外凝集体であるAβ病変に対しては，能動免疫および受動免疫を介した治療法がAPP Tgマウスひいてはヒトで試されている[24)]．タウ病態の抗体治療もタウ Tg マウスでの検証を経て，臨床応用が見込まれている[24)]．伝播の阻止を狙った抗タウ抗体の開発も行われている[25)]．αシヌクレインの免疫療法も基礎の段階で開発が進められており，やはり細胞外環境で伝播を防ぐ意味合いが強いと考えられる[26)]．

異常タンパクの凝集性・伝播性，他のタンパクとの相互作用は，タンパクの変異・翻訳後修飾・切断・細かなコンフォメーションの違いなど，生化学的なバリエーション（strain）によって異なることが示唆されている．Aβの場合，N末側とC末側のアミノ酸残基の違いにより性質が異なるが，PIBのような低分子βシートリガンドの多くは，N末側が切断されてピログルタミル化されたAβ分子種の凝集体に親和性が高い[4)]．このAβ分子種は凝集性や細胞毒性が強く，分子種特異的な治療抗体を用いることで，他の分子種に「吸着」されずに除去可能と目される．その際の治療効果を，PIBのようなトレーサーで選択的にモニタリングできる．タウの場合も各種神経変性疾患やタウ Tg マウスなど様々なタウ病変へのトレーサー

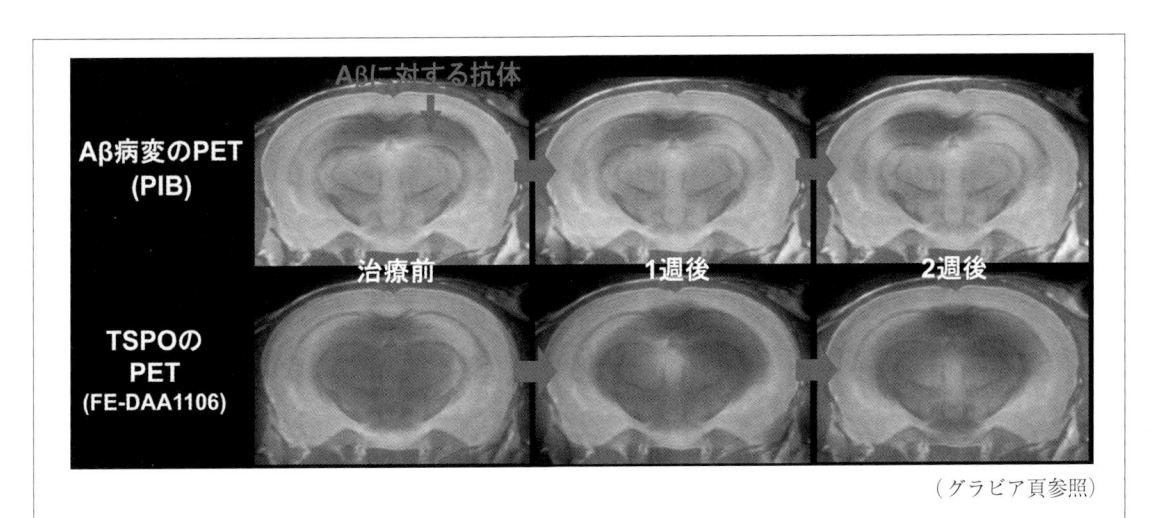

図❸ APP Tg マウスの一方の海馬に抗Aβ抗体を投与した際の，Aβ病変およびTSPOのPET画像の経時変化
抗体を注入した部位で，Aβ病変の減少とTSPOの増加を認める．

結合を比較してみると，病変によって化合物に対する反応特性が異なり[5]，これは異常タウの strain の違いを反映すると推測される。複数のタウトレーサーを用いてイメージングを行えば，個々人で蓄積しているタウ病変がどの strain によって構成されているかがわかり，特定の strain に親和性が高い抗体を投与して治療できる。

抗体で賦活化されたミクログリアは，細胞間を伝播する毒性因子の除去に働きうるが，活性化の程度や様式によっては神経細胞を攻撃する状態に変わりかねない。筆者らは APP Tg マウスの脳内に Aβ 抗体を投与して経時的 PET を実施した結果，Aβ 蓄積は抑制されるが，同時に TSPO の増加も誘発され，毒性因子を除去するミクログリアと細胞傷害性ミクログリアの両者が抗体によって誘導される可能性が示唆された（図❸）[4]。TSPO の顕著な増加をきたさないよう PET で確認しながら，抗体の種類や投与法を調整する必要があると考えられる。この見解に基づいて，タウを抗原とする能動免疫を最近タウ Tg マウスに試みたところ，TSPO の増加は軽度にとどまり，タウ蓄積の抑制や行動障害の軽減などの治療効果が得られることが示されてきている。

## おわりに

脳内環境の中でも神経外環境は，毒性因子の伝播とグリア細胞の毒性転換の場として病態において重要な役割を有する。異常タンパク凝集体のうち，いくつかは生体 PET により蓄積部位とその経時的拡大を捉えられるようになってきた。一方，神経外環境を拡散し強い細胞毒性を発揮しうるオリゴマーレベルの重合体は，現在のイメージング技術では可視化できない。オリゴマーを治療標的として考えるのであれば，これの画像化は脳内環境アセスメントにおいて重要である[27]。

神経外環境を担うミクログリアについても，TSPO の PET により毒性転換を捉えられるようになったが，ミクログリアの他の側面を調べるためには，さらなる神経免疫関連マーカーの可視化を要する。また，TSPO 自体がリガンドとの結合により神経免疫制御機能を発揮しうるので[28]，この分子も治療標的として考慮すべきである。

免疫や内分泌のシグナルは，全身環境の中で異なる臓器・組織をつなぐ役割を有する。TSPO をはじめとする分子マーカーは末梢でも炎症などで増加することから，全身 PET スキャンにより脳外環境と脳内環境の相関を調べることも大切になる。

### 参考文献

1) Higuchi M, et al : Curr Top Behav Neurosci 11, 45-64, 2012.
2) Higuchi M, et al : Neuromolecular Med 2, 131-150, 2002.
3) Klunk WE, et al : Ann Neurol 55, 306-319, 2004.
4) Maeda J, et al : J Neurosci 27, 10957-10968, 2007.
5) Clavaguera F, et al : Nat Cell Biol 11, 909-913, 2009.
6) Iba M, et al : J Neurosci 33, 1024-1037, 2013.
7) Maruyama M, et al : Neuron 79, 1094-1108, 2013.
8) Lashuel HA, et al : Nat Rev Neurosci 14, 38-48, 2013.
9) Kikuchi A, et al : Brain 133, 1772-1778, 2010.
10) Luk KC, et al : Science 338, 949-953, 2012.
11) Masuda-Suzukake M, et al : Brain 136, 1128-1138, 2013.
12) Guo JL, et al : Cell 154, 103-117, 2013.
13) Chen-Plotkin AS, et al : Nat Rev Neurol 6, 211-220, 2010.
14) Blokhuis AM, et al : Acta Neuropathol 125, 777-794, 2013.
15) Bitzer-Quintero OK, González-Burgos : Neural Plast 2012, 348642, 2012.
16) Block ML, et al : Nat Rev Neurosci 8, 57-69, 2007.
17) Ji B, et al : J Neurosci 28, 12255-12267, 2008.
18) Yasuno F, et al : Biol Psychiatry 64, 835-841, 2008.
19) Maeda J, et al : J Neurosci 31, 4720-4730, 2011.
20) Carter SF, et al : J Nucl Med 53, 37-46, 2012.
21) Taniguchi S, et al : J Biol Chem 280, 7614-7623, 2005.
22) Masuda M, et al : Biochemistry 45, 6085-6094, 2006.
23) Vingtdeux V, et al : Front Physiol 3, 229, 2012.
24) Wisniewski T, Goñi F : Biochem Pharmacol 88, 499-507, 2014.
25) Yanamandra K, et al : Neuron 80, 402-414, 2013.
26) Lee HJ, et al : Nat Rev Neurol 10, 92-98, 2014.
27) Sahara N, et al : J Alzheimers Dis, Mar 4, 2014 [Epub ahead of print].
28) Jaremko L, et al : Science 343, 1363-1366, 2014.

**樋口真人**
1993年　東北大学医学部卒業
1997年　同大学院医学研究科修了（医学博士）
1999年　同医学部附属病院老年・呼吸器内科助手
　　　　米国ペンシルバニア大学医学部神経変性疾患研究センター研究員
2003年　独立行政法人理化学研究所脳科学総合研究センター研究員
2005年　独立行政法人放射線医学総合研究所分子イメージング研究センターチームリーダー

第3章 脳内環境をモニターするイメージング

# 2．内因性チャネルを用いた脳内レドックス環境イメージングと老化・病態脳研究への応用

柿澤 昌

活性酸素によるタンパク質の酸化修飾の蓄積は，老化や神経変性疾患の主要因の1つであると考えられている。しかし，これまでに活性酸素の可視化プローブは開発されているものの，細胞レベルの分解能を有する細胞内酸化修飾蓄積状態を解析する有効な手段はなかった。そこで筆者らは，カルシウムイメージング法の応用により細胞内の酸化状態（脳内レドックス環境）をモニタリングする方法を考案した。このイメージング法により，加齢が神経細胞内レドックス環境に及ぼす影響が解明されつつあるとともに，将来的には神経変性疾患の診断・予防への応用も期待される。

## はじめに：酸化修飾の蓄積と老化・神経変性疾患

老化や老化関連疾患の進行に伴い，活性酸素による修飾を受け，本来の機能を発揮できない異常な状態にある分子の蓄積がみられる。これらの知見から，健常者における加齢に伴う生体機能の低下，いわゆる生理的老化や，パーキンソン病やアルツハイマー病などの神経変性疾患を含む老化関連疾患への活性酸素の関与が考えられるようになって久しい。細胞内における生体機能分子の酸化修飾の蓄積状態を何らかの方法でモニターし，その進行状況を把握することは，老化や老化関連疾患の原因究明や診断・予防に大いに役立つことが期待される。本稿では，筆者が近年発見した新規細胞内カルシウム（$Ca^{2+}$）動員機構の性質に基づいた $Ca^{2+}$ イメージングの応用による細胞内酸化修飾蓄積状態，すなわち「細胞内酸化環境」のモニター法について，原理と将来的展望も含めて解説したい。

## I．活性酸素種と酸化修飾蓄積

### 1．活性酸素種と酸化修飾

活性酸素種（reactive oxygen species）とは，通常の酸素分子（$O_2$）よりも活性化された状態の酸素分子誘導体を指し，不対電子を有するスーパーオキシド（super oxide：$O_2^-$）やヒドロキシラジカル（hydroxyl radical：・OH）などのフリーラジカルに加え，過酸化水素（hydrogen peroxide：$H_2O_2$）やペルオキシナイトライト（peroxynitrite：ONOO$^-$）も含まれる[1]。

個々の活性酸素種に属する分子の構造や性質に関しては，誌面の関係から他の文献を参照していただきたいが[2,3]，ここでは，この後に出てくる過酸化水素とシステイン残基におけるチオール基について簡単に触れておきたい。過酸化水素は，恒常的な細胞の代謝活動の中で発生するスーパーオキシドより，スーパーオキシドディスムターゼ

**key words**
　プルキンエ細胞，カルシウム，イメージング，リアノジン受容体，一酸化窒素，過酸化水素，活性酸素，S-ニトロシル化，ジスルフィド化，酸化修飾，老化

（superoxide dismutase：SOD）の作用により産生される。過酸化水素自体は，酸化力は比較的弱いが，生体膜を容易に通過する。一方，タンパク質中におけるシステイン残基のチオール基（R-SH）は，非常に酸化感受性が高く，過酸化水素やヒドロキシラジカルなどの活性酸素種により容易に酸化され，システインスルフェン酸（R-SOH）を生成する。スルフェン酸は極めて不安定な構造であり，十分な活性酸素種存在下では速やかに酸化されてスルフィン酸（R-SO$_2$H）やスルホン酸（R-SO$_3$H）となる。もしくは，近傍に遊離のチオール基が存在する場合，そのチオール基と速やかに反応し，ジスルフィド結合（R-S-S-R'）を形成することで，相対的に安定化する。

## 2. 酸化修飾蓄積のモニター法

過酸化水素/ヒドロキシラジカルの例にみられるように，活性酸素種は生体分子の化学修飾を介して生体機能に様々な影響を与えると考えられている。現在のところ，活性酸素シグナルの検出に関しては，大きく分けて以下に述べるような3通りの方法が存在する。

### (1) 可視化プローブを用いたイメージング

可視化プローブを用いたイメージングと言えば，かつてはfula-2などの蛍光プローブを使用したCa$^{2+}$イメージングに限られていたが，現在では様々な活性酸素種および一酸化窒素などの広義の酸化作用を有するシグナル因子のイメージングが可能になっている[4]。ジヒドロエチジウム（dihydroethidium）のように，還元型では青色蛍光を発するが，活性酸素種の作用を受け酸化されることにより赤色蛍光を発するようになる化合物で市販されているものもある。

イメージング法の最大の利点は，活性酸素シグナルの動態，すなわちシグナルの分布・強度の時空間的な変化についての情報が得られるところにある。現在，顕微鏡システムおよびプローブの開発の進展により，細胞下レベルでの解像度で，活性酸素シグナルの動態を in vivo で観察することが可能となっている。

その一方で，これらの可視化プローブは活性酸素シグナル分子そのもの，もしくはその2次的な反応産物ではあるが，やはり反応性に富む寿命の短い分子と結合するため，活性酸素シグナルの動態をリアルタイムに知ることはできても，酸化修飾の「蓄積状態」に関する情報が得られない点に留意する必要がある。

### (2) 免疫組織化学的手法

一方，ジスルフィド化やカルボニル化などの酸化修飾を受けた分子に対する特異的抗体を用いた免疫組織化学的なアプローチは，イメージング法と同様に空間解像度を有するため，酸化修飾の蓄積と分布に関する情報が得られる。しかし，解析の対象となる分子の発現量の増減により，酸化修飾を受ける分子の比率に変化がなくてもシグナル強度が変化するという欠点がある。さらに，基本的に固定された組織標本を用いた解析であるために，生体内での継時的変化を追うことが困難である。

### (3) 生化学的手法

上述の免疫組織化学的手法と同様に，ジスルフィド化やカルボニル化などの酸化修飾に対する特異的抗体を用いたウエスタンブロッティングや，「ビオチンスウィッチアッセイ法」のように，ある種の酸化修飾を特異的にビオチン標識しシグナルを検出することで，ある組織中における酸化修飾を受けている分子の量に関する情報が得られる[5]。さらに，目的となる分子の発現量自体を，酸化型・還元型，双方の分子を認識する抗体を用いたウエスタンブロッティング法により定量化することで標準化が可能であり，目的となる分子の発現量変化の影響を受けずに，酸化修飾の蓄積状態の定量的な解析が可能である。ただし，空間的解像度には乏しく，また生体内で継時的変化を追うことができない。

このとおり，活性酸素シグナルを検出する既存の手法には，それぞれの手法の性質に依存した利点・難点がある。したがって，生体内における酸化修飾の蓄積状態をモニターし，さらに老化・神経変性疾患の解明や，予防・診断へと役立てるためには，時空間的分解能を有し，かつ目的となる分子の発現量の変化の影響を受けずに，酸化修飾

## II. 新規細胞内 Ca$^{2+}$ 動員機構「一酸化窒素依存的 Ca$^{2+}$ 放出 (NICR)」

そこで筆者が考案したのが,「Ca$^{2+}$ イメージング法の応用による細胞内酸化修飾蓄積状態のモニター法」である。この方法は, イメージング的手法に基づくため, 酸化修飾蓄積状態の時空間的変化を追うことが可能である。そして後述するように, 目的となる分子の発現量変化についても標準化が可能である。

この方法は, 筆者が近年発見した新規細胞内 Ca$^{2+}$ 動員機構「一酸化窒素依存的 Ca$^{2+}$ 放出 (nitric oxide (NO) -induced calcium release : NICR)」という現象の性質に基づくものである。そこでまず, この新規 Ca$^{2+}$ 放出機構 NICR について解説したい。

### 1. リアノジン受容体と Ca$^{2+}$ 放出

Ca$^{2+}$ によって担われるシグナル情報は, 筋収縮, 神経伝達物質やホルモンなどの分泌, 免疫応答, 受精などの生命現象に必要不可欠な役割を有する。生理的な状態では, Ca$^{2+}$ 濃度は細胞外 (1〜2 mM) に比べて細胞内 (〜0.1 uM) が極端に低い。したがって細胞内 Ca$^{2+}$ 濃度の変化には, 細胞表層膜に局在する Ca$^{2+}$ チャネルを介した細胞外からの Ca$^{2+}$ 流入が寄与するが, 細胞はこれに加えて, 細胞内に小胞体などの Ca$^{2+}$ 貯蔵庫を有しており, 状況に応じて, 細胞内 Ca$^{2+}$ ストアからの「Ca$^{2+}$ 放出」も細胞内 Ca$^{2+}$ 濃度の変化に関与する。この Ca$^{2+}$ 放出を担う主体が, 細胞内 Ca$^{2+}$ ストアである小胞体膜上に発現する Ca$^{2+}$ 放出チャネルである。Ca$^{2+}$ 放出チャネルは, イノシトール 1,4,5 三リン酸 (IP$_3$) の結合により活性化される IP$_3$ 受容体と, 細胞質 Ca$^{2+}$ 濃度上昇により活性化されるリアノジン受容体の 2 種が同定されており, 哺乳類ではそれぞれ 3 つのサブタイプが存在する。この後触れるリアノジン受容体は 1 型が骨格筋型, 2 型が心筋型, 3 型が脳型と呼ばれるが, 例えば 1 型リアノジン受容体 (type-1 ryanodine receptor : RyR1) は, 脳でも小脳プルキンエ細胞[用解1]や海馬の歯状回顆粒細胞, 錐体細胞などで高レベルの発現がみられるなど, 主に興奮性細胞を中心に各サブタイプが複雑な発現分布を示す[6)7)]。

筆者は近年, マウス小脳皮質の平行線維-プルキンエ細胞シナプスにおけるシナプス可塑性, 長期増強 (long-term potentiation : LTP) が一酸化窒素 (NO)[用解2] シグナルに加え, 細胞内 Ca$^{2+}$ 濃度の上昇にも依存することに気づいたことをきっかけに, 小脳プルキンエ細胞において NO シグナル依存的な細胞内 Ca$^{2+}$ 濃度上昇が起こることを示した。さらに薬理学的・分子生物学的な解析を進めた結果, 小脳プルキンエ細胞においては, NO シグナルによって S-ニトロシル化[用解3]を受けた 1 型リアノジン受容体 (RyR1) が活性化され Ca$^{2+}$ 放出が誘導されることが明らかになり, 筆者はこの現象を「一酸化窒素依存的 Ca$^{2+}$ 放出 (NO-induced Ca$^{2+}$ release : NICR)」と命名した[8)] (図❶)。RyR1 は約 5000 個のアミノ酸からなる巨大な分子であるが, 3635 位のシステインをアラニンに

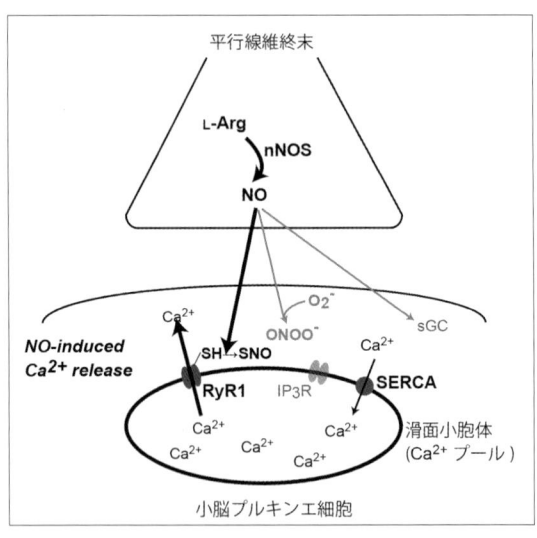

**図❶ 一酸化窒素依存的 Ca$^{2+}$ 放出 (NICR)**

小脳皮質の平行線維-プルキンエ細胞シナプスにおいては, 平行線維の活動により産生された一酸化窒素 (NO) が, プルキンエ細胞内の Ca$^{2+}$ プールである滑面小胞体膜に発現する 1 型リアノジン受容体 (RyR1) を S-ニトロシル化修飾 (SNO 化) し活性化することで Ca$^{2+}$ 放出が起こる。SERCA : sarcoendoplasmic reticulum Ca$^{2+}$ ATPase (筋小胞体/小胞体型 Ca$^{2+}$ ポンプ), sGC : soluble guanylyl cyclase (可溶性グアニル酸シクラーゼ)

置換した変異型 RyR1 では NICR が阻害されること，プルキンエ細胞内に弱い還元試薬であるアスコルビン酸を投与することでシステイン残基上のチオール基の S-ニトロシル化を阻害すると NICR が阻害されることから，RyR1 の 3635 位にあるシステインが S-ニトロシル化されることが NICR の誘導に必要であると考えられている。現在までに，NICR が小脳平行線維シナプスにおける LTP，および大脳皮質神経細胞における虚血後再灌流時の細胞死に関与することが示唆されている[8)9)]。

### 2. 2 種類の Ca²⁺ 放出機構の酸化感受性と非感受性

筆者は同時期に，上述の平行線維シナプス LTP が酸化シグナルや個体の加齢により阻害されることを示していたが[10)]，酸化シグナルが LTP を阻害する機構については不明であった[11)]。筆者は，この平行線維 LTP の誘導には NICR が関与すること，および NO による S-ニトロシル化の標的であるシステイン残基のチオール基（SH 基）は，過酸化水素などの酸化シグナルによる酸化修飾（ジスルフィド化）の標的にもなることに着目し，酸化シグナルはジスルフィド結合を形成することで NO による S-ニトロシル化，ひいては S-ニトロシル化依存的な現象である NICR の阻害を介して，平行線維 LTP を阻害するのではないかと考えた。

そこで，1〜3 ヵ月齢の若齢マウス個体由来の小脳スライス標本を 100 μM の過酸化水素で処理して NICR に及ぼす影響を調べたところ，プルキンエ細胞における NICR はほぼ完全に阻害された（柿澤ら，未発表データ）。小脳プルキンエ細胞で優先的に発現し NICR を介する RyR1 は，カフェイン投与により細胞質内 Ca²⁺ に対する感受性が上昇し，従来から知られているリアノジン受容体を介する Ca²⁺ 応答である Ca²⁺ 誘発性 Ca²⁺ 放出（calcium-induced calcium release：CICR）が誘導される。しかし驚くべきことに，NICR をほぼ完全に阻害する濃度の過酸化水素は，同じスライス標本中に存在するプルキンエ細胞における CICR を阻害しなかった。したがって，NICR 特異的に酸化シグナル感受性が存在することが示された。

## Ⅲ. Ca²⁺ イメージングの応用による細胞内酸化環境イメージング

### 1. NICR/CICR 比の測定による細胞内酸化状態モニター法の原理

上述のように，同じ種類の受容体を介する 2 種類のカルシウム応答，NICR および CICR は，酸化シグナルに対して異なる感受性を示す。つまり，NICR は酸化シグナル感受性を，一方 CICR は酸化シグナル非感受性を有する。さらに，両応答とも他の条件がすべて等しいと仮定すると，その応答の大きさは受容体の数にも依存する。したがって，NICR の大きさは酸化シグナル感受性と受容体の量に依存することから，

（NICR の大きさ）＝（定数）×（酸化シグナル感受性の項）×（受容体の量の項）

と表現できる。

一方，CICR の大きさは，酸化シグナルには影響を受けず，（他の条件が一定であれば）受容体の量にのみに依存することから，

（CICR の大きさ）＝（定数'）×（受容体の量の項）

となる。

ここで両者の比を取ると**式 1**のようになる。

ただし，定数，定数'，定数"はそれぞれ独立した定数とする。つまり，NICR/CICR は酸化シグナル感受性の項を含むが，受容体の量に依存する項は分子と分母でキャンセルされるため含まれない。したがって，NICR，CICR を測定し，NICR/

$$
\begin{aligned}
\text{式 1} \quad \frac{（\text{NICR の大きさ})}{（\text{CICR の大きさ})} &= \frac{（定数）×（酸化シグナル感受性の項）×（受容体の量の項）}{（定数'）×（受容体の量の項）} \\
&= \frac{（定数）×（酸化シグナル感受性の項）×\cancel{（受容体の量の項）}}{（定数'）×\cancel{（受容体の量の項）}} \\
&= （定数''）×（酸化シグナル感受性の項）
\end{aligned}
$$

CICR比を求めることで，受容体の発現量変化に影響を受けることなく，酸化シグナルの蓄積状態を推定することが可能になると考えられる．

そこでさらに，異なる濃度の過酸化水素で小脳スライス標本を前処理し，NICRおよびCICRの大きさに及ぼす影響を調べたところ，プルキンエ細胞におけるNICRの大きさは過酸化水素の濃度依存的に減少したが，CICRの大きさには有意な変化がみられなかった．したがって，前処理に用いた過酸化水素の濃度依存的なNICR/CICR比の低下が観察された（図❷）．また，酸化修飾（ジスルフィド結合）を特異的に検出する生化学的手法であるビオチンスウィッチアッセイ（本来はS-ニトロシル化修飾を特異的に検出する方法として知られているが，その変法によりジスルフィド結合を特異的に検出することが可能である[12]）により，過酸化水素前処理を受けた小脳スライス標本におけるジスルフィド結合の量を調べたところ，NICR/CICR比の低下に伴いジスルフィド結合の量が増加することが示された．したがってNICR/CICR法により，確かに細胞内の酸化修飾の蓄積状態，すなわち細胞内酸化環境のモニタリングが可能であることが示された．

## 2. NICR/CICR比の測定による細胞内酸化状態モニター法の老化研究への応用

そこで引き続き，個体の加齢に伴う神経細胞内における酸化修飾の蓄積について，小脳スライス

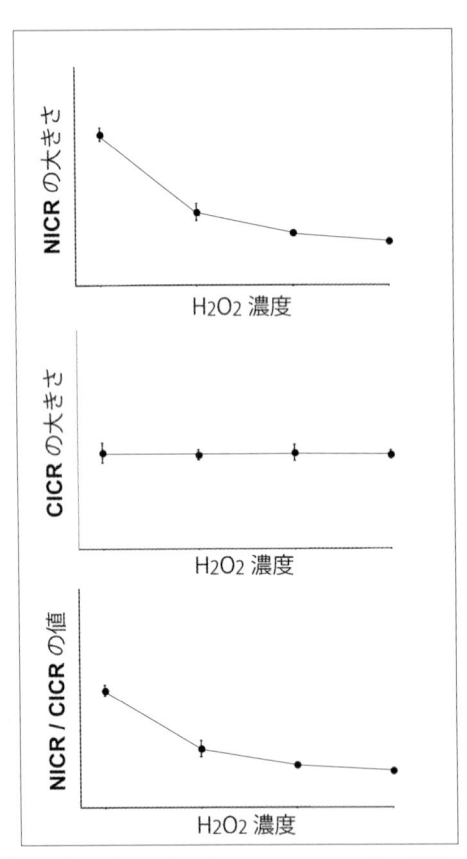

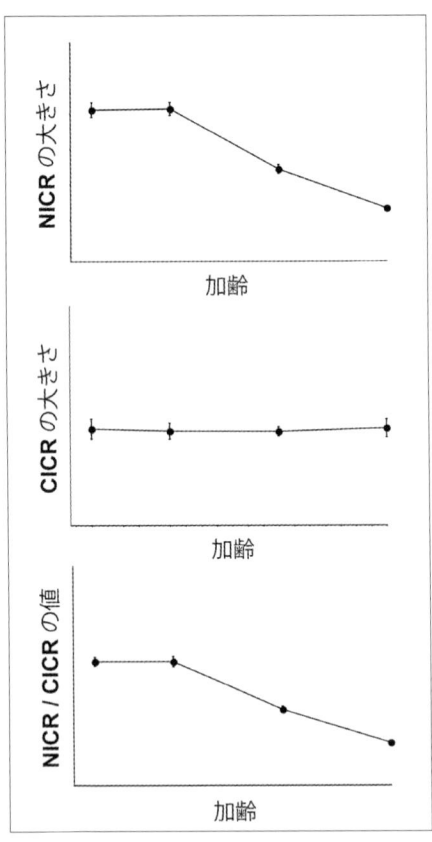

**図❷ 酸化シグナル依存的なNICR/CICR比の低下**
小脳スライス標本を過酸化水素で前処理すると，プルキンエ細胞におけるNICRの大きさは過酸化水素の濃度依存的に減少するが（上段），CICRの大きさには変化がみられない（中段）．したがって，NICR/CICRの比は過酸化水素濃度依存的に低下する（下段）．

**図❸ 加齢に伴うNICR/CICR比の低下**
小脳プルキンエ細胞におけるNICRの大きさは，個体の加齢に伴い減少する（上段）．一方，CICRの大きさには加齢による変化がみられない（中段）．したがって，NICR/CICRの比は過酸化水素濃度依存的に低下するが（下段），このことは加齢に伴いプルキンエ細胞内における酸化修飾の蓄積が亢進することを示唆する．

標本を用いて調べた。上述のとおり，マウス小脳平行線維シナプスのLTPは個体の加齢に伴い阻害を受けるが，若齢個体由来の小脳スライスを過酸化水素で前処理することでもLTPの阻害が再現される[10]。したがって，老齢個体小脳におけるLTP阻害の原因の1つとして，酸化修飾の蓄積が推測される。

そこで，個体の加齢に伴うNICR/CICR比の変化について調べたところ，NICRの大きさは生後13ヵ月齢より低下がみられたが，CICRの大きさには調べたかぎり生後20ヵ月齢までは変化がみられなかった。したがって，NICR/CICRは生後13ヵ月齢より低下がみられることになる（図❸）。実際，生化学的手法においても，NICR/CICR比の低下がみられる加齢個体由来の小脳において，RyR1を含むタンパク質における酸化修飾の蓄積がみられた。以上の結果より，少なくとも生後13ヵ月齢以上のマウス小脳では神経細胞内の酸化修飾の蓄積が亢進しており，その結果，NICRおよび平行線維シナプスLTPが阻害されているものと考えられる。

## おわりに：今後の展望 - 神経変性疾患研究への応用

以上，小脳プルキンエ細胞を対象とした，NICR/CICR比の測定による細胞内酸化環境のモニタリングについて述べてきたが，この方法は基本的にNICRが測定できるレベルのRyR1を発現する細胞でなら部位や細胞の種類を問わず適用が可能である。例えば，小脳プルキンエ細胞以外の脳内部位では，海馬の錐体細胞や歯状回顆粒細胞などでも高レベルのRyR1の発現がみられるのをはじめ，多くの部位でRyR1の発現がみられることから[7]，様々な脳部位に適用可能であると考えられる。

パーキンソン病をはじめとする神経変性疾患のいくつかは，酸化シグナル，酸化ストレスの関与が示唆されている[13)14]。したがって，パーキンソン病のモデル動物や，将来的にはヒトの中脳黒質緻密部のドーパミン産生ニューロンに本手法を適用することで，パーキンソン病の原因解明や診断に役立てることが可能になることが期待される。さらには，パーキンソン病をはじめとする神経変性疾患の発症に先立って，NICR/CICR比の測定により神経細胞内の酸化修飾の蓄積を検知することにより，酸化修飾の蓄積との関連性が示唆されている神経変性疾患の予防へと役立てることができればと筆者は考えている。勿論このためには，生きているヒトの脳でNICRおよびCICRを測定するための技術を開発する必要があるが，これらの技術の発展も含めて今後の研究の進展が望まれるところである。

---

**用語解説**

1. 小脳プルキンエ細胞（cerebellar Purkinje cell）：小脳皮質から唯一，皮質外投射を行う神経細胞であり，小脳皮質の主要ニューロンとされる。伝達物質としてGABAを放出する。興奮性入力として，延髄下オリーブ核由来の登上線維（climbing fiber）と，同じ小脳皮質の顆粒細胞の軸索である平行線維（parallel fiber）がシナプスを形成する。成熟型の神経回路においては多くの場合，個々のプルキンエ細胞には登上線維は1本のみ入力するが，平行線維はマウスでは10万本以上が入力すると推定されている。

2. 一酸化窒素（nitric oxide：NO）：生体内においてNOは，L-アルギニンと酸素からNO合成酵素（nitric oxide synthase：NOS）の作用により，L-シトルリン（citrulline）とともに生成される生理活性物質であり，血管拡張作用をもつことで知られる。NOSには3つのアイソフォームが存在し，主に脳や末梢神経などの神経系や骨格筋で発現がみられる神経型NOS（neuronal NOS：nNOS，NOS1），主に免疫系で発現する誘導型NOS（inducible NOS：iNOS，NOS2），および血管内皮細胞などで発現が高い内皮型NOS（endothelial NOS：eNOS，NOS3）が知られている。このうちnNOSとeNOSは構成型NOS（constitutive NOS：cNOS）とも呼ばれ，産生細胞内に常に一定量存在し，$Ca^{2+}$/カルモジュリン複合体との結合により活性化される。したがって，脳におけるnNOSの活性化には細胞内$Ca^{2+}$濃度の上昇が必要である。

3. S-ニトロシル化（S-nitrosylation）：生体内においてNOはその下流に2種類のシグナル系を有する。1つはNOの結合による可溶性グアニル酸シクラーゼ（soluble guanylyl cyclase：sGC）の活性化を介した細胞内サイクリックGMP（cGMP）濃度の上昇であり，さらにその下流でプロテインキナーゼG（protein kinase G：PKG）などが活性化される。前述のNOによる血管拡張作用は，このsGC-cGMP

シグナル系を介する。もう1種類のシグナル系は，タンパク質中のシステイン残基のチオール基(-SH)に対する化学修飾，S-ニトロシル化修飾（SNO化）を介する系である。S-ニトロシル化修飾はタンパク質の翻訳後修飾の1つであるが，特定の酵素の作用を受けずに起こることから，「非酵素的翻訳後修飾」としてリン酸化をはじめとする酵素的翻訳後修飾と区別される。

#### 参考文献

1) 戸田年総：基礎老化研究 35, 17-22, 2011.
2) Kajimura M, et al : Antioxid Redox Signal 13, 157-192, 2010.
3) 住本英樹：実験医学 27, 2328-2335, 2009.
4) 浦野泰照：実験医学 27, 2467-2473, 2009.
5) Forrester MT, et al : Free Radic Biol Med 46, 119-126, 2009.
6) Giannini G, et al : J Cell Biol 128, 893-904, 1995.
7) Mori F, et al : Neurosci Lett 285, 57-60, 2000.
8) Kakizawa S, et al : EMBO J 31, 417-428, 2012.
9) 柿澤 昌：ブレインサイエンス・レヴュー 2014, 57-78, クバプロ, 2014.
10) Kakizawa S, et al : Neurobiol Aging 33, 535-545, 2012.
11) Serrano F, Klann E : Ageing Res Rev 3, 431-443, 2004.
12) Suh SK, et al : Proteomics 4, 3401-3412, 2004.
13) Ischiropoulos H, Beckman JS : J Clin Invest 111, 163-169, 2003.
14) 高橋良輔：最新医学 62, 1579-1585, 2007.

#### 参考ホームページ

・「健康長寿」順天堂大学大学院客員教授・東邦大学名誉教授 後藤佐多良先生，老化とは？，老化のメカニズム，老化関連疾患についての解説
　http://www.mnc.toho-u.ac.jp/v-lab/aging/index.html
・「Fluorescent Ca$^{2+}$ Indicators Excited with Visible Light-Section 19.3」ライフテクノロジーズ・ジャパン社の可視光励起されるカルシウム蛍光指示薬についての解説
　http://www.lifetechnologies.com/jp/ja/home/references/molecular-probes-the-handbook/indicators-for-ca2-mg2-zn2-and-other-metal-ions/fluorescent-ca2-indicators-excited-with-visible-light.html

---

**柿澤　昌**

| | |
|---|---|
| 1991年 | 東京大学理学部生物学科（動物学）卒業 |
| 1993年 | 同大学院理学系研究科生物科学専攻修士課程修了 |
| 1995年 | 日本学術振興会特別研究員（DC2） |
| 1996年 | 東京大学大学院理学系研究科生物科学専攻博士課程修了
理化学研究所国際フロンティア研究システム/脳科学総合研究センター研究員 |
| 1998年 | 科学技術振興事業団戦略的基礎研究推進事業研究員 |
| 2000年 | 東京大学大学院医学系研究科助手/助教 |
| 2008年 | 長崎大学大学院医歯薬学総合研究科講師 |
| 2010年 | 京都大学大学院薬学研究科准教授 |

第3章　脳内環境をモニターするイメージング

# 3．シヌクレイノパチーの分子イメージング

武田　篤・菊池昭夫

　パーキンソン病や多系統萎縮症などシヌクレイノパチーにおいてはαシヌクレインの蓄積・タンパク凝集体形成が，病態の発症・進展に重要な役割を果たしている．われわれはBF-227をプローブとして用い，世界で初めて多系統萎縮症における脳内αシヌクレイン蓄積を in vivo で画像化することに成功した．さらに現在，パーキンソン病における応用可能性を検討している．シヌクレインの分子イメージング技術は，シヌクレイノパチーの早期診断や病態進展の客観的なサロゲートマーカーに応用できる可能性があり，今後はさらに特異性の高いプローブの開発が望まれる．

## I．シヌクレイノパチーとは

　αシヌクレインは，シビレエイの神経終末から単離されたシナプス小胞に対して作製されたポリクローナル抗体を用いて，神経特異的タンパクとしてタンパク発現ライブラリーからクローニングされた．その後シナプス小胞のみならず核にも存在が示唆されたため，"synaptic & nuclear protein" としてシヌクレイン（synuclein）と命名された[1]．その後 homologue が脊椎動物以上に存在し，ヒトを含めた哺乳類にも存在することが判明した．組織分布上は，ほとんどの神経系に豊富に存在し，特にニューロンの前シナプス部分に分布する．中枢神経系以外では心筋や神経筋接合部，血球系細胞に存在することが知られている．神経変性疾患との関連では，最初に老人斑から分離されたアミロイドβタンパク以外の構成成分（non-amyloid beta protein component：NAC）として報告されたが，その後，家族性パーキンソン病（Parkinson disease：PD）の家系で複数の点突然変異が報告され，さらに遺伝子重複でもPDが発症すること

が証明された．次いで同じ遺伝子重複でも，二重重複ではパーキンソニズムを主とする表現型を示し，三重重複ではより若年発症でパーキンソニズムのみならず認知症をきたす表現型を示すことが明らかとなり，遺伝子量（gene dosage）の増大が，疾患の発症のみならず，その重症度や進行速度と関連することが示唆されてきた．さらに特発性 PD のリスク遺伝子として，αシヌクレイン遺伝子座が関連していることが人種差を超えて示されたことから，αシヌクレインが広く PD の発症と病態進展に深く関連することが明らかとなった[2]．一方で病理学的な検討から，特発性 PD の中心的な病理マーカーであるレビー小体の主たる構成成分として β シート構造をとった α シヌクレインポリマーの存在が示され，次いで多系統萎縮症（multiple system atrophy：MSA）の病理マーカーであるグリア細胞質封入体（glial cytoplasmic inclusions：GCI）も同様にαシヌクレインを含むことが報告されたことから，αシヌクレインのコンフォメーション変化とその神経細胞内への蓄積・沈着が病態の中心をなすことが確立され，そ

---

**key words**

分子イメージング，パーキンソン病，多系統萎縮症，レビー小体型認知症，BF-227

うした神経変性疾患群としてシヌクレイノパチーという概念が提唱された（**表❶**）[3]。

## II．タンパク蓄積病としての神経変性疾患と分子イメージング

　以上のように，レビー小体を有するPDやレビー小体型認知症（dementia with Lewy bodies：DLB），GCIを特徴とするMSAなどのシヌクレイノパチーは，αシヌクレインの異常凝集・蓄積を特徴とする疾患群である。αシヌクレイン凝集体は臨床症状の出現前からすでに蓄積しており，その蓄積量は疾患重症度と関連することが知られている。したがって，脳内のαシヌクレイン凝集体を早期に検出できれば発症前診断が可能となり，その定量的評価は疾患進行のよいサロゲートマーカーとなることが期待される。しかし，生体脳内でのαシヌクレイン凝集体を検出することは技術的に達成できていなかった。2-[2-(2-dimethylaminothiazol-5-yl)ethenyl]-6-[2-(fluoro)ethoxy]benzoxazole（BF-227）はチオフラビンTを基盤として分子イメージング用に日本で開発されたプローブである[4]。実際，[$^{11}$C]BF-227 PETにより in vivo でアルツハイマー病脳内のアミロイドを検出するアミロイドイメージングに成功したが[4]，老人斑に対する感度と特異性について，アミロイドイメージング用に同時期に開発された他のプローブに比して劣ることが次第に明らかとなった。一方で，その後の病理検体を用いた検討でレビー小体およびGCIなどのαシヌクレイン凝集物にも結合することが明らかとなり[5,6]，シヌクレイノパチーの in vivo イメージングにも応用できる可能性が示唆されていた（**表❷**）。しかしながら，BF-227は前述のとおり老人斑にも結合するため，PDやDLBなどで得られた脳内の陽性シグナルがレビー小体に由来するものか，それとも随伴するアルツハイマー病様変化に伴う老人斑に由来するものか区別ができないという問題があり，実際にシヌクレイノパチーのイメージングに応用できるかどうかは明らかではなかった。

## III．BF-227によるMSAのイメージング

　MSAにおいてGCIの構成成分であるαシヌクレインタンパク凝集体は病態を理解するうえで重要なマーカーの1つであるが，今までに生体内での存在を可視化・画像化することはできていなかった。PDやMSA脳内の非可溶画分のαシヌクレイン量を定量した報告によると，脳内のαシヌクレイン蓄積量は特発性PDに比較してMSAにおいては数十倍以上高いことが示唆されていること[7]，また脳内のGCI分布はアルツハイマー様変化に伴う老人斑の分布と全く異なること[8]，さらにMSAはPDやDLBよりも若年発症であり老人斑沈着の可能性がPDやDLB症例に比して低いと考えられることなど，シヌクレインの分子イメージングへBF-227が応用可能かどうかを証明するうえで，MSAを最初の対象とすることに利点が多いと考えられた。そこでわれわれはMSAを対象として，[$^{11}$C]BF-227による分子イメージングを実施したところ，MSA症例では対照群と比較して，被殻や大脳白質などGCIの好発部位で有意差をもって高い陽性シグナルを得た（**図❶**）[9]。さらにMSA患者8名と年齢一致させた正常健常者8名について，[$^{11}$C]BF-227投与後60分間のPETダイナミック撮像を行い詳細な分析を試みた。スキャン中に動脈採血，血中代謝物の解析を行い，代謝物補正された採血データを入力関数として，Loganらの graphical 解析により，[$^{11}$C]BF-

**表❶** シヌクレイノパチーに属する疾患群（文献3より）

| |
|---|
| パーキンソン病 |
| レビー小体型認知症 |
| 多系統萎縮症 |
| 脳内鉄沈着を伴う神経変性症タイプI |
| 純粋自律神経不全症 |
| レム睡眠行動障害 |

**表❷** αシヌクレイン凝集体とアミロイドβタンパク凝集体に対する in vitro での結合性の比較
（文献5，6より）

| αシヌクレイン | | アミロイドβ | |
|---|---|---|---|
| | $K_D$ | | $K_D$ |
| BF-227 | 3.8 | BF-227 | 5.5 |
| PIB | 10 | PIB | 0.7 |
| SB13 | 87 | SB13 | 6 |
| FDDNP | 210 | FDDNP | 42 |

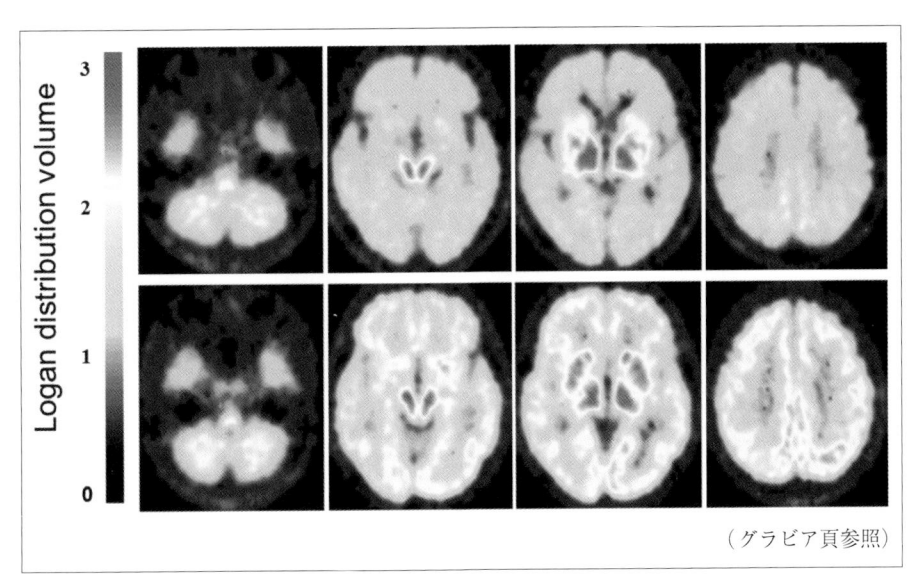

**図❶ [¹¹C]BF-227によるMSAのPETイメージ**（文献9より）
健常者（上図）と比較しMSA（下図）では被殻などの大脳基底核や大脳深部白質において[¹¹C]BF-227の集積亢進を認める。

227の分布容積を算出した。各個人のMRI画像を参照して大脳皮質（前頭葉，一次運動野，頭頂葉，側頭葉内側，側頭葉外側，後頭葉，前帯状回，後帯状回），大脳白質，尾状核，被殻，淡蒼球，視床，橋，黒質，中脳被蓋，小脳皮質に関心領域を設定し，各領域の平均カウントを算出した。その結果，[¹¹C]BF-227 PET検査では正常健常者群と比較して有意差をもって，MSA患者群において大脳白質（$p<0.001$），被殻，後帯状回（$p<0.005$），淡蒼球，一次運動野，前帯状回（$p<0.01$），黒質（$p<0.05$）で[¹¹C]BF-227の高い結合能を検出した（**図❷**）が[9]，これらは過去にGCI/αシヌクレイン凝集物の分布について病理学的に[8]あるいは生化学的に[7]分析した報告と分布がよく一致していた。以上から，BF-227の示す陽性シグナルは脳内のαシヌクレイン沈着量を反映していると考えられた。現在，MSAの早期診断と治療法開発に臨床応用するために，病型・経時的変化のデータを蓄積し，BF-227によるPETイメージングの疾患サロゲートマーカーとしての応用可能性について検討している。

## Ⅳ．シヌクレイノパチーの分子イメージング：今後の展望

次にこの技術をPDに応用し，そのαシヌクレインの沈着様式を時系列的に解析することをめざした。その結果，正常健常者群と比較して，ほとんど集積亢進がみられない症例群と大脳辺縁系（扁桃体や帯状回など）に集積亢進がみられる症例群に大きく分けられることが示唆された。さらに数例について2〜3年の期間をおいて[¹¹C]BF-227 PETを再度施行したところ，集積亢進がみられた症例ではその範囲が経時的に拡大していた。しかしながら前述のとおり，BF-227はレビー小体のみならず老人斑も検出すると考えられるため，得られた陽性シグナルがどちらに由来するのか判然としなかった。これまでの報告からアミロイドイメージングに広く用いられるPittsburgh compound-B（PIB）はアミロイドβタンパクに高い特異性で結合し，αシヌクレイン凝集体は認識しないことが知られている[10)11)]。そこで[¹¹C]BF-227集積が亢進を示したPD症例の一部でPIBによるPETを施行したところ，BF-227による陽性シグナルとは明らかに異なる画像が得られた。す

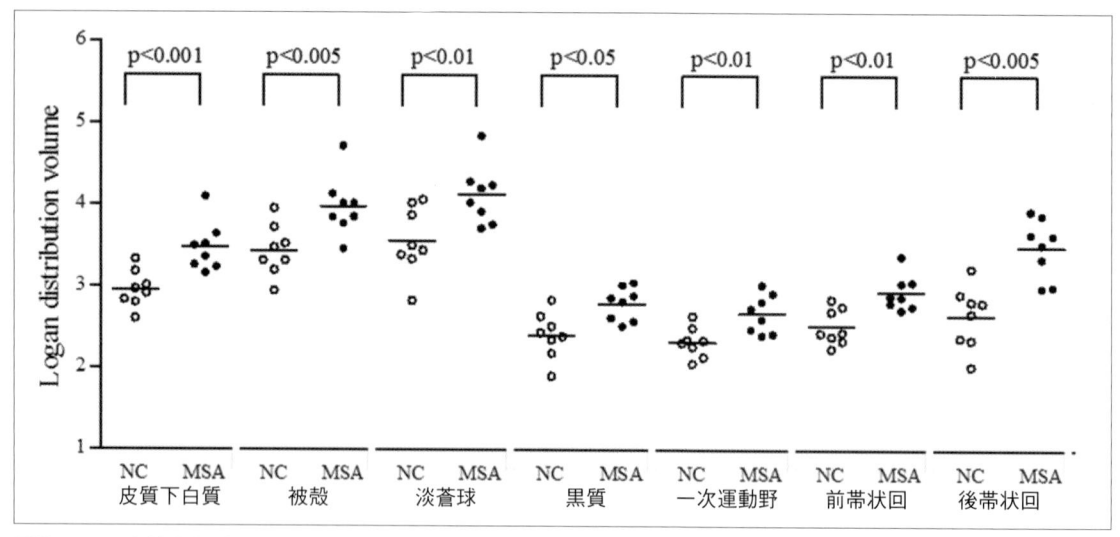

図❷ MSAと健常者（normal control：NC）におけるBF-227陽性シグナル脳内分布の比較（文献9より）

なわちαシヌクレインタンパク凝集体の生体内での可視化・画像化はPDにおいても可能であることが示唆された。われわれは最近，嗅覚障害がPDに伴う認知症の最もよい予測バイオマーカーであることを明らかとしたが[12)13)]，病理学的な検討と併せて現在，嗅球から扁桃体を含む辺縁系の脳部位は，PDにおける認知症やDLBの病理進展のエントリーゾーンであることが示唆されている。いまだ少数例しか施行できていないが，複数のPD症例で嗅球から扁桃体さらに大脳辺縁系への高い集積を認めており，これはBF-227を用いてこれまでに検討されたアルツハイマー病ともMSAとも全く異なる極めて特異な分布であった（未発表データ）。

今後はαシヌクレインに対する分子イメージング技術により，こうしたダイナミックな病理進展の様子を具体的に解明することが可能になると予想される。すなわちBF-227はPDにおける脳内レビー小体検出に応用できる可能性が高く，その診断的価値は極めて高いと予想される。将来的には，さらにシヌクレイン沈着をより鋭敏かつ特異的に検出可能な新たなプローブ候補化合物のスクリーニングを進め，シヌクレイノパチーの分子イメージングの技術を確立していく必要がある[14)]。それにより，シヌクレイノパチーの病態がより明らかとなり，さらには早期診断（発症前診断）や発症（進行）予防・治療などの効果判定などに応用できる可能性がある。遠くない将来に，シヌクレイノパチーの病態進行を抑制する可能性のある根治的治療薬が開発されると予想され，その候補化合物も複数提案されている。しかし，その臨床開発のためには，症状出現前あるいは早期に疾患を正確に診断することにより早期から治療介入可能とする技術，さらに適切なサロゲートマーカーの開発が必要不可欠である。こうした点から，分子イメージングによるαシヌクレイン凝集体検出は非常に有望な新規の診断・重症度評価技術となると考えられ，シヌクレイノパチーの根治的治療法開発に多大な貢献をもたらすものと期待される[15)]。

## 参考文献

1) Maroteaux L, Campanelli JT, et al：J Neurosci 8, 2804-2815, 1988.
2) 武田 篤，長谷川隆文，他：Annual Review 神経, 1-11, 中外医学社, 2005.
3) Murray IV, Lee VM, et al：Clin Neurosci Res 1, 445-455, 2001.

4) Kudo Y, Okamura N, et al : J Nucl Med 48, 553-561, 2007.
5) Fodero-Tavoletti MT, Smith DP, et al : J Neurosci 27, 10365-10371, 2007.
6) Fodero-Tavoletti MT, Mulligan RS, et al : Eur J Pharmacol 617, 54-58, 2009.
7) Tong J, Wong H, et al : Brain 133, 172-188, 2009.
8) Inoue M, Yagishita S, et al : Acta Neuropathol 93, 585-591, 1997.
9) Kikuchi A, Takeda A, et al : Brain 133, 1772-1778, 2010.
10) Johansson A, Savitcheva I, et al : Parkinsonism Relat Disord 14, 345-347, 2008.
11) Maetzler W, Reimold M, et al : Neuroimage 39, 1027-1033, 2008.
12) Baba T, Takeda A, et al : Mov Disord 26, 621-628, 2011.
13) Baba T, Kikuchi A, et al : Brain 135, 161-169, 2012.
14) Bagchi DP, Yu L, et al : PLoS One 8, e55031, 2013.
15) Eberling JL, Dave KD, et al : J Parkinsons Dis 3, 565-567, 2013.

武田　篤
1985 年　東北大学医学部卒業
　　　　　同医学部附属病院神経内科研修医
1992 年　同大学院医学研究科卒業
1994 年　同医学部神経内科助手
1998 年　米国 Case Western Reserve 大学病理研究所神経病理部門留学
2000 年　東北大学大学院医学系研究科神経内科助手
2006 年　同医学部附属病院神経内科講師
2007 年　同大学院神経・感覚器病態学講座神経内科学分野准教授
2013 年　国立病院機構西多賀病院副院長
2014 年　同院長

第3章　脳内環境をモニターするイメージング

# 4．フッ素MR画像法によるアミロイドオリゴマーの *in vivo* 病態解析

遠山育夫・柳沢大治郎・Nor Faeizah Ibrahim・田口弘康

　7テスラ高磁場MR画像装置を用い，フッ素MR画像法によるAβオリゴマーの画像化を試みた。まず，Aβ凝集体のみならずAβオリゴマーにも結合して画像化ができるShiga-Y5とAβ凝集体のみに強く結合するShiga-X22を開発した。ついでShiga-Y5とShiga-X22の混合液をAPP/PS1マウスに投与した。それぞれの化合物に固有のフッ素ケミカルシフト値を用いることで，2つの化合物それぞれのMR画像を得た。また，両者の画像の差分を算出することにより，Aβオリゴマーの候補画像を作成することに成功した。

## はじめに

　アルツハイマー病などの神経変性疾患に共通する脳内環境変化として，異常タンパクの蓄積があり，異常タンパクの形成や放出，伝搬の機構を解明することは，病態解明と診断治療法の開発にとって重要な鍵となる。アルツハイマー病における異常タンパクの蓄積としては，βアミロイドペプチド（Aβ）凝集体を主成分とする老人斑と異常リン酸化タウタンパクを主成分とする神経原線維変化が挙げられる。このうち，最も早期に起こる現象はAβ凝集体の出現である。Aβ凝集体の形成過程は，まずはAβモノマーが重合してアミロイドオリゴマーなどの可溶性Aβ凝集体を形成し，その後βシート構造をとって不溶化すると考えられている。この中で最も神経毒性が強いのはアミロイドオリゴマーを含む可溶性Aβ凝集体であり，可溶性Aβ凝集体がアルツハイマー病の発症に強く関与すると考えられている[1,2]。

　βシート構造をとるAβ凝集体に特異的に結合する化合物の開発は進んでおり，positron emission tomography（PET）を用いたアミロイドイメージングが臨床応用されつつある[3]。しかしながら，アミロイドオリゴマーに特異的に結合する低分子化合物はまだ知られていない。われわれは，これまで7テスラ高磁場MR画像装置を用いたフッ素MR画像法によるアミロイドイメージング試薬の開発を推進してきた。その中で，クルクミンを骨格とする化合物（以下Shiga-Yと呼ぶ）が，βシート構造をとるAβ凝集体のみならずアミロイドオリゴマーにも強く結合し，結合したときにのみ強い蛍光を発することを見出した[4]。われわれはこの技術を発展させ，フッ素MR画像法によってアミロイドオリゴマーを *in vivo* で画像化する試薬ならびに技術の開発を試みた。

## I．フッ素MR画像法とは

　PETによるアミロイドイメージング試薬は，老

---

**key words**

老人斑，フッ素MR画像法，アミロイドイメージング，ベンゾオキサゾール，クルクミン，アミロイドオリゴマー，βアミロイドペプチド，アルツハイマー病，ケミカルシフト，高磁場MR画像装置，βシート構造

人斑の主成分であるAβ凝集体に親和性の高い化合物に放射性核種を結合して作られている。Aβ凝集体に親和性の高い古典的な化合物としては，アルツハイマー病の病理的確定診断に使用されているコンゴーレッドやチオフラビンなどがある。その多くは血液脳関門を通過しにくく，静脈内投与してもほとんど脳内へは移行しない。そこで血液脳関門の透過性を考慮した造影剤の研究が進められ，[¹¹C] PiB (Pittsburgh compound-B)⁵⁾，BF-168⁶⁾，BF-227⁷⁾などの造影剤が開発され，そのいくつかは臨床試験で良好な成績が得られている⁴⁾⁻⁶⁾。しかしそれらは，¹¹Cや¹⁸Fなどの放射性核種を用いるため放射線障害による副作用が懸念されるとともに，近くにサイクロトロン施設を併設する必要があり，値段も高額となる。

一方，放射性核種を用いないMR画像法 用解1 は，これまで感度が低いために老人斑の検出は困難であった。しかし，7～11テスラの高磁場MR画像装置の登場で，ようやくMR画像法によるアミロイドイメージングの研究が進みつつある。

ヒト⁸⁾でも遺伝子改変モデルマウス⁹⁾でも，脳を取り出してspin echo法で撮影すると，T₂あるいはT₂*強調画像により老人斑が低吸収域として画像化できることが知られている。しかしながら，マウスの脳を摘出せずに生体内で老人斑を画像化しようとすると，高磁場MR装置を用いても長時間を要する¹⁰⁾。したがって，現状では何らかのMR画像用の造影剤を使う必要がある。

高磁場MR装置を用いると，従来のプロトンMR画像のみならず，フッ素や炭素などの他の原子のMR画像化が可能になる。なかでもフッ素原子（¹⁹F）の核磁気共鳴信号を画像化するフッ素MR画像法（¹⁹F-MRI）は，比較的感度が高い，フッ素原子は体内にほとんど存在しないため低バックグラウンド，使用する原子が安定同位体であるため放射線障害がない，といった特徴をもつ。さらに，画像診断薬の合成にサイクロトロンが不要であるため，価格を押さえることができる点も長所である。したがって，フッ素原子を含む良質の診断薬が合成できれば，フッ素MR画像法は生体内機能の画像化手段として非常に有望な技術である。

## Ⅱ．フッ素（¹⁹F）MR画像診断法用のアミロイドイメージング試薬候補

これまでアルツハイマー病の遺伝子改変マウスに投与して，マウスを生かしたままフッ素MR画像法によるアミロイドイメージングに成功した試薬は，Higuchiらによる1-Fluoro-2,5-bis(3-hydroxycarbonyl-4-hydroxy)styrylbenzene（FSB）¹¹⁾と，われわれが開発したShiga-X22¹²⁾とShiga-Y5¹³⁾のみである（図❶）。

図❶ FSBとベンゾキサゾールを基本骨格とするShiga-X22およびクルクミンを基本骨格とするShiga-Y5

FSBは，コンゴーレッドを基本骨格とし，1分子あたり1個のフッ素原子を有する。Higuchiらの論文によれば，24ヵ月齢のアルツハイマー病遺伝子改変モデルマウスに2 mg/kgの量を150分かけて静脈内投与し，投与2時間後から9.4テスラのMR画像装置を用いて老人斑の画像化を行っている。3D RARE sequence法での測定時間は2時間と報告されている[11]。

われわれも230種類以上のフッ素原子を含む化合物をスクリーニングし，いくつかの有望な化合物を見出した。それらの化合物の中で，ベンゾオキサゾールを基本骨格とする新規化合物をShiga-X系化合物と，クルクミンを基本骨格にする新規化合物をShiga-Y系化合物と総称している。

Shiga-Xの開発にあたっては，フッ素MR画像法に適した化学構造的な工夫をした。感度を上げるためには，フッ素原子の自由度を上げることが極めて重要である[14)15)]。このため，老人斑に結合する骨格からポリエチレングルコール鎖（PEG）をはさみ，ある程度分子間距離をおいた位置にフッ素原子を配置することを考えた。PEGの長さを変えて試薬を合成して画像化試験を繰り返し行った結果，PEGの長さが6～7にしたときが最も感度よく老人斑を画像化できた。PEGの長さが7個のShiga-X22の場合，遺伝子改変モデルマウスに150～200 mg/kgを投与し，7テスラMR画像装置（Unity Inova，Agilent Technologies社）による1時間の撮像でアミロイドイメージングに成功した[12)]。

一方Shiga-Y系化合物は，こうしたPEGをつけなくても比較的強いフッ素NMR信号を出す。基本的に左右対称な構造をしており，Shiga-X系に比べて多くのフッ素原子を導入することができる。また，Shiga-Y系化合物はケト・エノール互変異性をもつ。われわれはShiga-Y系化合物の結合様式を詳細に検討した結果，Shiga-Y系化合物はエノール型でAβ凝集体と結合し，ケト型で老人斑から遊離するという特徴をもつことが明らかとなった[16)]。したがって，老人斑のある局所において結合と遊離を繰り返すと考えられる。すなわち，自由度の高いShiga-Y5分子が多く存在することでMR画像化に有利に働いていると思われる。

図❷に水晶発振子マイクロバランス（QCM）測定装置[用解2]を用いて，Shiga-X22あるいはShiga-Y5とアミロイドオリゴマーおよび線維化Aβとの結合性を解析した結果を示す。Shiga-X22は，β-シート構造をとる線維化Aβのみに結合し，アミロイドモノマーやアミロイドオリゴマーとは結合しない（図❷A）。一方Shiga-Y5は，アミロイドモノマーとは結合しないが，線維化Aβのみならずアミロイドオリゴマーとも結合する（図❷B）。

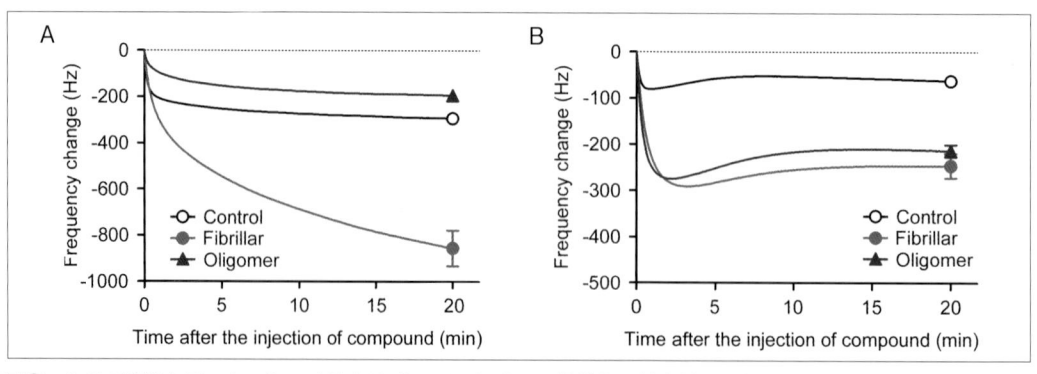

**図❷ QCM装置を用いたアミロイドオリゴマーおよびAβ線維との結合性の解析**（文献4より改変）
QCM装置のセンサー部にアミロイドオリゴマーまたはAβ線維を固定し，ガラス容器に入れたPBSに浸漬した。次に，Shiga-X22（A）またはShiga-Y5（B）を終濃度10 μMになるように加え，その直後から周波数の変化を記録した。結合すると周波数が変化する。

## III. 二重フッ素MR画像法によるアミロイドオリゴマーの画像化

β-シート構造をとる線維化Aβとアミロイドオリゴマーのどちらにも結合するShiga-Y5と線維化Aβのみに結合するShiga-X22を手に入れたことから，Shiga-Y5とShiga-X22の混合液をAPP/PS1マウスに投与し，得られたフッ素MR画像の差分を算出することでアミロイドオリゴマーの分布を検出できるか検討した。Shiga-Y5とShiga-X22をそれぞれ10 mg量り取り，80%のCremophor-ELを0.25 mL加え，温めながら溶解した。次いで生理食塩水を0.75 mL加えて投与溶液（10 mg/mL）を調製した。本投与液をペントバルビタールナトリウムで麻酔をかけたAPP/PS1マウスに尾静脈から0.2 kg/mL/minで総量200 mg/kg投与した。

投与終了後3時間経過時点でペントバルビタールナトリウムを過剰投与してマウスを安楽死させた。そしてMR装置を用いてマウス頭部の $^{19}$F-MR信号を測定した。測定はまずNMRスペクトルを取得するためのシングルパルス測定を10分間実施し，次いでケミカルシフトイメージング法（chemical shift imaging：CSI）による画像化のための50分間の測定を繰り返し，測定終了後にデータを加算して画像を作成した。

得られた結果を図❸に示す。図❸Aに示すように，Shiga-Y5とShiga-X22のフッ素原子のケミカルシフト[用解3]は異なる。それぞれの信号ピークに焦点を合わせることで，一度の測定でShiga-Y5とShiga-X22それぞれの画像を得ることができる。Shiga-Y5は，前方の嗅球から眼部と後脳部に比較的強い信号を示すのに対し，Shiga-X22は脳全体にほぼ均一な信号を示した。Shiga-Y5からShiga-X22の信号を差し引くと，嗅球から眼部（図❸B矢頭）と後脳部に信号が検出された（図❸B矢印）。

## おわりに

アミロイドオリゴマーに特異的に結合する低分子化合物はまだ見つかっておらず，アミロイドオリゴマーを画像化する技術はまだない。本研究では，線維化Aβとアミロイドオリゴマーのどちらにも結合するShiga-Y5と線維化Aβのみに結合するShiga-X22の混合液をAPP/PS1マウスに投与し，得られたフッ素MR画像の差分を算出することでアミロイドオリゴマーの分布を画像化することを試みた。APP/PS1マウスのアミロイドオリゴマーの脳内分布は現在解析中であり，今後MR画像との相関関係を解析予定である。

今回は，ケミカルシフトの異なる2種類の化合物を同時投与してそれぞれの画像を撮像し，その差分をとることでアミロイドオリゴマーの画像化を試みた。このように，フッ素MR画像法ではケミカルシフトの違いを利用して，複数の異常タンパクを同時画像化することができる。例えば，老人斑と神経原線維変化それぞれに特異的に結合する化合物にケミカルシフトが異なるようにフッ素原子を結合させれば，老人斑と神経原線維変化を

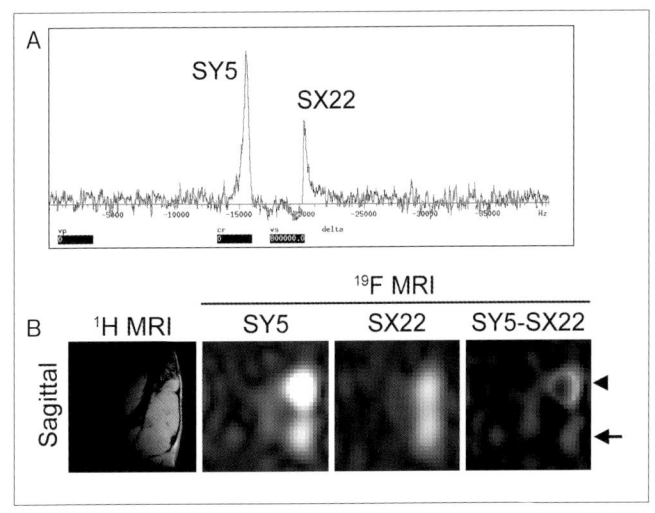

**図❸ 16ヶ月齢のAPP/PS1マウスへのShiga-Y5およびShiga-X22の同時投与によるフッ素MR画像試験**

A．APP/PS1マウス脳におけるNMRスペクトル
B．16ヶ月齢のAPP/PS1マウスにおける $^1$H-MR画像，Shiga-Y5の $^{19}$F-MR画像，Shiga-X22の $^{19}$F-MR画像，およびShiga-Y5とShiga-X22の $^{19}$F-MR画像の差分を示した画像である。

同時に画像化することも理論的には可能である。

フッ素 MR 画像法によるアミロイド，リン酸化タウタンパクなどの画像化は，放射線を使わないことなど利点が多く，PET に続く次世代のアルツハイマー病の画像診断法として期待されている。フッ素 MR 画像法によるアルツハイマー病の画像診断法を臨床応用に結びつけるためには，より高感度な試薬の開発をめざすと同時に，測定機器の開発・改良や感度の高い測定法の開発を一体となって進めていく必要がある。

### 謝辞
この研究は，科学研究費補助金新学術領域研究（代表 遠山育夫）の支援を受けた。

### 用語解説

1. **MR 画像法**：magnetic resonance 画像の略で核磁気共鳴（nuclear magnetic resonance：NMR）信号を利用する画像法のことである。一般に原子核には磁性をもつものが多く，共鳴信号を得ることができる。本方法は，化合物の同定，タンパク質・核酸の 3 次構造解析などに用いられる。プロトン原子を利用した MR 画像法は医療分野では日常的に用いられるようになっている。医療では，放射線を利用する核医学と区別するため，nuclear を表示せず，単に MR と称する。フッ素原子の共鳴信号を画像化する新しい方法をフッ素 MR 画像法（$^{19}$F-MRI）という。

2. **水晶発振子マイクロバランス（QCM）測定装置**：水晶振動子の電極表面に物質が付着すると，その質量に応じて共振周波数が変動する性質を利用し，2 つの物質が結合するか解析する装置。極めて微量な質量変化を計測できる。2 つの物質が結合すると周波数が低下する。

3. **化学シフト（ケミカルシフト）**：スピン量子数が整数でない原子核をもつ原子（$^{1}$H, $^{13}$C, $^{15}$N, $^{17}$O, $^{19}$F, $^{31}$P など）は，磁気双極子モーメントをもち，磁石のような性質を示す。磁場をかけると，原子核の磁気双極子モーメントが固有の周波数で歳差運動を行う。この周波数をラーモア周波数といい，ラーモア周波数はその原子の化学結合状態などによって変化する。これを化学シフト（ケミカルシフト）というが，共鳴する周波数は相対的なものであるから，何か基準になるものを選び，そこからの差で表す。例えば水素の場合には，テトラメチルシラン（TMS）を基準（0ppm）にして，その化学シフトからの差を ppm で示すことが一般的である。

### 参考文献

1) Selkoe DJ : Science 298, 789-791, 2002.
2) 松原悦朗 : Dementia Japan 21, 253-260, 2007.
3) 石井賢二 : Cognition Dementia 10, 11106-11112, 2012.
4) Yanagisawa D, Taguchi H, et al : J Alzheimers Dis 24 Suppl 2, 33-42, 2011
5) Klunk WE, Engler H, et al : Ann Neurol 55, 306-319, 2004.
6) Kudo Y, Okamura N, et al : J Nucl Med 48, 553-561, 2007.
7) Furukawa K, Okamura N, et al : J Neurol 257, 721-727, 2010.
8) Benveniste H, Einstein G, et al : Proc Natl Acad Sci USA 96, 14079-14084, 1999.
9) Zhang J, Yarowsky P, et al : Magn Reson Med 5, 452-457, 2004.
10) Lee SP, Falangola MF, et al : Magn Reson Med 52, 538-544, 2004.
11) Higuchi M, Iwata N, et al : Nat Neurosci 8, 527-533, 2005.
12) Yanagisawa D, Taguchi H, et al : J Alzheimer Dis 39, 617-631, 2014.
13) Yanagisawa D, Amatsubo T, et al : Neuroscience 184, 120-127, 2011
14) 遠山育夫，田口弘康，他 : Cognition Dementia 9, 9-24, 2010.
15) Amatsubo T, Morikawa S, et al : Neurosci Res 63, 76-81, 2009
16) Yanagisawa D, Shirai N, et al : Biomaterials 31, 4179-4185, 2010.

### 参考ホームページ

・滋賀医科大学分子神経科学研究センター
  http://www.shiga-med.ac.jp/~hqmnran/

### 遠山育夫

| | |
|---|---|
| 1981 年 | 京都大学医学部卒業 |
| 1988 年 | 同大学院医学研究科博士課程修了 滋賀医科大学解剖学助手 |
| 1991 年 | ブリティッシュコロンビア大学神経科学研究所留学 |
| 1992 年 | 滋賀医科大学分子神経生物学研究センター助手 |
| 1995 年 | 同助教授 |
| 1999 年 | 同教授 |

# 第3章 脳内環境をモニターするイメージング

## 5．脳内環境変化による興奮性シナプス制御の分子イメージング解析

林　崇

近年，分子イメージング技法は急速に発展しつつある。本稿では，全反射顕微鏡を用いた1分子イメージングを応用した興奮性シナプスの制御機構に関する研究を解説する。ヒトを含む哺乳類の脳神経系において，主要な興奮性シナプス伝達を担う神経伝達物質はグルタミン酸である。シナプス後膜側に発現するグルタミン酸受容体の局在と輸送の変化を継時的にライブイメージングすることにより，精神・神経疾患の原因遺伝子が興奮性シナプスに与える影響について可視化解析が可能となる。この方法は様々に応用でき，今後，脳内環境の恒常性に関わる多様な因子とその異常に誘発される各種疾患の発症機構の解明が期待される。

## I．研究の背景

　脳科学の飛躍的な進歩により，高次脳機能の基盤である脳神経回路の形成と動作を支える機構が，分子レベルで急速に解明されつつある。正常な脳においても，神経細胞同士の接点であるシナプスの構造と機能は常に複雑な動的変化を繰り返している[1)2)]。この変動がシナプス周辺の環境によっていかに制御され，どのような分子機構で調節されているかについては，未解明な点が多い。また，興奮性シナプスを構成する後シナプス側のスパイン構造の縮退や変性が多様な精神・神経疾患において生じていることが，死後脳を用いた研究により明らかになってきた。現在，精神の変調に関わるシナプス局在分子が1分子のレベルでどのような動態を示すかに関しては，いまだ十分に研究されてはいない。なかでも，シナプス周囲に存在する環境因子の変動や精神疾患原因遺伝子の機能不全に伴う興奮性シナプスの機能およびスパイン構造の変化を1分子イメージングによってリアルタイムで観察し，かつ定量解析する試みについては，今後の研究の進展が俟たれる状況にある。

　これまで著者らは，哺乳類中枢神経系の興奮性シナプスにおけるグルタミン酸受容体の制御機構を研究してきた。特に，イオンチャネル型グルタミン酸受容体からの細胞内情報伝達機構とグルタミン酸受容体自体の翻訳後分子修飾を明らかにした。その過程で，pH感受性の改変GFPであるpHluorin（フルオリン）を分子挙動可視化の蛍光標識タグとして，グルタミン酸受容体1分子の局在と輸送の制御を解析し，中枢神経系の興奮性シナプスにおけるリン酸化やパルミトイル化などのタンパク質翻訳後修飾に伴うtrafficking制御機構を明らかにした。以下に，その詳細を解説する。

> **key words**
> グルタミン酸受容体，AMPA受容体（AMPA型グルタミン酸受容体），シナプス，スパイン，pHluorin（フルオリン），全反射顕微鏡，1分子イメージング，精神疾患原因遺伝子，知的障害，自閉症

## II. 哺乳類脳神経系のグルタミン酸作動性の興奮性シナプス

哺乳類を含む脊椎動物の中枢神経系における主要な興奮性神経伝達物質は，グルタミン酸である．グルタミン酸作動性シナプスを構成するイオンチャネル型グルタミン酸受容体は，薬理学的および電気生理学的性質から，AMPA（α-amino-3-hydroxy-5-methyl-4-isoxazole propionate）型（以下，AMPA受容体），KA（kainate）型，δ（delta）型，NMDA（N-methyl-D-aspartate）型（以下，NMDA受容体）に大別される．特に，AMPA受容体とNMDA受容体は興奮性シナプスの機能制御に重要な役割を果たし，その分子実体として，それぞれAMPA受容体にはGluA1, 2, 3, 4が，NMDA受容体には基本構成因子であるGluN1と制御因子であるGluN2A, B, C, DおよびGluN3A, Bの各サブユニットが同定されている．AMPA受容体，NMDA受容体ともに，これらのサブユニットからなるヘテロテトラマーであり，興奮性シナプスにおける陽イオンチャネルとして機能する（図❶）．

脳神経系において，リン酸化やパルミトイル化といった可逆的なタンパク質翻訳後修飾は，シナプス機能調節を担う最も考えやすい基礎的な分子機構の1つである．イオンチャネル型グルタミン酸受容体に関しては，AMPA受容体のセリン・スレオニンリン酸化，NMDA受容体のセリン・スレオニンリン酸化とチロシンリン酸化による制御がすでに知られていた．さらに著者らは，恒常的可塑性の維持に関わるAMPA受容体のチロシンリン酸化[3)-5)]とAMPA受容体のパルミトイル化[6)-8)]およびNMDA受容体のパルミトイル化[9)10)]による新規制御機構を明らかにした．これらAMPA受容体とNMDA受容体のリン酸化とパルミトイル化修飾に伴って，受容体会合分子群との結合および解離が可逆的に起こり，それぞれイオンチャネルとしての性質や受容体の局在および輸送機構を制御する．その結果，興奮性シナプスの機能が調節されている（図❷）．

## III. pH感受性改変GFPタグを用いたタンパク質の細胞表面発現イメージング

グルタミン酸受容体のうち，ことにAMPA受

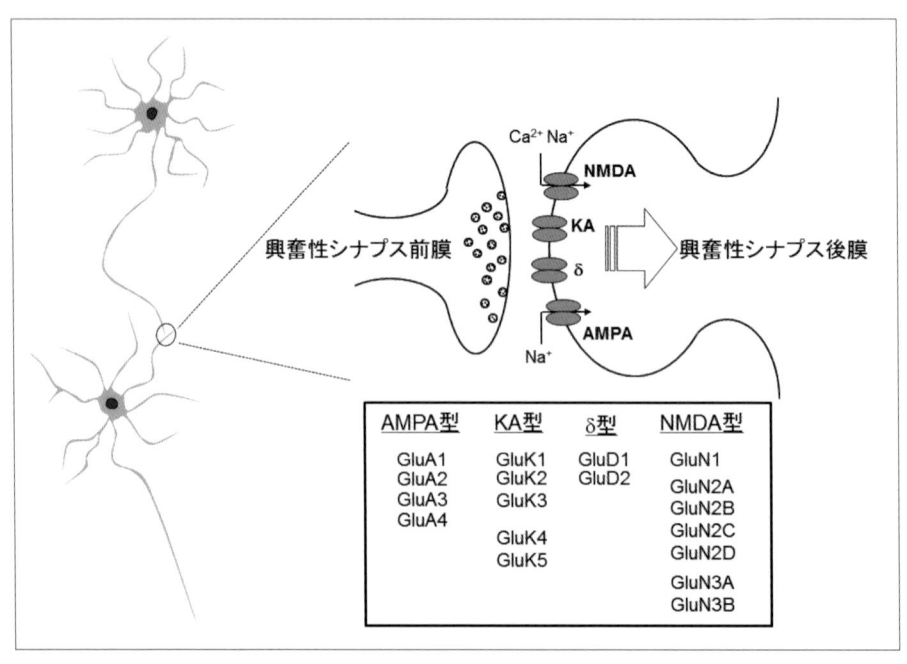

**図❶ 哺乳類中枢神経系のイオンチャネル型グルタミン酸受容体**

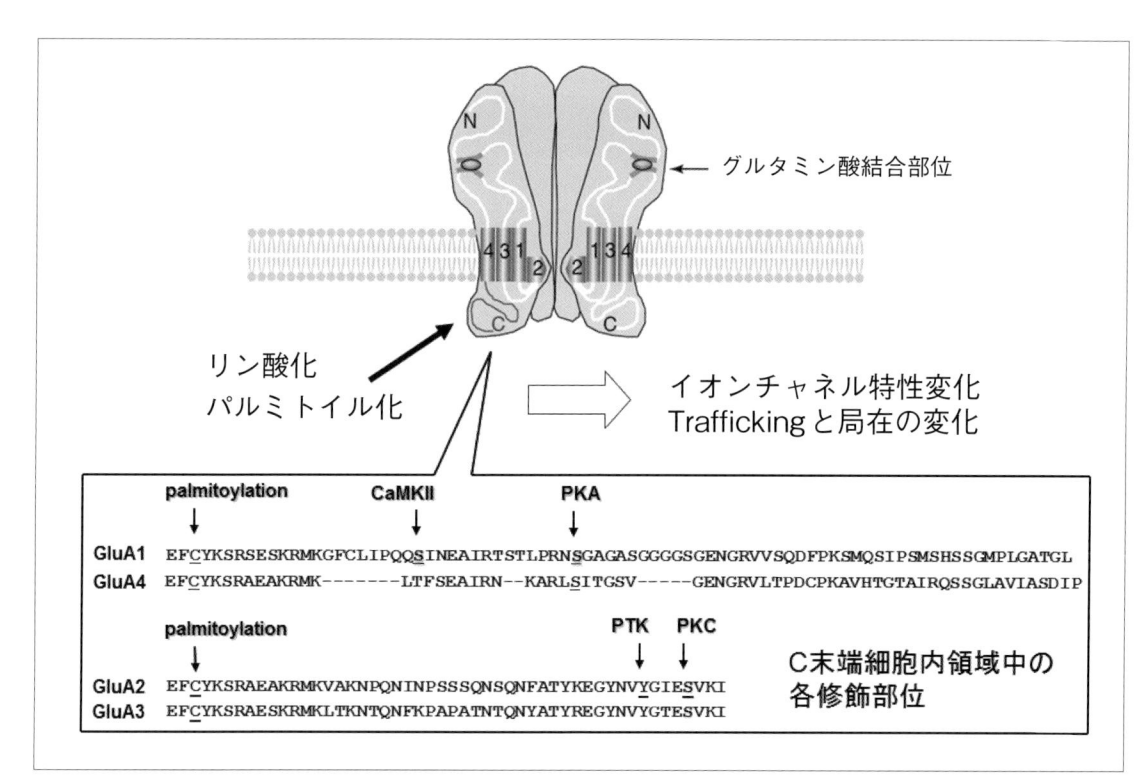

**図❷** 翻訳後修飾による AMPA 受容体の制御

容体のリン酸化とパルミトイル化といった翻訳後修飾に伴う局在変化に関しては，これまでに全反射蛍光顕微鏡を用いた1分子イメージング技術により，生きた培養神経細胞での受容体挙動を観察した[11]。細胞内の小胞体，ゴルジ体，分泌小胞などの細胞内膜系は，その内部のpHが，液胞型プロトンポンプ，カウンターイオンチャネル，プロトンリークのバランスにより厳密に制御されており，常時固有の低pH状態にある。pH感受性改変GFPであるpHluorinは，この低pH条件下では発光せず，細胞外（pH～7.4）に出ると蛍光が観察されるようになる。この特性を利用して，pHluorin細胞外タグ付きグルタミン酸受容体が神経細胞の細胞膜表面に発現した瞬間を捉えることが可能になる。上記の手法により，継時的に受容体の細胞表面発現のみを可視化し，様々な条件下でその頻度を計測した（**図❸**）。

pHluorinを分子動態可視化のタグとして利用し，目的タンパク質の細胞外領域に付加して，神経細胞内から細胞表面への移行をイメージング解析する試みには，いくつかの先行研究があった。シナプス小胞に存在するタンパク質にpHluorinタグを付け，シナプス前膜側でシナプス小胞が膜に融合する現象を捉えた研究[12]や，樹状突起あるいはスパイン上のグルタミン酸受容体の細胞表面局在を可視化した研究[13)14]などが先駆的なものとして挙げられる。

著者らはこれらの研究手法を応用し，pHluorinタグ付きAMPA受容体サブユニット pH-GluA1 および pH-GluA2 の分子修飾に伴う，受容体1分子の発現変化を継時的に可視化することに成功した[11]。同時点では全反射顕微鏡の焦点制御に関する技術的な問題で，長期観察による分子挙動の継時的変化を追求するまでには至っていなかったが，すでに全反射顕微鏡（オリンパス社製 IX81N-ZDC2-1 ベース）に電動制御系を使った焦点維持機構を組み込み，より長期の継時的かつ自動的な計測系を確立した．現在，数時間以上の継時的計測が可能である（**図❹**）。

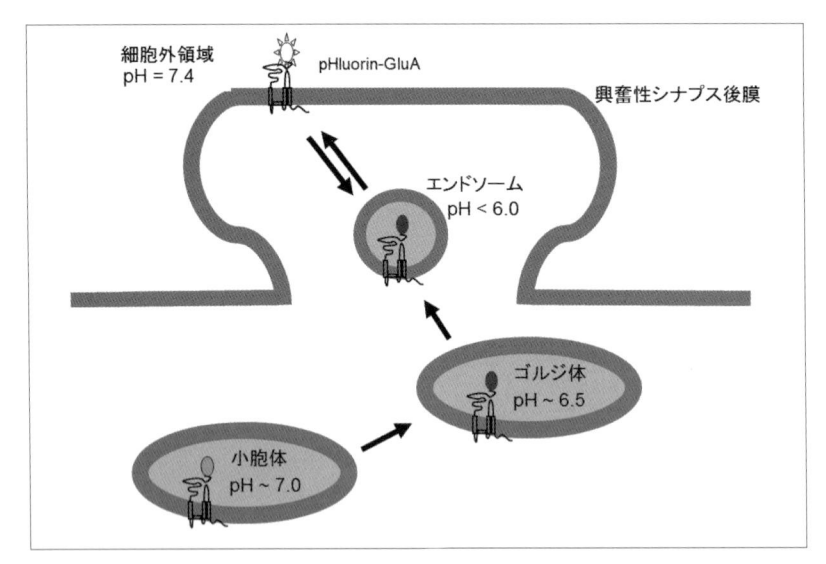

図❸ 細胞外でのみ発光するpHluorin-GluA（AMPA受容体）

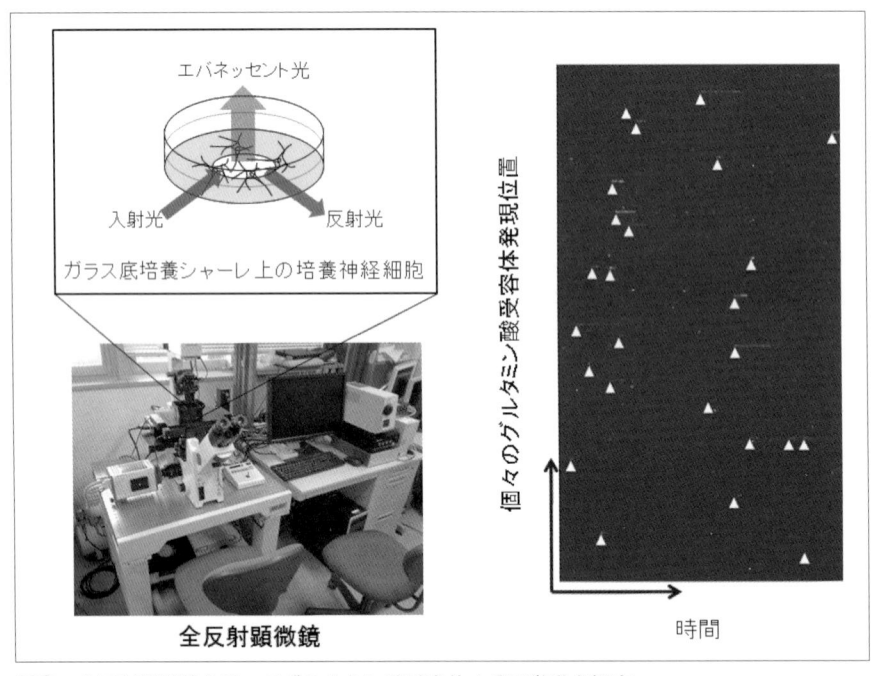

図❹ 全反射顕微鏡を用いてグルタミン酸受容体1分子挙動を観察

## Ⅳ. グルタミン酸受容体を構成する各サブユニット動態の1分子イメージング

これまでの十数年にわたる多くのグループの研究により，興奮性シナプス伝達と可塑性の過程で重要な役割を果たすAMPA受容体の局在と輸送機構には，サブユニットごとの特異性があることが明らかにされてきた[15]。大脳皮質や海馬など中枢神経系の興奮性シナプスにおいては，GluA1/GluA2とGluA2/GluA3のサブユニットの組み合わせからなるヘテロテトラマーが主要なAMPA受容体として機能している。興奮性シナプスにお

けるこれらの AMPA 受容体の発現は，以下のようなステップで制御されると考えられる．

【ステップ1】まず，GluA1 を含む AMPA 受容体が，神経活動依存的に細胞内のプールから神経細胞表面のシナプス外領域にエクソサイトーシスで移行する．

【ステップ2】神経活動に伴って，GluA1/GluA2 はシナプス後膜に側方拡散で移動する．

【ステップ3】GluA2/GluA3 は神経活動にかかわらず，エクソサイトーシスおよびエンドサイトーシスにより恒常的に直接シナプス後膜に出入りしている．

【ステップ4】先にシナプスに組み込まれた GluA1/GluA2 を，GluA2/GluA3 が刺激非依存的に，かつシナプス強度に影響を与えずに，順次置き換えてシナプスが安定化する．

この AMPA 受容体のシナプス発現に関する一連の制御機構が，シナプス可塑性などのシナプス機能の分子実体をよく説明するモデルとして，現在最も広く受け入れられている[15]．

したがって，pH-GluA1，pH-GluA2 および pH-GluA3 それぞれのサブユニットを含む AMPA 受容体を発現させ，その分子挙動を観察することにより，神経細胞樹状突起上の興奮性シナプスの形成場所を同定できる．さらにリアルタイムで継時的に観察することで，その発現頻度およびシナプスの形成と成熟・安定化を定量的に解析することが可能となる．同手法はカバーガラス上の培養神経細胞を用いた in vitro 系での観察であり，個体あるいは in vivo での脳内環境をどこまで反映するのかについて慎重な検討を要するのは勿論であるが，少なくともグルタミン酸作動性シナプスの形成と維持の過程に関しては有力な計測技法として確立しており，かつ各種外部因子の添加や細胞内在性因子の発現調節または阻害といった制御が容易な実験系である．

次節に，この分子イメージング手法を応用した著者らの精神疾患原因遺伝子による興奮性シナプス制御の研究例を紹介する．

## V. 精神疾患原因遺伝子による興奮性シナプス制御の研究例

Interleukin-1 receptor accessory protein-like 1（IL1RAPL1，インターロイキン-1 受容体アクセサリータンパク質様1）は，X 連鎖知的障害と自閉症の原因遺伝子である．知的障害と自閉症は臨床的には別の疾患として診断されるが，併発する場合も多い．これまでの世界的な家系調査やポジショナルクローニングによる研究から，同一の IL1RAPL1 遺伝子上に生じる突然変異が，知的障害および自閉症のいずれか，またはこれらを同時に発症させる例が報告されている．このことから，これら2つの精神疾患にはある程度共通の分子発症機構があり，その制御不全が疾患を誘発するものと考えられた．そこで著者らは，IL1RAPL1 下流の細胞内情報伝達系を解析し，大脳皮質神経細胞の興奮性シナプスを制御する新たな機構を見出した[16]．

IL1RAPL1 はその名前が示すように，IL-1/Toll 受容体ファミリーに属する分子である．しかし，IL1RAPL1 は，IL-1 および他の IL-1 受容体ファミリー分子とは結合せず，また免疫系でなく脳特異的に発現がみられる．特に脳全体にわたって，興奮性シナプスの後膜側に多く局在する．以前のわれわれの研究から，IL1RAPL1 はシナプス前膜側のチロシンホスファターゼδと結合し，興奮性シナプス形成を制御することが示された[17]．次いで，IL1RAPL1 によるシナプス後膜側の形成機構を解明するため，アフィニティクロマトグラフィーとマススペクトル法を用い，IL1RAPL1 の細胞内領域に結合する分子を解析した．そして，結合タンパク質の1つとして，RhoGEF の一種である Mcf2-like（Mcf2l）を同定した．Mcf2l は，低分子量 G タンパク質の RhoA と Cdc42 を活性化する．また RhoA は，スパイン形態をもつ興奮性シナプスの形成を制御する．Mcf2l をノックダウンする実験と RhoA 下流で働く Rho-associated protein kinase（ROCK）の特異的阻害剤を作用させる実験により，IL1RAPL1 下流の Mcf2l-RhoA-ROCK を介したシグナル系が，スパイン構造をも

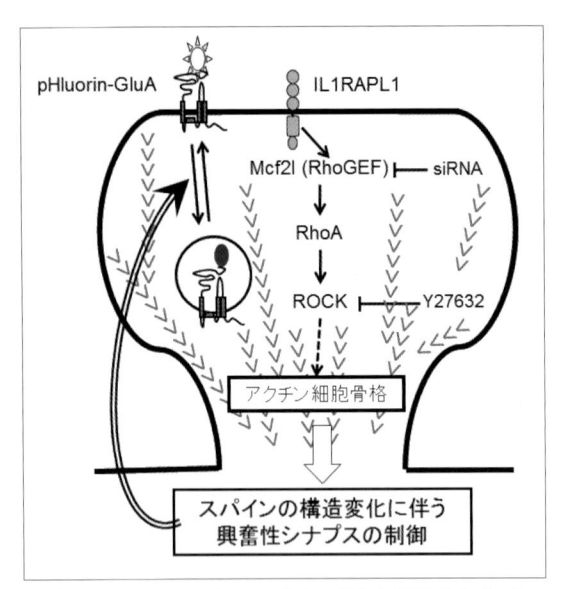

**図5** IL1RAPL1によるスパイン形成と興奮性シナプス制御

つ興奮性シナプスの形成を制御していることを明らかにした．RhoA-ROCKの活性化はアクチン繊維の構造的変化を起こし，アクチンに支えられたスパインの構造的変化を誘導すると考えられる．また前述のように，AMPA受容体のシナプス表面発現は興奮性シナプス機能に深く関与する．そこで，全反射顕微鏡を用い，大脳皮質培養神経細胞中で，興奮性シナプスに組み込まれるAMPA受容体各サブユニットの挙動変化を観察した．その結果，IL1RAPL1-Mcf2l-RhoA-ROCK系が興奮性シナプスの形成を促進するとともに，それに続くシナプスの成熟と安定化の過程を制御することを見出した（図5）．

この研究結果は，大脳皮質のグルタミン酸作動性シナプスにおいて，スパイン構造やシナプス機能が知的障害・自閉症原因遺伝子IL1RAPL1と下流のRhoAを介したシグナル伝達系により調節されることを示すものである．このシグナル伝達系に生じた異常が，大脳皮質の興奮性シナプス機能の変調を起こし，ひいては知的障害と自閉症という精神疾患を誘発する可能性が考えられる．

## Ⅵ．イメージング技法の今後の応用

前節では，1分子挙動の観察が可能な全反射顕微鏡を用いて，生きた神経細胞中で蛍光タグを付けたグルタミン酸受容体のシナプス表面発現を可視化し，精神疾患原因遺伝子の機能解析を行った研究の例を紹介した．多様な因子が脳内環境の維持や調節に与える影響を解析する場合にも，この分子イメージング技法は様々に応用可能である．実験系としては，マウスもしくはラットの脳の大脳皮質や海馬などの各目的部位から作製した培養神経細胞を主に用いる．ここに脳内環境を維持する因子を外部から加える，あるいは精神・神経疾患の関連遺伝子や神経細胞内の各種因子をトランスフェクション法もしくはウイルスベクターなどを使って導入することで，これらの因子がシナプスの形成・維持に及ぼす影響を解析できる．また，正常なシナプス形成・維持機構の解明に加え，各種の疾患モデルマウスから作製した培養神経細胞なども組み合わせて，脳内環境の破綻としての精神・神経疾患の観点からも解析を行い，より多角的な理解をめざすことができる．

その具体的な例としては，上述のような疾患関連遺伝子や異常タンパク質を神経細胞に発現させたり，グリア分泌因子や毒性因子もしくは様々な受容体に対するアゴニストやアンタゴニスト，各種阻害剤を神経細胞外から添加したりして，対象とする分子の挙動がどのような影響を受けるかを直接的に観察するなどの研究展開が考えられる．また，新たな治療法の開発をめざした薬の効果について，興奮性シナプスへの影響を評価するための簡便な解析法としても応用が可能である．これは，培養（神経）細胞を用いる *in vitro* 系という制約はあるものの，個体を使った *in vivo* の解析に進む前に，あるいは逆に生体で得られた結果を細胞あるいはシナプスのレベルでより詳細に検討する際に，有用な分子イメージング技法となりうる．脳内環境の恒常性の破綻を誘発し，病気の発症に関わるシナプス局在タンパク質などの変化を観察し，その動態について詳細に可視化解析を進めることで，今後，正常な脳におけるスパイン構造と興奮性シナプスの形成・維持の基本原理およびその変調状態としての精神・神経疾患の発症過程の解明が期待される．

## 参考文献

1) Holtmaat A, Svoboda K : Nat Rev Neurosci 10, 647-658, 2009.
2) Kasai H, et al : Trends Neurosci 33, 121-129, 2010.
3) Hayashi T, et al : Nature 397, 72-76, 1999.
4) Hayashi T, Huganir RL : J Neurosci 24, 6152-6160, 2004.
5) Hu JH, et al : Neuron 68, 1128-1142, 2010.
6) Hayashi T, et al : Neuron 47, 709-723, 2005.
7) Thomas GM, Hayashi T, et al : Neuron 73, 482-496, 2012.
8) Thomas GM, Hayashi T, et al : J Neurosci 33, 15401-15407, 2013.
9) Hayashi T, et al : Neuron 64, 213-226, 2009.
10) Mattison HA, Hayashi T, et al : PLoS One 7, e49089, 2012.
11) Lin DT, et al : Nat Neurosci 12, 879-887, 2009.
12) Miesenboeck G, et al : Nature 394, 192-195, 1998.
13) Kopec CD, et al : J Neurosci 26, 2000-2009, 2006.
14) Ashby MC, et al : J Neurosci 26, 7046-7055, 2006.
15) Kessels HW, Malinow R : Neuron 61, 340-350, 2009.
16) Hayashi T, et al : PLoS One 8, e66254, 2013.
17) Yoshida T, et al : J Neurosci 31, 13485-13499, 2011.

林　崇
1994年　東京大学理学部生物化学科卒業
1996年　同大学院理学系研究科生物化学専攻修士課程修了
1999年　同博士課程修了（理学博士）
　　　　東京大学医科学研究所博士研究員
2000年　米国ジョンズ・ホプキンス大学医学部神経科学科博士研究員
2001年　米国ハワード・ヒューズ医学研究所 Research Associate
2009年　東京大学大学院医学系研究科助教
2014年　国立精神・神経医療研究センター神経研究所室長

第3章　脳内環境をモニターするイメージング

# 6．脳内環境のミクロ解析を可能にする顕微内視鏡の開発

船曳和雄

　われわれは，細胞レベルの解像度をもち，脳深部に刺入することのできる顕微内視鏡システムを開発した．本システムは，比較的入手が容易な光学パーツを組み合わせて作り上げることで，比較的安価に構築することができる．また内視鏡の加工も研究室内ですべて行うことで，実験に応じて自由度高く迅速な対応が可能であり，脳内環境のミクロ解析に強力な研究ツールになると考えられる．本稿では，そのシステムの概要とそれに関連する光学を中心とした周辺知識について概説したい．

## はじめに

　近年，様々な蛍光標識タンパクが開発され，それによる特定の分子の追跡や特定の細胞群の活動観察などが可能になり，in vitro での細胞・組織レベルの検証が急速に加速している．また，これら手法を in vivo 個体レベルに応用することも多光子励起顕微鏡を用いて盛んに行われている．しかし，多光子励起顕微鏡を用いても組織表面から 500 μm から 1mm を超える深部領域を in vivo で観察することは難しい．さらに多光子励起顕微鏡で，長期間にわたって低侵襲で in vivo での観察を頻回に行うことは容易ではない．一方，光ファイバー束，細径 GRIN（gradient index）レンズ，マイクロプリズムなどの micro optics を直接臓器内に刺入することで，より深部の組織観察を in vivo で行う試みもある[1,2]．われわれは，細胞レベルの解像度をもち，脳深部に刺入することのできる顕微内視鏡システムを開発した．本システムは，比較的入手が容易な光学パーツを組み合わせて作り上げることで，比較的安価に構築することができる．また内視鏡の加工も研究室内ですべて行うことで，実験に応じて自由度高く対応が可能であった．本稿では，これら経験を共有したい．

## I．顕微内視鏡

### 1．脳に刺入する光学系

　脳に刺入する micro optics は大きく分けて2つある．
① GRIN レンズ，プリズムなど細径のリレー光学系を作製し，それを通常の蛍光顕微鏡，共焦点レーザー顕微鏡などと組み合わせるもの（図❶A）[3,4]．
② 数千本の光ファイバー束の素線（画像転送に用いるために市販されている）を内視鏡として使用するもの[5]（市販品としては Cell Vizio, Mauna Kea Tech 社）．

　①は連続的で高解像度の画像取得や組織画像の3次元構築も可能であるが，高解像度の画像を得ようとすると，集光する必要から組織に刺入する GRIN レンズの直径は得られる視野よりもレンズとしての倍率分だけ大きくなる．かつ，その先端

---

key words　　in vivo imaging，顕微内視鏡，ミクロ解析

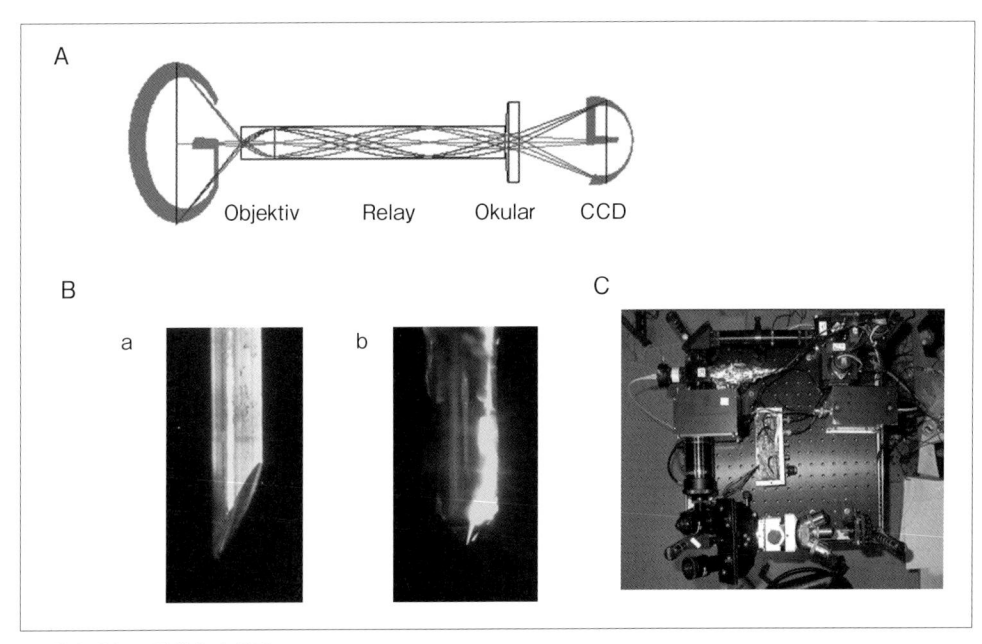

**図❶　内視鏡先端部の形状と光学系**

A. GRINレンズを使用したもの（文献4より）。周辺部に行くほど屈折率を高めたガラス棒がレンズとして機能する。極めて細い直径のものを作ることができる。しかし，先端がフラットなため直径が大きくなると脳への刺入が困難になる。
B. 光ファイバー束そのものを使用したもの。1本1本の光ファイバーが画素として機能し，先端の光情報を後端に伝える。内視鏡先端の形状は研磨により任意に設定できる。光ファイバー研磨機で容易に研究室内で研磨できる。先端を斜めに研磨すると竹槍状に（a），回転させながら研磨すると鉛筆状（b）にすることができる。
C. 光学モジュールの組み合わせで構築したレーザー走査顕微鏡光学系。Cマウントなどのユニバーサルマウント光学モジュールで組み上げることで安価でかつ拡張が容易である。

は平面となるため脳を含めた軟組織への刺入が困難になる。先端部にプリズムをつけることで刺入は容易になるが，組織への侵襲は少なくない。②はファイバー束を形成する個々の光ファイバーが断端の像を点転送するので，刺入する内視鏡先端部の形状を竹槍状や鉛筆状にすることができるため，軟組織への刺入が低侵襲で行えるし，内視鏡の外径と同じ大きさの視野が得られる利点がある。一方，②の欠点としては空間解像度が光ファイバー束内の各ファイバー間距離で規定されてしまうため，一般的な石英ガラス製光ファイバー束の場合，約 $3.5~\mu m$ 程度になることと，焦点面を変えることができないので3次元構築ができないことが挙げられる。われわれは，大脳基底核や小脳片葉など脳表から 2 mm 以上深部の神経回路の解析を行う過程で様々な micro optics の神経回路への刺入を試みた。結果，脳内に問題なく刺入できる内視鏡の外径は $350~\mu m$ 程度以下で，かつ内視鏡の先端は竹槍状あるいは鉛筆状に研磨された尖ったもの（**図❶ B**）であること，すなわち上記②の形式の光ファイバー束型顕微内視鏡が大脳基底核や小脳などへの応用では適しているという印象をもったので，その形式を採用した。これに用いる光ファイバー束はフジクラ，住友電工，住田光学など国内に複数のメーカーがある。われわれは自家蛍光の少なさと強度の点から石英ガラス製のものを現在使用しているが，多成分ガラス製のほうが開口数の大きいものが作れるようである。$300~\mu m$ 程度の直径のもので先端を鉛筆状に研磨したものであれば，脳を大脳皮質から貫き，側坐核など脳底部に近い回路を観察しても大きな障害を生じない。この場合，画面中心から少しずつ回路を押し広げていきながら内視鏡が進んでいくように見える。竹槍状に研磨したものでは，内視鏡

先端を進めると車窓から見る風景のように回路内を進んでいくように見えて解剖学的構造を理解しやすいという利点があるが，刺入により内視鏡が曲がっていく傾向があるのと，微小血管を損傷することで出血することが鉛筆状の先端に比べて多い印象をもっている．先端部の傾斜角度はあまり大きくし過ぎると反射が大きくなり画面が暗くなる．われわれは45°で行っているが，これだと画面が暗くならず，刺入も特に問題ないようである．

## 2. 光源

蛍光励起のための光源としては，水銀ランプ，キセノンランプ，LED，レーザーなどが用いられてきた．それぞれ一長一短があるが，どの種類の光源を使用するかについては，どのくらい小さな領域に光を集めようとしているかによって考えるとわかりやすいようである．例えば，100 μm の面積をもつ光源から出た光は，どんなに優秀な光学系を用いても 100 μm 以下に集光することはできない．現時点で理想的な点光源といえるのは，単一モードファイバーから出てくる光である．よって共焦点顕微鏡など，より小さい領域に光を集めたいときには単一モードファイバーに結合させた光が一般的に用いられている．一方，コア直径が 100 μm 以上のマルチモードファイバーに光を結合させる場合には，LED でも十分な場合も多い．レーザー光源にはレーザーダイオード（LD），diode pumped solid state laser（DPSS）の他にアルゴンなどの gas laser がある．価格は LD<<DPSS，gas laser が一般的で，ビームの品質（$M^2$ で示される．1 に近いほどよい）は共鳴空間をもつ DPSS，gas laser がよいが，光量の変動を示す光学ノイズ（optical noise）は LD が一番少ないことが多いようである．LD の欠点は電流により波長がわずかだが変化することで，ラマン分光や音響光学素子を使う場合にはこれが問題になる．しかし，通常の蛍光観察ではこれらは大きな問題にはならない．われわれは必要な波長が LD で入手可能であれば，可能なかぎり LD を選択し，これを単一モードファイバーに結合させることで理想的な点光源として使用している．

## 3. 光学検出系

光学検出系は，光を面で捉える CCD，CMOS か，点で捉える光電子倍増管（photomultiplier：PMT），avalanche photodiode（APD）などが用いられる．GRIN レンズを用いる場合には，レーザー走査光学系でなく通常の蛍光顕微鏡光学系で，検出器は CCD，CMOS などを用いることが多い．われわれが用いている光ファイバー束型内視鏡の場合には，レーザー走査光学系が十分な光量を光ファイバー束に結合させることができる点で有利と考えられる．この場合はポイントスキャン型であれば，光検出器は点で捉える PMT か APD（avarancheh photodiode）が用いられることが多い．ポイントスキャン型でのメリットは容易に多色同時測定が実現可能なため FRET 実験との相性がよいことが挙げられる．一方，そのデメリットは高い pixel clock 周波数で（数 MHz 程度が一般的），このためショット雑音が顕著になる．ショット雑音は検出器の冷却では抑えることができず，画像の S/N 比を規定する大きな要素になる．Ca イメージングなど時間的に速い現象はこれが大きな問題になるが，キナーゼ活性やグリア細胞の動きなど時間的にゆっくりとした現象では十分な時間加算平均が行えるのであまり大きな問題にならない．

## 4. 画像取り込みおよび画像処理

画像のデジタル化は frame grabber で行うことが一般的であるが，最近は直接 USB か firewire 経由で PC に接続できるカメラも増えてきた．これらの取り扱いはドライバー（dynamic link library：DLL）が提供されていれば，それを call するプログラムを作ることで行える．一方，ポイントスキャン型の共焦点光学系であれば，PMT や APD からの輝度信号がアナログ的に連続出力されているので，これを適当な水平同期・垂直同期信号を作ることで画像化する．ちなみにわれわれの研究室では，Matlab image acquisition toolbox 経由で Matrox MeteorII MC/4 という非標準アナログ信号用 frame grabber を使った画像化を行っている．電圧信号に応じて素直に角度を変えるガルバノミラーによるポイントスキャナの制御は，DA コンバーター，デジタル IO などを使い，これら同期

信号とX軸，Y軸のガルバノミラー用角度信号を出力することで行う．これらに関してはSbovoda labからScanImageというfreewareが提供されており（vidriotechnologies.com），ソフトはこれを使用することもできる．通常の電圧信号で角度を変えるガルバノミラーを用いた場合，画像取得には1秒弱の時間がかかることが多い．一方，より多くのフレームレートの画像取得には，共振型のガルバノミラー（GSI Lumonics, CRS seriesなど）を用いる．この場合，水平同期信号はドライバーから出力され，垂直同期とpixel clock信号をPCで作成する．

いったんデジタル化できた画像・動画データはaviやtiffファイルとして保存すると，NIH ImageJという極めて強力な関数群，マクロ機能をもつfreewareで扱うことができるようになり大変便利である．われわれの研究室ではMatlabでAVI保存された動画ファイルをImageJで画像処理している．内視鏡の元画像はRGB各色8ビット256階調と，各色のビット数はやや心もとない．しかし，これから内視鏡像を得る過程で，1本の光ファイバーを複数（16以上）のpixelがカバーするため，画像処理された内視鏡データは大体12ビット以上の階調がある．PKAなどのキナーゼ活性であれば，1分ごとに20フレームを取得するのを基本としているが，この場合，さらに4ビットほど増えた16ビット程度の階調をもつことになる．光ファイバー束型の内視鏡の場合には，各光ファイバーが見えるツブツブ感の強い画像がraw dataとして取れるが（図❷A），これらは各光ファイバーの位置と伝達関数を補正することで，スムーズな画像を得ることもできる[5]．われわれも同様の方法で滑らかな画像を得るプログラムを作成したが（図❷B，C）[6]．より簡易的にはraw dataの画像をImageJ上で，ガウスフィルター，メディアンフィルターなど空間方向のフィルターに加えて，カルマンフィルターなどの空間・時間方向のフィルターなどにより，かなり滑らかな画像を作ることもできる．

### 5. in vivo 顕微内視鏡観察例
**(1) 核型JNK　FRETバイオセンサー（図❸）**

細胞核に限局する形でJNKの活性を示すFRETバイオセンサーを発現させたマウス[7]の内視鏡観察例．DAPI染色像のような組織像が得られ，刺入により層構造が明瞭にわかる．

## II. 顕微内視鏡の神経科学への応用

in vivoで組織レベルの解析を行うことのできる顕微内視鏡は，脳研究における様々な分野での応用が期待される．具体的には，組織像を得るために動物をホルマリン固定する必要がないことより，サルなどの貴重動物での組織検証が容易になり，再生医学における移植細胞の生着の経時的モニターや，疾患モデル動物での病態生理解明などへの応用が期待される．また内視鏡を頭部留置することで，自由行動中の神経活動，キナーゼ活性モニター，さらにそれらの日内変動などへの応用が可能となる．また特定の細胞群のみが蛍光ラベ

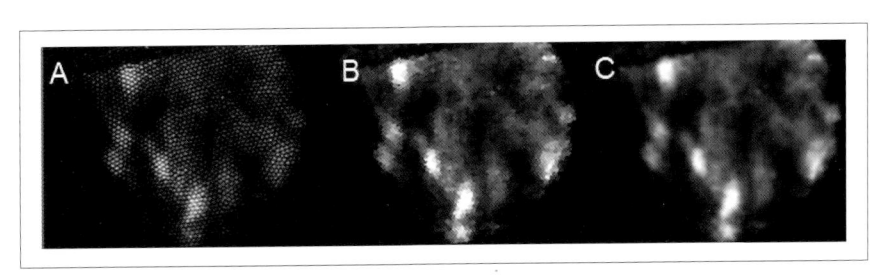

**図❷　顕微内視鏡による in vivo での神経細胞観察例1**
A．in utero electroporationによりGFPが導入された大脳皮質II，III層錐体細胞の細胞体のlayerにin vivoで顕微内視鏡を刺入して得られた画像（内視鏡先端は竹槍状に研磨してある）．
B．Aの画像に各光ファイバーがもつ伝達関数を補正してファイバー間の隙間を埋めたもの．
C．さらにスムージングフィルターにより滑らかにしたもの（視野は300 μm）．

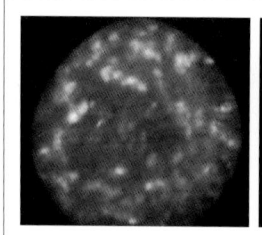

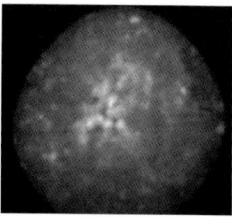

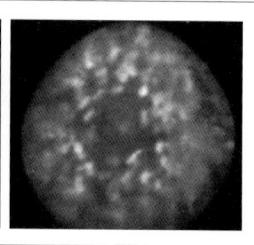

第3章　脳内環境をモニターするイメージング

**図❸　顕微内視鏡による *in vivo* での神経細胞観察例 2**
全細胞の核に JNK 活性を示す CFP/YFP FRET をバイオセンサーを発現させた遺伝子操作マウスでの *in vivo* 顕微内視鏡観察例。左から右に向かって内視鏡を大脳皮質から線条体に進めている。視野は 300 μm。DAPI 染色像のような組織像が得られ，各細胞の位置と層構造が明確にわかる。

ルされた遺伝子操作マウスを使えば，従来の方法では得られない特定の細胞群の神経活動のモニターが行えるようになる。

　以上，簡単ではあるが *in vivo* imaging 法としてわれわれが開発を経験した顕微内視鏡システムとその周辺知識について概説した。*in vivo* imaging が可能なシステムとしてはいくつか市販されているが（たとえば Cell Vizio など），どれも 1000 万円以上と極めて高価であるため，それらの導入や各自の実験に応じた改造は容易ではないと考えられる。しかし，本稿で紹介したわれわれのシステムを例にとると，一部のレーザー光源を除いて個々の光学部品・機械部品はさほど高価なものはなく，*in vivo* imaging は実現可能と考えられる。また，Edmund 社や Thorlabs 社などから非常に多くの光学部品モジュールが販売されており，これらを組み合わせることで OCT や共焦点顕微鏡を作ることも可能なほど，そのラインアップは充実している。われわれもこれら部品を多用して，共焦点顕微内視鏡システムを作り上げた（図❶C）。これらは市販品に比べて極めて安価に構築できるだけでなく，実験目的に応じた変更が迅速に行える大きなメリットがある。本稿が多くの研究室での *in vivo* imaging 導入の一助となれば幸いである。

### 参考文献

1) Delaney PM, Harris MR : Handbook of Biological Confocal Microscopy 3rd Ed (Pawley JB, ed), 501-515, Springer, 2006.
2) Wilt BA, Burns LD, et al : Annu Rev Neurosci 32, 435-506, 2009.
3) Jung JC, Mehta AD, et al : J Neurophysiol 92, 3121-3133, 2004.
4) http://www.luminex.co.jp/products/products04/products04_12.html
5) Vincent P, Maskos U, et al : EMBO Rep 7, 1154-1161, 2006.
6) 船曳和雄：Equilibrium Res 70 (2), 110-114, 2011.
7) Kamioka Y, Sumiyama K, et al : Cell Struct Funct 37, 65-73, 2012.

### 参考ホームページ

・NIH ImageJ
　http://rsb.info.nih.gov/nih-image/
・Edmund
　www.edmundoptics.jp
・Thorlabs
　www.thorlabs.jp

**船曳和雄**
1990 年　京都大学医学部卒業
1997 年　同医学部附属病院耳鼻咽喉科助手
1998 年　同大学院医学研究科博士課程修了，医学博士
2000 年　カリフォルニア工科大学行動生物学教室留学（研究員）
2001 年　日本学術振興会海外特別研究員
2003 年　京都大学医学部先端領域融合医学研究機構特任助教授
2006 年　大阪バイオサイエンス研究所システムズ生物学研究副部長

第3章　脳内環境をモニターするイメージング

# 7．質量分析イメージングによる脳内環境の可視化

矢尾育子

質量分析イメージング（imaging mass spectrometry：IMS）はその名のとおり，質量分析による分析方法をイメージングに取り入れた比較的新しい手法である。観察を組み合わせることから，質量顕微鏡法とも称される。質量分析で得られる質量の情報と測定時の位置情報をもとに，組織切片表面にある分子の局在を可視化することができる。本稿では，IMSの原理と手技から，脳内環境の可視化にどのように利用できるか，今後の展望を含めご紹介したい。

## はじめに

生命科学分野では，近年多くのイメージング手法が開発され活用されてきた。生体分子のイメージングは，生体内にある分子の情報を様々な方法で測定して画像化・可視化し，生体で起こっている反応を理解しようとするものである。われわれはイメージング手法の1つである質量分析イメージング（imaging mass spectrometry：IMS）を用い，脳内環境のバランスを可視化することに取り組んできた。質量分析イメージングは，質量顕微鏡法，イメージング質量分析とも称され（以下 IMS と称する），その名のとおり質量分析で得られる質量の情報を，測定時の位置情報をもとに組織切片表面にある分子の局在を可視化するイメージング手法である。本稿では，IMS の手法がどのような症例の解析に有効であるか，分析化学に馴染のない読者にもわかりやすく伝えることを念頭に，IMS について原理と手技，脳内環境可視化の解析例をもとに，その実際をご紹介したい。

## I．質量分析イメージングの原理

### 1．質量分析イメージングとは

質量分析は，ポストゲノム時代におけるプロテオーム解析分野において非常に重要な役割を果たしており，特にタンパク質の同定やその翻訳後修飾の構造解析などに威力を発揮してきた。イオン化のためにマトリクスと呼ばれるイオン化を補助する化合物を用いるマトリクス支援レーザー励起イオン化（matrix-assisted laser desorption ionization：MALDI）法は，1988年に田中耕一らにより初めて報告され，これにより生体高分子が質量分析可能となった。本稿では，現在広く用いられている MALDI 法でイオン化し，イオンの飛行時間（time-of-flight：TOF）から質量を算出する MALDI‐TOF MS を用いた IMS について主に述べる。

IMS では，試料切片を専用の導電性スライドグラスに貼り付け，マトリクスを塗布し，レーザーを走査しながら連続測定を行う。通常，質量分析の測定結果は，質量値（正確には $m/z$）に対し検出強度を与えるグラフデータ，すなわちマススペ

---

**key words**
質量分析イメージング，質量顕微鏡法，IMS，質量分析，イメージング，MALDI，マトリクス，MS，神経伝達物質，アセチルコリン

クトルによって表示される。さらに，これを2次元平面に展開し，試料のもつ空間配置の情報を付加したものがIMSである。すなわちx，y座標をもつ多数点のMS測定を行い，そのデータを処理してMSシグナルの空間配置を表示する。これにより多くの場合，特定の質量値について，そのMSシグナルの強度分布を描くことで，特定の物質の組織内分布が可視化される。

## 2. 質量分析イメージングのメリット

以上の原理により，IMSでは組織サンプル表面から直接生体成分や投与された薬物の局在を決定できる。組織サンプルは小さい組織から器官全体あるいは動物全体までに及ぶ測定ができる。IMSの利点は次のようなものがある。
・サンプルを直接測定できる
・化合物の抽出の必要がなく位置情報を保ったまま解析できる
・サンプルをラベル化する必要がない
・一度の解析で複数の分子の解析が可能である

IMSはオートラジオグラフィー，あるいは免疫組織化学のような従来のイメージング手法に比べて，多くの利点をもっている。さらに多段階のMS解析を行うことで，化合物の構造特異的な情報が得られる可能性をもっている。次の項で具体的な操作を述べる。

# II. 質量分析イメージングの手技

## 1. 前処理
### (1) 凍結

質量分析イメージングにおいては対象因子そのものを直接計測するため，実験処理中での変性や分解を防ぐために新鮮凍結切片を用いることが多い。生前の状態を反映させるためには，できるだけ急速に凍結させることが望ましい。パウダードライアイスによる凍結は，組織の表面からの凍結と全体の凍結がスムーズであり，組織の状態の保持もよいため，筆者らは取り出した脳を直ちにパウダードライアイスの中に包埋し，急速に凍結させ，切片作製時まで-80℃ディープフリーザー内で保存することが多い。

分子によっては死後変化が急速に起こるため，注意が必要である。近年は死後変化を防ぐために先に述べた迅速凍結やマイクロ波照射あるいは熱処理による組織内の酵素活性を失活させる方法[1]により，目的の分子の状態について，生前の状態を保ったまま検出する取り組みがなされている。

### (2) 切片作製

凍結生体組織ブロックから薄切片を作製するには，通常OCT（optimal cutting temperature, サラファインテックジャパン社）コンパウンドなどのポリマー性包埋剤を浸透させた後，凍結固定し，包埋剤ごと組織を薄く削り出すのが一般的である。IMS実験においては，ポリマー包埋剤が組織切片に付着・浸透することで質量分析時のシグナルの劣化を招くことが知られている[2]。したがって，IMSに供するサンプルは無包埋とするか，質量分析に干渉しないcarboxymethylcellulose（CMC）を包埋剤として用いるのが適切である[3]。

切片作製において，パラメータとして重要になるのは切片厚である。IMSの測定では切片厚が15μmよりも厚くなると測定感度の低下を招く[4]。これは"charging effect"と呼ばれる現象によるものと考えられている[5]。生体組織切片はそれ自体の導電性が非常に低いが，厚い組織切片は薄切片よりもこの傾向が強いと考えられる。多くの報告では10～20μmの切片厚において試料調整がなされているのが現状である[6]。支持体として通常はITO（indium-thin-oxide）スライドグラス（マツナミ社，Bruker社あるいはSigma社から購入可能）がよく用いられる。

### (3) マトリクス添付

IMSのサンプル準備において，マトリクスの添加は非常に重要なステップであり，その結晶形成の出来によっては測定して得られる結果の質が大きく左右される。組織切片へのマトリクス添加法には様々なものがある。よく用いられるものとして，スプレーによる溶液塗布，蒸着装置でのマトリクス昇華，微量分注装置を用いる方法などがある。スプレーは現在最も多く用いられる手法であり，組織全体にマトリクスを塗布することができ，微小な噴霧粒子を形成させることにより組織切片上での分子移動を効果的に抑制することがで

きる。しかしながら、スプレー法は多くの場合手作業で行われるため、最適な MS シグナルを得るには熟練した手技を要する。蒸着はスプレー法に比べて条件を再現しやすく、最近ではマトリクスの膜厚を測定しながら一定の厚さに調節する装置が開発されている（島津製作所製 iMLayer）。また、微量分注装置を用いて微少量マトリクス溶液を添加する手法の場合、微量分注装置にはピンタイプやマイクロキャピラリー方式などの接触型の機構によるものと、各種インクジェット方式のほかソレノイドバルブ方式など非接触型の液体吐出機構のものがある。用途に応じて使い分けることが望ましい。

## 2. MS および MS/MS 測定

IMS では、通常の MS 測定に加え、空間情報の取得が必要となる。まず、ITO スライドグラス上の試料切片の画像を取得する。場合によっては、画像取得はマトリクス添付の前に行う。次に、解析の対象となる領域（ROI）を指定する。さらに、ROI 中の画像解像度を、レーザー照射するピッチの幅を指定することで決定する。レーザーショット数が多いほど測定時間は長くなること、装置によっては一度に測定できる上限のレーザーショット数が決まっていることから、目的に応じて ROI の大きさとピッチを調整するとよい。続けて、MS 測定のためのパラメータ設定とキャリブレーションを行う。この後、連続測定のための自動測定を開始する。実際の試料を測定しはじめる前に、測定には用いない組織切片部位などでテスト照射を行い、組織中の物質が検出できることを確認しておくとよい。テスト照射で測定条件の最適化を行うことは、信頼度が高く解析しやすいデータを得るうえで重要である。

質量分析では、同じ質量の物質はすべて同じ $m/z$ のピークとして検出されるため、物質の同定のためにはさらなる分析が必要となる。物質同定の方法としてタンデム質量分析（MS/MS）法がある。MS/MS 法では前駆イオン（プリカーサーイオン）に不活性化ガスを衝突させることにより各物質に特異的なフラグメントイオンのスペクトルが得られる。標準試薬との MS/MS スペクトルの比較、あるいは既知の物質においてはデータベースサイトへの照会により物質の同定が可能となる[7]。

## 3. データ解析

IMS では、生体分子の複雑な混合物である生体組織切片を試料とするため、一度のレーザー照射で多数のスペクトルが得られ、さらにスペクトルの 1 つ 1 つが位置情報をもつ。したがって、膨大なデータが IMS のデータセットに含まれることとなる。この中から実験者にとって有用な情報を抽出する操作が必要である。しかし、人間がスペクトル中のピークを逐一指定して処理をしていくのは非効率であり、正しい実験結果に到達できない可能性がある。このような理由から、IMS で得られるデータを統計的に処理し、有用な情報のみを抽出しようとする試みが盛んに行われている[8)-11)]。なかでも、主成分分析（PCA：principal component analysis）は多変数データを圧縮し、より少数の新しい合成変数にする統計学的手法であり、IMS においてもしばしば用いられている。

## III. 質量分析イメージングの脳内環境可視化への応用

IMS は組織切片における分子や培養細胞における分子イメージング手法として注目されてきた。神経科学分野においても、分子の分布を可視化する技術の 1 つとして活用され、アルツハイマー病、L-DOPA 誘発性運動障害、パーキンソン病、脳損傷虚血モデルの解析などにも利用されている。

IMS は最初にタンパク質イメージングのためのツールとして開発され、初期の報告のほとんどはタンパク質またはペプチド研究ツールとしての利用であった[7]。脳内には、豊富に含まれる脂質や、アミノ酸、ヌクレオチド、糖など多種多様な低分子代謝物質が存在する。これらの分子に対する確立されたイメージング技術はなかったことから、近年 IMS は脂質や低分子代謝物を解析する有効な手段として急速に拡大している。IMS は多数の代謝物を同時に 2 次元平面上にマッピングできることから、組織内における代謝産物の上流および下流の分子の追跡にも利用されている。

筆者らは，神経伝達物質にIMSを適用したいと考えた。代表的な神経伝達物質としてグルタミン酸，GABA，ドパミン，セロトニン，アセチルコリンの検出条件について検討し，これらの中でアセチルコリンの可視化に成功した[12]。正常マウスの脊髄および脳内のアセチルコリンの局在をIMSで解析し，コリン作動性運動ニューロンが存在する脊髄前角や脳内のコリン作動性ニューロンの末端にアセチルコリンが高濃度で局在することを明らかにした[12]。内因性代謝物質の多くは非常に迅速に合成および分解され，かつ虚血などによる死後の体内環境変化にも応答してしまうため，内因性代謝物質のIMS解析の際にはサンプリングによる人為的変化が生じやすい。分析までの取り扱いには十分な注意が必要である。近年は死後変化を防ぐために先に述べた迅速凍結やマイクロ波照射，あるいは熱処理による組織内の酵素活性を失活させる方法[1]により，生前の状態をより正しく検出する方法[13]が開発されており，今後，低分子代謝物質のIMS解析がさらに発展すると思われる。

また，IMSはニコチンの分布する部位の可視化など，脳組織切片における薬物の検出にも有用であることが報告されている。近年はファーマコメタボロミクスやファーマコプロテオミクスのように，薬剤動態に影響される内因性代謝物質やタンパク質の動態を明らかにする研究もあり，IMS解析により，これらの研究にも新たな成果をもたらすことが期待される。

## IV. 質量分析イメージングの最近の動向と今後の展望

### 1. 高性能化

生体内の微量分子をIMSで検出するニーズが少なからず存在するが，そのためには高感度検出技術，質量分析装置の高性能化の達成が必要不可欠である。実際に，質量分析装置の性能は改善され続けており，さらに質量精度が上がることで，以前は多段階質量分析が必要であったものでも，現在は一段階の質量分析で分子の同定が可能になっている例もある。

測定前の前処理においても，様々な工夫により高感度化が推し進められている。その1つが誘導体化技術である。目的の分子を適当な誘導体化試薬と選択的に反応させることで，イオン化を容易にし，さらにマトリクスの影響を避けることができる利点がある。これらにより，S/N比が向上し，目的分子の検出感度を高めることが可能となる。誘導体化に用いる化学物質自体も開発途上であり，イメージングへ適用する際の工夫とともに今後の発展が期待される。

イメージングで忘れてはならない重要なポイントに空間解像度がある。本稿では，筆者らが主に用いているMALDI法を取り上げた。MALDI法は熱エネルギーの発生が少ないために，タンパク質のような生体高分子の検出を可能としている。近年，生体分子を対象としたIMSに2次イオン質量分析（secondary ion mass spectrometry：SIMS）法が取り入れられつつある。SIMSはこれまで工業分野など非生物試料を対象とした分析に用いられてきた。MALDI法においても，照射レーザー系を絞るなどの工夫により解像度は上昇しているものの，空間解像度は最小で$\mu$mレベルである。これに対し，SIMS法は最小数百nmまでの高い解像度での解析が可能であることから，生体分子においても高解像度なイメージングへの要望に応える技術として注目されている。その一方で，SIMSは熱エネルギーの発生によって高分子物質がイオン化の前に断片化されることがあるため，タンパク質のような生体高分子には不向きである。質量分析イメージングにおいては研究者の目的に応じて分析法が選択されるが，近年はそれぞれの短所を克服するための技術的な研究も推進されている。

### 2. 様々な取り組み

IMSは，わずかな試料から解析が可能であることから，貴重なヒト脳サンプルを使用した解析にも適切な方法である。近年，国内の大学病院などにおいても手術や検査などで採取したヒト組織を保管・提供する組織バンクの設立が増加しており，組織バンクからの凍結標本を用いて質量顕微鏡法解析を行った報告もある[14]。加えて，日本神

経病理学会ならびに文部科学省包括脳プロジェクトブレインネットワークが推進するブレインバンクのように，日本国内での複数の大学病院・研究機関などが連携し，各施設で保管されているヒト組織に関する情報の統合および供給を行うリソースネットワークの構築も推進されている[15]。このようなヒト組織のリソースネットワークを利用した質量顕微鏡法による医学研究は，脳内環境に関するさらなる知見をもたらしてくれるであろう。

## おわりに

本稿では質量分析イメージングについて概説し，特に脳内環境の解析への応用について紹介させていただいた。質量分析の装置自体も近年目覚ましい発展を遂げており，イメージングにも反映されている。組織切片表面の情報を直接取り出すための様々な前処理の必要性というイメージングならではの課題に対しても，手法の簡易化や規格化への試みがなされている。さらに，複数の大学・研究機関・企業で装置の共用プロジェクト，受託解析および共同研究の窓口が設けられるなど，質量分析イメージングを取り入れてみたい研究者が以前より取り組みやすい状況が整いつつあると感じる。大学では，浜松医科大学では共同利用の案内がホームページに掲載されている〔下記参考ホームページ1）〕。興味のある方は参照いただけると幸いである。岡山大学では受託解析や質量分析装置のメーカーからの情報も提供されている。より多くの研究者にとってIMSが身近なものとなり，その活用が新たな発見につながることを期待している。

### 謝辞

最後に，本研究に関連し，脳内環境領域でご支援いただきました関係者の皆様に深く感謝と御礼申し上げます。研究の推進においてご協力いただいた浜松医科大学瀬藤光利教授，瀬藤研究室の方々，さきがけ研究者杉浦悠毅博士に感謝いたします。本研究成果の一部は科学技術振興機構さきがけおよび先端計測，日本学術振興会若手研究および文部科学省新学術領域研究の研究助成を受けたものです。

### 参考文献

1) Sugiura Y, et al : Proteomics 14, 829-838, 2014.
2) Schwartz SA, Reyzer ML, et al : J Mass Spectrom 38, 699-708, 2003.
3) Stoeckli M, Staab D, et al : Int J Mass Spectrom 260 (2-3), 195-202, 2007.
4) Sugiura Y, Shimma S, et al : J Mass Spectrom Soc Jpn 54 (2), 4, 2006.
5) Scherl A, et al : Rapid Commun Mass Spectrom 19, 605-610, 2005.
6) Altelaar AF, et al : Anal Chem 78, 734-742, 2006.
7) 瀬藤光利 編 : Springer lab manual, 189, 丸善出版, 2012.
8) McCombie G, et al : Anal Chem 77, 6118-6124, 2005.
9) Altelaar AF, et al : Nat Protoc 2, 1185-1196, 2007.
10) Plas RV, Moor BD, et al : 2007 IEEE/NIH Life Science Sysytems and Applications Workshop, 209-212, 2007.
11) Yanagisawa K, et al : Lancet 362, 433-439, 2003.
12) Sugiura Y, et al : Anal Bioanal Chem 403, 1851-1861, 2012.
13) Toue S, et al : Proteomics 14, 810-819, 2014.
14) Matsumoto J, et al : Anal Bioanal Chem 400, 1933-1943, 2011.
15) 村山茂雄 : 医学のあゆみ 235, 647-654, 2010.

### 参考ホームページ

1) 浜松医科大学質量分析イメージング共用促進事業
http://www.hama-med.ac.jp/uni_index_ims.html
2) 科学技術振興機構（JST）プレスリリース
http://www.jst.go.jp/pr/announce/20120420-3/

---

**矢尾育子**
1997年　神戸大学農学部生物機能化学学科卒業
2004年　東京医科歯科大学大学院医歯学総合研究科博士課程修了
　　　　三菱化学生命科学研究所副主任研究員
2009年　関西医科大学医化学講座助教・講師・准教授
2010年　さきがけ研究者（兼任）
2013年　浜松医科大学メディカルフォトニクス研究センター光イメージング研究室准教授

第3章 脳内環境をモニターするイメージング

# 8．パーキンソン病および関連神経変性疾患のPET酸化ストレスイメージング

米田　誠・井川正道・岡沢秀彦

　パーキンソン病（PD）などの神経変性疾患の病因や病態において酸化ストレスが大きく関与しており，患者の生体脳においてミトコンドリア機能障害や酸化ストレスを評価することは病態解明や薬物の治療効果判定のモニタリングとして非常に重要である。核種標識化合物 $^{62}$Cu-ATSM を用いた PET によって，ミトコンドリア機能障害による酸化ストレスを生体脳でイメージングすることが可能となり，孤発性や遺伝性 PD を含む神経変性疾患において脳局所の酸化ストレスの増大が明らかとなってきている。

## はじめに

　生命活動に必要なエネルギーの産生は，酸素を用いてミトコンドリア呼吸鎖において営まれている。ミトコンドリアの機能的破綻は，ATP 産生の低下とともに活性酸素種（ROS）の漏出を増加させ，細胞や組織に酸化的損傷を与える（酸化ストレス）。脳はエネルギー需要が極めて高い臓器であり，質量は体重の 4～5％ にもかかわらず，総酸素量の 20％ を消費する。言い換えれば，脳は常に酸化ストレスにさらされる高い危険性をはらんでいると言える。実際，パーキンソン病（Parkinson's disease：PD）や筋萎縮性側索硬化症（ALS）などの神経変性疾患（多くは難病）の神経変性の過程において，酸化ストレスが大きな関与をしていることがこれまでの研究より示唆されている。このため，神経変性疾患患者の生体脳においてミトコンドリア機能障害や酸化ストレスを評価することは，神経変性の機序を明らかにするために非常に重要である。しかし，これまで患者の生体脳における酸化ストレスを直接可視化する方法はなく，神経変性疾患の患者における酸化ストレスと神経変性の発生・進行との関わりは不明な点が多かった。

　われわれは，positron emission tomography（PET）用の核種標識化合物である，$^{62}$Cu-ATSM（[$^{62}$Cu]Copper(II)diacetyl-di(N4-methylthiosemicarbazone)）を用いて，ミトコンドリア機能障害による酸化ストレスを生体脳でイメージングすることに世界で初めて成功した。$^{62}$Cu-ATSM は，すでに低酸素腫瘍のイメージング剤としては一部の施設で利用されてきたが，現在のところ脳の生体イメージングとして応用しているのは筆者らの施設のみである。$^{62}$Cu-ATSM-PET を用いることで，PD を主体とした神経変性疾患の生体脳での酸化ストレスが明らかとなってきた。本稿では，この酸化ストレス PET の原理と PD を主体とした神経変性疾患への応用について述べる。

---

**key words**

$^{62}$Cu-ATSM-PET，酸化ストレス，過還元状態，ミトコンドリア呼吸鎖，ミトコンドリア病，パーキンソン病，Parkin，PINK1，ミトファジー，ALS

## I. ⁶²Cu-ATSM-PETによる生体脳の酸化ストレスイメージングの原理

⁶²Cu-ATSMは，PETを用いて生体脳におけるミトコンドリア機能低下による酸化ストレスを可視化できる。その原理を以下に説明する。

⁶²Cu-ATSMはその中心に2価銅（Cu²⁺）を有する核種標識化合物である（図❶ A）。⁶²Cu-ATSMは，電子が過剰に滞留している部位（過還元状態）では還元されて1価銅（Cu⁺）になり，錯体（ATSM）より外れて細胞内に集積する。その際に[⁶²Cu]が陽電子（ポジトロン）を放出するため，PETスキャナを用いることで集積すなわち過還元状態にある部位を検出し画像化できる（図❶ B）。

ミトコンドリアは，その内膜に呼吸鎖（電子伝達系とATP合成酵素）をもち，糖質や脂質から得られた還元当量（NADHなど）からの電子を呼吸鎖内で受け取り，電子伝達に伴って生じた膜電位（ΔΨm）を利用してATPを産生する。この間に酸素分子は電子を受け取り還元され無害な水となる。しかし，先天的あるいは後天的にミトコンドリア呼吸鎖が機能不全に陥ると，膜電位の低下やATPの産生の低下が生じるだけではなく，電子が呼吸鎖に過剰に滞留するため（過還元状態），酸素分子が不十分に還元され，スーパーオキシド（・O₂⁻），過酸化水素（H₂O₂），ヒドロキシラジカル（・OH）などのROSを発生し，核酸，脂質，タンパク質などの細胞内構成物に酸化的損傷（酸化ストレス）が加えられる[1]。筆者らは，ミトコンドリア遺伝子（mtDNA）変異を有し，呼吸鎖機能が低下して酸化ストレスが増強している培養細胞において，Cu-ATSMが著明に集積することを *in vitro* で明らかにしており，⁶²Cu-ATSMは酸化ストレスイメージング剤として利用できることを検証している[2]。また⁶²Cu-ATSMは，血液脳関門を容易に通過し，半減期も9.7分と短いため体内への蓄積の心配もなく安全な生体脳のPET用核種として使用できる。

## II. 酸化ストレスPETの神経変性疾患への応用

筆者らは⁶²Cu-ATSM-PETによって，各種の脳神経疾患患者における酸化ストレスの病態への関与を明らかにしている。

MtDNA変異を病因とするミトコンドリア病である mitochondrial myopathy, encephalopathy, lactic acidosis and stroke-like episodes（MELAS）は，ミトコンドリア呼吸鎖不全に伴い脳卒中様発作による脳病変を繰り返すことが特徴である。筆者らは，本症患者の脳卒中様発作の病巣に一致し

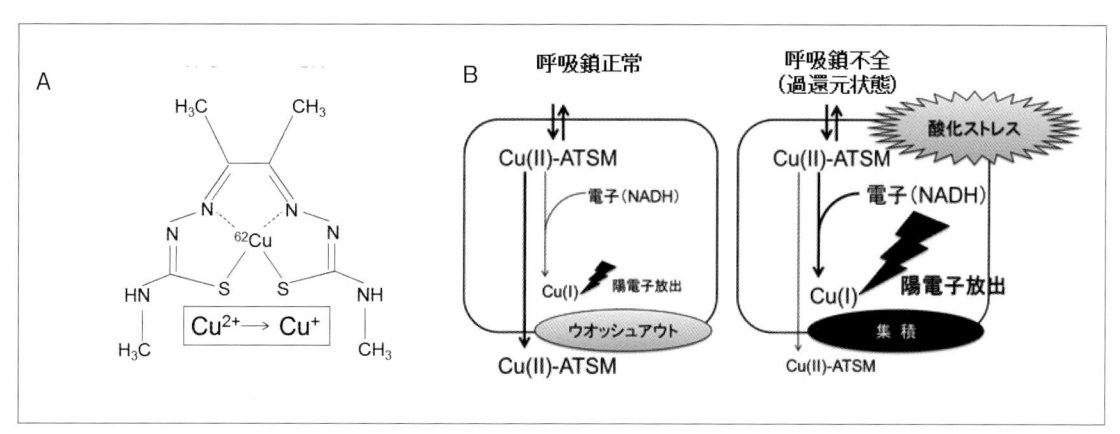

**図❶ ⁶²Cu-ATSM の構造と特性**

A. ⁶²Cu-ATSM の構造
B. ⁶²Cu-ATSM の集積機序。⁶²Cu-ATSMは血流に従い分布するが，正常なミトコンドリア（呼吸鎖）では⁶²Cu-ATSMの多くが洗い出される。しかし過還元状態にあり酸化ストレスが増強している機能不全の呼吸鎖には多く集積する。

て $^{62}$Cu-ATSM の集積が PET で認められ，脳卒中様発作病変における酸化ストレスの増強を明らかにしている[3]。

一方，孤発性 PD では，黒質-線条体系のドパミン含有神経細胞の変性・脱落にミトコンドリア呼吸鎖不全と酸化ストレスが関与することが，剖検脳やモデル動物の機能解析などによる従来の多くの研究から強く示唆されている[4)-6)]。これまでは，髄液中や尿中の酸化物の増加などで患者生体における全身的な酸化ストレス増強が検証されるのみであったが，$^{62}$Cu-ATSM-PET によって，脳局所の線条体における集積が PD 患者では健常対照者に比べて有意に高いことが明らかとなった（図❷A）。さらに PD 患者では，線条体における $^{62}$Cu-ATSM の集積が，臨床的な重症度と有意な正の相関を有することも明らかとなり，PD においては，慢性的な酸化ストレスの増強が神経変性の進行に関与していることを示すことができた（図❷ B）[7]。

近年，家族性 PD の病態において，オートファジー機構によるミトコンドリアの品質管理（ミトファジー）が注目されている[8)-10)]。正常では，家族性 PD の原因遺伝子 *PINK1*，*Parkin* 遺伝子，ユビキチンが協調し，損傷を受け膜電位の低下したミトコンドリア（酸化ストレス増大）をリソソームで効率よく分解・除去する。しかし，*PINK1* あるいは *Parkin* 遺伝子に変異が生じている患者では，脳内の酸化ストレスが高まっていることが予想される。実際に，$^{62}$Cu-ATSM-PET を用いて *Parkin* 遺伝子変異を有する患者において脳内の酸化ストレスをイメージングしたところ，線条体における酸化ストレスが増大していることが認められた。

一方，PD 関連の神経変性疾患の 1 つである多系統萎縮症（multiple systemic atrophy：MSA）の一部において，最近ミトコンドリア呼吸鎖の構成成分のコエンザイム Q の代謝酵素 *COQ2* 遺伝子変異が見出され[11]，患者の脳内での酸化ストレスを検討する意義があると考えられる。また PD と同様に，酸化ストレスが神経変性に関連があることが推定されている疾患として筋萎縮性側索硬化症（amyotrophic lateral sclerosis：ALS）が挙げられる。われわれは，ALS 患者の大脳の運動野を含む領域において酸化ストレスが増大していることを $^{62}$Cu-ATSM-PET を用いて見出している。このように，

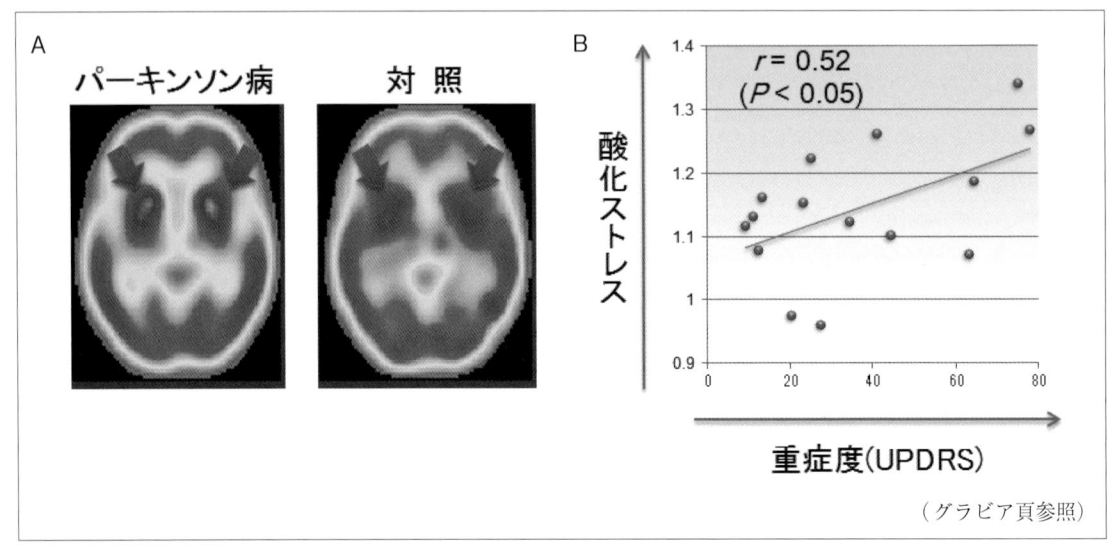

（グラビア頁参照）

**図❷　患者生体脳における $^{62}$Cu-ATSM PET 画像**（文献 7 より改変）
A．PD 患者群（15 名）と健常対照者群（6 名）のそれぞれの平均画像。PD 患者群では線条体に集積増加が認められる（矢印）。
B．PD 患者では，臨床的重症度（UPDRS）と脳内酸化ストレスが正の相関にある。

$^{62}$Cu-ATSM-PETは，PDを含む各種の神経変性疾患における患者生体脳での酸化ストレスの状態をイメージングできる。現在，ミトコンドリアを標的とした新しい抗酸化薬が開発されつつあり[12)13)]，$^{62}$Cu-ATSM-PETはミトコンドリア保護や抗酸化作用を有する薬剤による治療のモニタリングにも有用と考えられる。

さらにCu-ATSMは活性酸素除去作用を有するため，イメージング剤としてだけでなく治療薬としての可能性も示されている。オーストラリアの研究グループは，PDやALSのモデル動物にCu-ATSMを内服させることによって，運動機能あるいは生存期間の改善や神経保護効果が認められたと報告している[14)15)]。今後，ヒトでの検証が必要であるが，集積機序を利用した効率の良いROS消去が神経変性の進行抑制に寄与している可能性があり，新たな抗酸化・神経保護薬としても注目される。

## おわりに

$^{62}$Cu-ATSM-PETは，神経変性疾患患者における脳内の酸化ストレスイメージングとして有用であり，今後さらに多くの疾患に応用され，ミトコンドリア機能障害や酸化ストレスを中心とした病態の解明や治療薬のモニタリングに用いられるであろう。

以上，$^{62}$Cu-ATSM-PETの原理と神経変性疾患への応用の現状について概説した。まだ利用はわずかな施設に限られるが，その有用性が理解され，利用できる施設が拡大し，多くの脳神経変性疾患患者に役立つことを期待したい。

### 参考文献

1) Fujibayashi Y, Taniuchi H, et al : J Nucl Med 38, 1155-1160, 1997.
2) Yoshii Y, Yoneda M, et al : Nucl Med Biol 39, 177-185, 2012.
3) Ikawa M, Okazawa H, et al : Mitochondrion 9, 144-148, 2009.
4) Mizuno Y, Sone N, et al : J Neurochem 48, 1787-1793, 1987.
5) Schapira AH, Cooper JM, et al : Lancet 1 (8649), 1269, 1989.
6) Yoritaka A, Hattori N, et al : Proc Natl Acad Sci USA 93, 2696-2701, 1996.
7) Ikawa M, Okazawa H, et al : Nucl Med Biol 38, 945-951, 2011.
8) Deas E, Wood NW, et al : Biochim Biophys Acta 1813, 623-633, 2011.
9) Kane LA, Youle RJ : Cell 147, 721-723, 2011.
10) Liu S, Sawada T, et al : PLoS Genet 8, e1002537, 2012.
11) Multiple-System Atrophy Research Collaboration : N Engl J Med 369, 233-244, 2013.
12) Moreira PI, Zhu X, et al : Biochim Biophys Acta 1802, 212-220, 2010.
13) Solesio ME, Prime TA, et al : Biochim Biophys Acta 1832, 174-182, 2013.
14) Hung LW, Villemagne VL, et al : J Exp Med 209, 837-854, 2012.
15) Soon CP, Donnelly PS, et al : J Biol Chem 286, 44035-44044, 2011.

---

米田　誠
1983年　新潟大学医学部卒業
　　　　新潟大学脳研究所神経内科
1990年　医学博士
　　　　米国カリフォルニア工科大学（CalTech）生物学部
1995年　名古屋大学医学部生化学
2007年　福井大学医学部神経内科准教授
2013年　福井県立大学看護福祉学部教授
　　　　福井大学高エネルギー医学研究所および遺伝診療部客員教授（併任）

専門は，ミトコンドリアと酸化ストレスの関連する神経変性疾患の生化学および脳機能イメージング。

# 遺伝子医学 MOOK 別冊

## 最新創薬インフォマティクス活用マニュアル

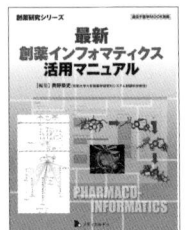

編　集：奥野恭史
（京都大学大学院薬学研究科教授）
定　価：4,629円（本体 4,286円＋税）
型・頁：A4変型判、168頁

## 遺伝カウンセリングハンドブック

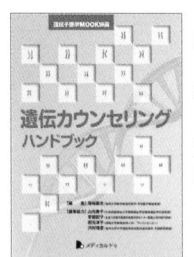

編　集：福嶋義光
（信州大学医学部教授）
編集協力：山内泰子・安藤記子・
　　　　　四元淳子・河村理恵
定　価：8,023円（本体 7,429円＋税）
型・頁：B5判、440頁

## ペプチド・タンパク性医薬品の新規DDS製剤の開発と応用

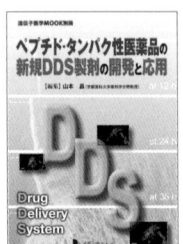

編　集：山本　昌
（京都薬科大学教授）
定　価：5,760円（本体 5,333円＋税）
型・頁：B5判、288頁

## はじめての臨床応用研究
本邦初!! よくわかるアカデミアのための臨床応用研究実施マニュアル

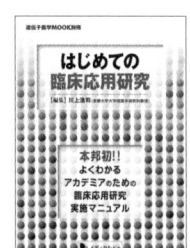

編　集：川上浩司
（京都大学大学院医学研究科教授）
定　価：3,394円（本体 3,143円＋税）
型・頁：B5判、156頁

## 創薬技術の革新：マイクロドーズからPET分子イメージングへの新展開

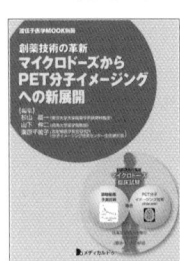

編　集：杉山雄一
（東京大学大学院薬学系研究科教授）
　　　　山下伸二
（摂南大学薬学部教授）
　　　　栗原千絵子
（放射線医学総合研究所分子イメージング
　研究センター主任研究員）
定　価：5,760円（本体 5,333円＋税）
型・頁：B5判、252頁

## 薬物の消化管吸収予測研究の最前線

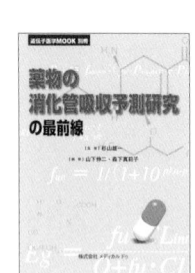

編　集：杉山雄一
（東京大学大学院薬学系研究科教授）
　　　　山下伸二
（摂南大学薬学部教授）
　　　　森下真莉子
（星薬科大学准教授）
定　価：3,240円（本体 3,000円＋税）
型・頁：B5判、140頁

**お求めは医学書販売店、大学生協もしくは弊社購読係まで**

発行／直接のご注文は

**株式会社 メディカルドゥ**

〒550-0004
大阪市西区靱本町 1-6-6　大阪華東ビル 5F
TEL.06-6441-2231　FAX.06-6441-3227
E-mail　home@medicaldo.co.jp
URL　http://www.medicaldo.co.jp

# 索引

# キーワードINDEX

## ●記号
- α-cyano-4-hydroxycinnamic acid (4-CIN) …… 166
- αシヌクレイン …… 172
- βアミロイドペプチド …… 190
- βシート構造 …… 190

## ●数字
- 1分子イメージング …… 198
- $^{62}$Cu-ATSM-PET …… 213

## ●A
- ALS …… 27, 214
- AMPA受容体（AMPA型グルタミン酸受容体）…… 196
- anoctamin1 …… 138
- antibody array …… 62
- astrocyte-neuron lactate shuttle hypothesis（ANLSH）…… 166
- Atg7 …… 28

## ●B
- BF-227 …… 186

## ●C
- Ca$^{2+}$活性化クロライドチャネル …… 138
- CD47 …… 114
- channelrhodopsin-2（ChR2）…… 109, 125
- Cre-lox系 …… 27

## ●D
- DJ-1 …… 74
- Drp1 …… 77

## ●F
- functional MRI …… 127
- FUS …… 29, 156

## ●G
- G-CaMP …… 109
- G-CaMP6-actin …… 111

## ●H
- homozygosity mapping …… 97
- HuC …… 48

## ●I
- IFITM3 …… 159
- IGF-1 …… 65
- IGFBP-3 …… 62
- IGF抵抗性 …… 62
- IMS …… 207
- in vivo imaging …… 206

## ●J
- ITAM …… 117
- ITIM …… 114

## ●K
- KENGE-tetシステム …… 127
- Kイオン …… 127

## ●L
- Lafora病 …… 165
- Lewy小体 …… 32

## ●M
- MALDI …… 207
- MAP1B …… 78
- mitochondrial-associated ER membrane …… 79
- MS …… 208

## ●N
- Na$_x$ …… 148
- Naレベルセンサー …… 148
- NF-κB …… 100
- Nrf2 …… 103

## ●P
- p62/NBR1 …… 37
- Parkin …… 72, 214
- pHluorin（フルオリン）…… 195
- PINK1 …… 72, 214
- polyI:C …… 159

## ●R
- R-CaMP …… 109
- RNA結合タンパク質 …… 43, 48
- RNA代謝 …… 43
- RNAプロセシング …… 44
- RNAプロセシング異常 …… 48
- RNP顆粒 …… 44
- Rpt3 …… 28

## ●S
- S100β …… 104
- SIRPα …… 114
- SIRPβ …… 117
- SOD1 …… 98, 154
- symbiosis …… 167
- synuclein …… 32
- S-ニトロシル化 …… 180

## ●T
- TDP-43 …… 29, 68, 98, 155
- TLR3 …… 158
- translocated in liposarcoma/fused in sarcoma（TLS/FUS）…… 43

- TRPM2 …… 144
- TRPM2チャネル …… 136
- TRPV4チャネル …… 137
- TRPチャネル …… 144

## ●V
- V1a受容体 …… 56
- V1b受容体 …… 56

## ●あ
- アストロサイト …… 61, 84, 102, 108, 126, 133, 148, 159, 163
- アセチルコリン …… 210
- アダプタータンパク質 …… 37
- アミロイド …… 153
- アミロイドβ（Aβ）…… 61, 116
- アミロイドβタンパク …… 130
- アミロイドβペプチド（Aβ）…… 171
- アミロイドイメージング …… 190
- アミロイドオリゴマー …… 190
- アルツハイマー病 …… 61, 79, 84, 130, 171, 190

## ●い
- イオンチャネル …… 148
- 異常プリオンタンパク質 …… 67
- 一酸化窒素 …… 78, 180
- 遺伝子コード型Ca$^{2+}$プローブ（GECI）…… 108
- 遺伝子多型 …… 117
- 遺伝性パーキンソン病 …… 33
- イメージング …… 178, 207

## ●う
- 運動ニューロン …… 90, 97

## ●え
- 炎症 …… 131
- エンドサイトーシス …… 160
- エンドセリン …… 149

## ●お
- オートファゴソーム …… 37
- オートファジー …… 32, 37, 100
- オートファジー・リソソーム系 …… 26
- オプチニューリン …… 29, 97
- オプトジェネティクス …… 125
- オリゴデンドロサイト …… 85
- 温度 …… 136
- 温度感受性TRPチャネル …… 136

## ●か
- 過還元状態 …… 213
- 獲得免疫 …… 85

## キーワードINDEX

過酸化水素 ……………………… 137, 178
活性酸素 …………………………………… 178
カルシウム ………………………………… 178
カルシニューリン ………………………… 62

● き
拮抗薬 ……………………………………… 60
ギャップ結合 ……………………………… 121
凝集体 ……………………………………… 67
局所神経回路 ……………………………… 58
局所的翻訳 ………………………………… 46
筋萎縮性側索硬化症（ALS）
 ……………………… 43, 67, 84, 97, 102, 154

● く
グリア細胞 …………………………… 61, 142
グリア神経相互作用 …………………… 125
グリア-神経連関 ………………………… 112
グリオトランスミッター ……………… 148
グリコーゲン ……………………………… 165
クルクミン ………………………………… 190
グルタチオン ……………………………… 102
グルタミン酸 ………………………… 119, 127
グルタミン酸受容体 …………………… 195
グルタミン酸トランスポーター
 ………………………………………………… 102
クロライドイオン流出 ………………… 139

● け
血液-脊髄関門 …………………………… 143
ケミカルシフト ………………………… 193
ケモカイン ………………………………… 120
顕微内視鏡 ………………………………… 202

● こ
抗酸化防御機構 …………………………… 102
高磁場MR画像装置 …………………… 191
孤束核 ……………………………………… 166
骨髄キメラマウス ……………………… 143
コンフォーメーション病 ………………… 68

● さ
サイトカイン ……………………………… 120
細胞間伝播 ………………………………… 67
酸化修飾 …………………………………… 178
酸化ストレス ……………………………… 212
三者間シナプス ……………………… 109, 164

● し
シーディング ……………………………… 153
軸索 ………………………………………… 37
軸索再生 …………………………………… 93
軸索損傷 …………………………………… 90
軸索変性 …………………………………… 50

軸索輸送 …………………………………… 52
視交叉上核 ………………………………… 55
自己免疫疾患 …………………………… 150
時差 ………………………………………… 54
ジスルフィド化 ………………………… 179
自然免疫 …………………………… 85, 158
質量顕微鏡法 …………………………… 207
質量分析 …………………………………… 207
質量分析イメージング ………………… 207
シナプス …………………………………… 195
シフトワーク ……………………………… 54
自閉症 ……………………………………… 199
周産期ウイルス感染 …………………… 158
シュワン細胞 ……………………………… 94
神経炎症 …………………………………… 119
神経炎症応答 …………………………… 142
神経細胞 …………………………… 37, 108
神経細胞死 ……………………………… 119
神経障害性疼痛 ………………………… 142
神経伝達物質 …………………………… 210
神経発達障害 …………………………… 159
神経変性 ………………………………… 119
神経変性疾患 ……… 34, 43, 67, 77, 84, 153

● す
ストレス顆粒 ……………………………… 44
スパイン …………………………………… 195

● せ
精神疾患原因遺伝子 …………………… 199
生体リズム ………………………………… 54
脊髄内移行 ……………………………… 143
セクレターゼ …………………………… 130
線維芽細胞 ……………………………… 94
選択的スプライシング ………………… 44
前頭側頭葉変性症（FTLD）…………… 67
全反射顕微鏡 …………………………… 197

● た
体液恒常性 ……………………………… 148
タウタンパク …………………………… 171
多系統萎縮症 …………………………… 185
タンパク質凝集 ………………………… 153
タンパク質フォールディング ………… 153

● ち
知的障害 ………………………………… 199
遅発性小脳失調症 ……………………… 48
中心色素融解 …………………………… 28
中枢神経感作 …………………………… 143
チロシンキナーゼ ……………………… 117
チロシンホスファターゼ ……………… 114

● て
テトラサイクリン遺伝子発現誘導
 システム（Tet システム）………… 126

● と
統合失調症 ……………………………… 158
毒性転換 ………………………………… 119
時計遺伝子 ……………………………… 55
トランスジェニックマウス …………… 172
トランスロケータータンパク
 （TSPO）………………………………… 174
貪食 ………………………………………… 114

● に
乳酸 ……………………………………… 148
認知症 ……………………………………… 68

● の
脳弓下器官 ……………………………… 148
脳虚血 …………………………………… 102
脳脊髄液産生 …………………………… 139

● は
パーキンソン症候群 …………………… 72
パーキンソン病
 …………………… 32, 72, 77, 84, 102, 185, 212
バソプレッシン ………………………… 56

● ひ
非細胞自律性神経細胞死 ……………… 84
品質管理 ………………………………… 74

● ふ
封入体 ………………………………… 32, 98
フッ素MR画像法 ……………………… 190
ブニナ小体 ……………………………… 29
プルキンエ細胞 …………………… 50, 180
分解 ……………………………………… 130
分子イメージング ……………………… 186

● へ
ペア型受容体ファミリー ……………… 117
ヘミチャネル …………………………… 121
変異SOD1マウス ……………………… 84
ベンゾオキサゾール …………………… 192

● ほ
ポジトロン断層撮影（PET）………… 172
本態性高Na血症 ……………………… 149

● ま
膜電位 ……………………………………… 73
マクロファージ …………………… 94, 142
末梢神経感作 …………………………… 142

219

## ▶▶キーワードINDEX

末梢時計 ................................. 55
マトリクス ............................. 207

● み
ミエリン ................................ 116
ミクロ解析 ............................. 202
ミクログリア
　‥ 84, 93, 114, 119, 133, 137, 142, 174
水移動 ................................... 139
ミトコンドリア ................. 72, 77
ミトコンドリア呼吸鎖 ........... 213
ミトコンドリアダイナミクス ... 77
ミトコンドリア病 .................. 213
ミトファジー ........................ 214

● め
メタロチオネイン .................. 102
免疫系細胞 ............................ 142

● も
モータータンパク質 ................ 52
モノカルボン酸トランスポーター
　（MCT）............................... 165

● ゆ
ユビキチン ............................. 72
ユビキチン・プロテアソーム系 ... 26
ユビキチンリガーゼ ................. 77

● ら
ラクテート ............................ 165
● り
リアノジン受容体 .................. 180
リスク因子 ............................ 130
リソソーム ....................... 34, 37
緑色蛍光タンパク質（GFP）........ 108

● れ
レビー小体型認知症 .............. 186

● ろ
老化 ...................................... 178
老人斑 .................................. 190

## 遺伝子医学MOOK別冊

### いまさら聞けない『遺伝医学』

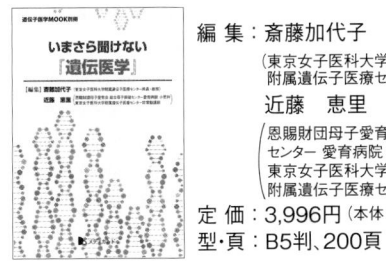

編 集：斎藤加代子
（東京女子医科大学
附属遺伝子医療センター所長・教授）
近藤 恵里
（恩賜財団母子愛育会 総合母子保健
センター 愛育病院 小児科
東京女子医科大学
附属遺伝子医療センター非常勤講師）
定 価：3,996円（本体 3,700円＋税）
型・頁：B5判、200頁

### 細胞の3次元組織化
－その最先端技術と材料技術
　再生医療とその支援分野（細胞研究,創薬研究）への
　応用と発展のために

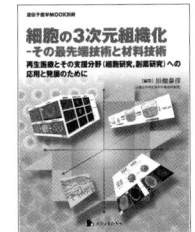

編 集：田畑泰彦
（京都大学再生医科学研究所教授）
定 価：6,264円（本体 5,800円＋税）
型・頁：A4変型判、372頁

### 細胞死研究の今
－疾患との関わり,創薬に向けてのアプローチ

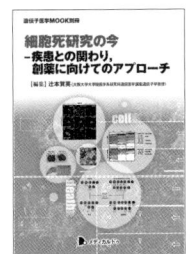

編 集：辻本賀英
（大阪大学大学院医学系研究科教授）
定 価：2,700円（本体 2,500円＋税）
型・頁：B5判、108頁

### ここまで広がる
ドラッグ徐放技術の最前線
　古くて新しいドラッグデリバリーシステム（DDS）

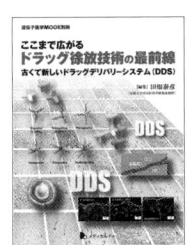

編 集：田畑泰彦
（京都大学再生医科学研究所教授）
定 価：6,171円（本体 5,714円＋税）
型・頁：A4変型判、376頁

## 単行本

### 放射線被ばくへの不安を軽減するために
医療従事者のためのカウンセリングハンドブック
－3.11.南相馬における医療支援活動の記録－

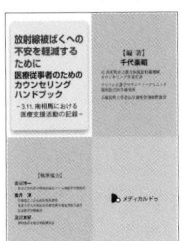

著 者：千代豪昭
（元 南相馬市立総合病院放射線健康カウンセリング
外来室長
クリフム夫律子マタニティクリニック臨床胎児医学研
究所
兵庫医科大学遺伝学講座特別招聘教授）
執筆協力：
古川洋一（東京大学医科学研究所教授）
室月 淳（宮城県立こども病院／東北大学大学院医学系研究科教授）
及川友好（南相馬市立総合病院副院長）
定 価：3,132円（本体 2,900円＋税）
型・頁：A5判、194頁

### これ一冊で再生医療のすべてがわかる
自然治癒力を介して病気を治す。
体にやさしい医療「再生医療」
－細胞を元気づけて病気を治す－

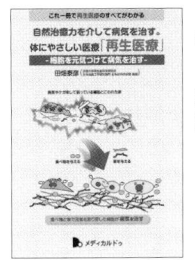

著 者：田畑泰彦
（京都大学再生医科学研究所教授）
定 価：1,851円（本体 1,714円＋税）
型・頁：A5判、124頁

**お求めは医学書販売店、大学生協もしくは弊社購読係まで**

発行／直接のご注文は

**株式会社 メディカルドゥ**

〒550-0004
大阪市西区靱本町 1-6-6　大阪華東ビル 5F
TEL.06-6441-2231　FAX.06-6441-3227
E-mail　home@medicaldo.co.jp
URL　http://www.medicaldo.co.jp

トランスレーショナルリサーチを支援する　※1, 3, 7, 8号は在庫がございません

# 遺伝子医学 MOOK
*Gene & Medicine*

## 10号
### DNAチップ/マイクロアレイ臨床応用の実際
- 基礎、最新技術、臨床・創薬研究応用への実際から今後の展開・問題点まで -

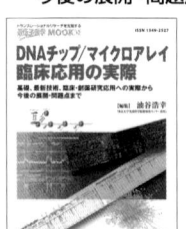

編　集：油谷浩幸
（東京大学先端科学技術研究センター教授）

定　価：本体 5,810円＋税
型・頁：B5判、408頁

## 9号
### ますます広がる 分子イメージング技術
生物医学研究から創薬、先端医療までを支える
分子イメージング技術・DDSとの技術融合

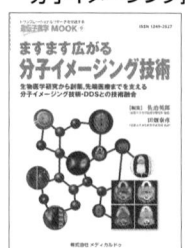

編　集：佐治英郎
（京都大学大学院薬学研究科教授）
田畑泰彦
（京都大学再生医科学研究所教授）

定　価：本体 5,333円＋税
型・頁：B5判、328頁

## 6号
### シグナル伝達病を知る
- その分子機序解明から新たな治療戦略まで -

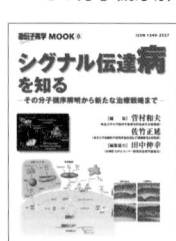

編　集：菅村和夫
（東北大学大学院医学系研究科教授）
佐竹正延
（東北大学加齢医学研究所教授）
編集協力：田中伸幸
（宮城県立がんセンター研究所部長）

定　価：本体 5,000円＋税
型・頁：B5判、328頁

## 5号
先端生物医学研究・医療のための遺伝子導入テクノロジー
### ウイルスを用いない遺伝子導入法の材料，技術，方法論の新たな展開

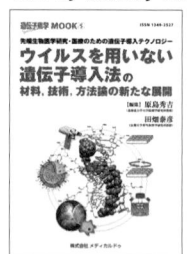

編　集：原島秀吉
（北海道大学大学院薬学研究科教授）
田畑泰彦
（京都大学再生医科学研究所教授）

定　価：本体 5,000円＋税
型・頁：B5判、268頁

## 4号
### RNAと創薬

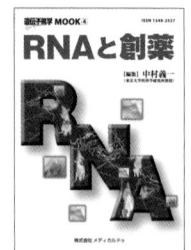

編　集：中村義一
（東京大学医科学研究所教授）

定　価：本体 5,000円＋税
型・頁：B5判、236頁

## 2号
### 疾患プロテオミクスの最前線
- プロテオミクスで病気を治せるか -

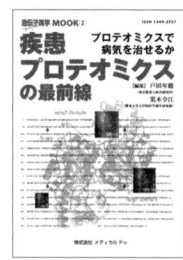

編　集：戸田年総
（東京都老人総合研究所グループリーダー）
荒木令江
（熊本大学大学院医学薬学研究部）

定　価：本体 5,714円＋税
型・頁：B5判、404頁

お求めは医学書販売店、大学生協もしくは弊社購読係まで

発行／直接のご注文は

**株式会社 メディカルドゥ**

〒550-0004
大阪市西区靱本町 1-6-6　大阪華東ビル 5F
TEL.06-6441-2231　FAX.06-6441-3227
E-mail　home@medicaldo.co.jp
URL　http://www.medicaldo.co.jp

トランスレーショナルリサーチを支援する

# 遺伝子医学 MOOK
*Gene & Medicine*

## 16号
### メタボロミクス：その解析技術と臨床・創薬応用研究の最前線

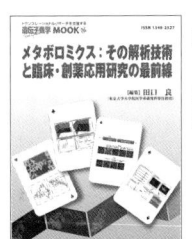

編 集：田口　良
（東京大学大学院医学系研究科特任教授）
定 価：本体 5,238円＋税
型・頁：B5判、252頁

## 15号
### 最新RNAと疾患
今，注目のリボソームから疾患・創薬応用研究までRNAマシナリーに迫る

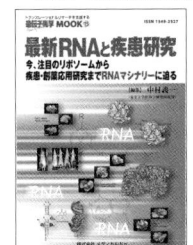

編 集：中村義一
（東京大学医科学研究所教授）
定 価：本体 5,143円＋税
型・頁：B5判、220頁

## 14号
次世代創薬テクノロジー
### 実践：インシリコ創薬の最前線

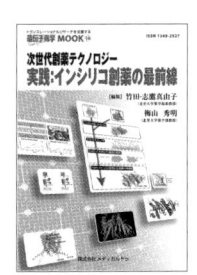

編 集：竹田-志鷹真由子
（北里大学薬学部准教授）
　　　　梅山秀明
（北里大学薬学部教授）
定 価：本体 5,143円＋税
型・頁：B5判、228頁

## 13号
### 患者までとどいている 再生誘導治療
バイオマテリアル，生体シグナル因子，細胞を利用した患者のための再生医療の実際

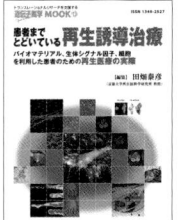

編 集：田畑泰彦
（京都大学再生医科学研究所教授）
定 価：本体 5,333円＋税
型・頁：B5判、316頁

## 12号
創薬研究者必見！
### 最新トランスポーター研究2009

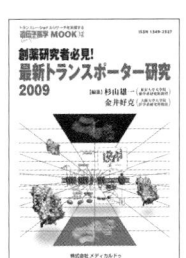

編 集：杉山雄一
（東京大学大学院薬学系研究科教授）
　　　　金井好克
（大阪大学大学院医学系研究科教授）
定 価：本体 5,333円＋税
型・頁：B5判、276頁

## 11号
### 臨床糖鎖バイオマーカーの開発
－糖鎖機能の解明とその応用

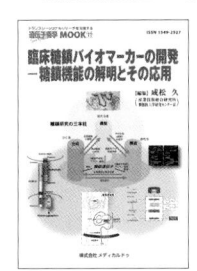

編 集：成松　久
（産業技術総合研究所糖鎖医工学研究センター長）
定 価：本体 5,333円＋税
型・頁：B5判、316頁

お求めは医学書販売店、大学生協もしくは弊社購読係まで

発行／直接のご注文は

**株式会社 メディカルドゥ**

〒550-0004
大阪市西区靱本町 1-6-6　大阪華東ビル 5F
TEL.06-6441-2231　FAX.06-6441-3227
E-mail　home@medicaldo.co.jp
URL　http://www.medicaldo.co.jp

トランスレーショナルリサーチを支援する

# 遺伝子医学 MOOK
*Gene & Medicine*

### 22号
**最新疾患モデルと病態解明,創薬応用研究,
細胞医薬創製研究の最前線**

最新疾患モデル動物,ヒト化マウス,モデル細胞,ES・iPS細胞を利用した病態解明から創薬まで

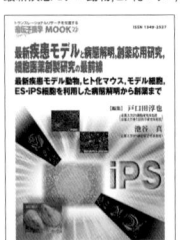

編　集：戸口田淳也
（京都大学iPS細胞研究所教授
京都大学再生医科学研究所教授）
池谷　真
（京都大学iPS細胞研究所准教授）

定　価：本体 5,333円＋税
型・頁：B5判、276頁

### 21号
**最新ペプチド合成技術と
その創薬研究への応用**

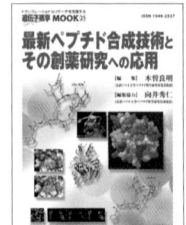

編　集：木曽良明
（長浜バイオ大学客員教授）
編集協力：向井秀仁
（長浜バイオ大学准教授）

定　価：本体 5,333円＋税
型・頁：B5判、316頁

### 20号
**ナノバイオ技術と
最新創薬応用研究**

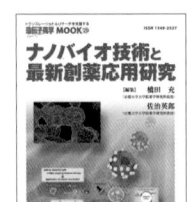

編　集：橋田　充
（京都大学大学院薬学研究科教授）
佐治英郎
（京都大学大学院薬学研究科教授）

定　価：本体 5,143円＋税
型・頁：B5判、228頁

### 19号
**トランスポートソーム
生体膜輸送機構の全体像に迫る**
基礎,臨床,創薬応用研究の最新成果

編　集：金井好克
（大阪大学大学院医学系研究科教授）

定　価：本体 5,333円＋税
型・頁：B5判、280頁

### 18号
**創薬研究への
分子イメージング応用**

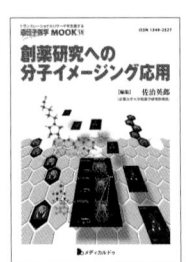

編　集：佐治英郎
（京都大学大学院薬学研究科教授）

定　価：本体 5,143円＋税
型・頁：B5判、228頁

### 17号
**事例に学ぶ。
実践、臨床応用研究の進め方**

編　集：川上浩司
（京都大学大学院医学研究科教授）

定　価：本体 5,143円＋税
型・頁：B5判、212頁

**お求めは医学書販売店、大学生協もしくは弊社購読係まで**

発行／直接のご注文は

**株式会社 メディカルドゥ**

〒550-0004
大阪市西区靱本町 1-6-6　大阪華東ビル 5F
TEL.06-6441-2231　FAX.06-6441-3227
E-mail　home@medicaldo.co.jp
URL　http://www.medicaldo.co.jp

## トランスレーショナルリサーチを支援する

# 遺伝子医学 MOOK
*Gene & Medicine*

### 25号 エピジェネティクスと病気

監 修：佐々木裕之（九州大学生体防御医学研究所エピゲノム制御学分野教授）
編 集：中尾　光善（熊本大学発生医学研究所細胞医学分野教授）
　　　　中島　欽一（九州大学大学院医学研究院応用幹細胞医科学部門教授）
定 価：本体 5,333 円＋税
型・頁：B5判、288頁

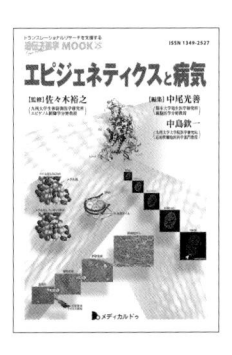

---

### 24号 最新生理活性脂質研究
### －実験手法，基礎的知識とその応用－

監 修：横溝岳彦（順天堂大学大学院医学研究科生化学第一講座教授）
編 集：青木淳賢（東北大学大学院薬学研究科分子細胞生化学分野教授）
　　　　杉本幸彦（熊本大学大学院生命科学研究部薬学生化学分野教授）
　　　　村上　誠（東京都医学総合研究所脂質代謝プロジェクトリーダー）
定 価：本体 5,333 円＋税
型・頁：B5判、312頁

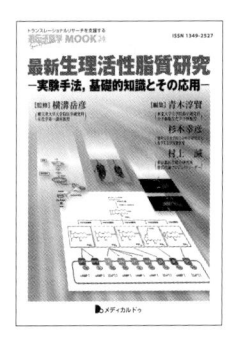

---

### 23号 臨床・創薬利用が見えてきた microRNA

監 修：落谷孝広（国立がん研究センター研究所分子細胞治療研究分野分野長）
編 集：黒田雅彦（東京医科大学分子病理学講座主任教授）
　　　　尾﨑充彦（鳥取大学医学部生命科学科病態生化学分野准教授）
定 価：本体 5,238 円＋税
型・頁：B5判、228頁

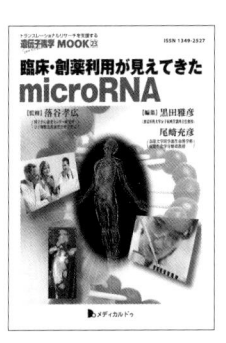

---

**お求めは医学書販売店、大学生協もしくは弊社購読係まで**

発行／直接のご注文は

**株式会社 メディカルドゥ**

〒550-0004
大阪市西区靱本町 1-6-6　大阪華東ビル 5F
TEL.06-6441-2231　FAX.06-6441-3227
E-mail　home@medicaldo.co.jp
URL　http://www.medicaldo.co.jp

# 編集者プロフィール

## 高橋良輔（たかはし　りょうすけ）
京都大学大学院医学研究科臨床神経学教授

| | |
|---|---|
| 1983 年 | 京都大学医学部卒業 |
| 1999 年 | 理化学研究所脳科学総合センターチームリーダー |
| 2005 年 | 京都大学医学研究科臨床神経学（神経内科）教授 |
| 2011 年 | 新学術領域「脳内環境 - 恒常性維持機構とその破綻」領域代表 |

## 漆谷　真（うるしたに　まこと）
京都大学大学院医学研究科臨床神経学准教授

| | | | |
|---|---|---|---|
| 1991 年 | 京都大学医学部卒業 | 2003 年 | カナダ・ラバル大学 CHUL リサーチセンター博士研究員 |
| | 京都大学医学部附属病院神経内科 | 2006 年 | 滋賀医科大学分子神経科学研究センター神経遺伝子解析分野助手 |
| 1992 年 | 財団法人住友病院神経内科医員 | | |
| 1996 年 | 京都大学大学院医学研究科博士課程入学 | 2007 年 | 同助教 |
| 2000 年 | 京都大学博士（医学） | 2009 年 | 同神経難病治療学分野准教授 |
| | 理化学研究所脳科学総合研究センター運動系神経変性研究チーム研究員 | 2013 年 | 京都大学大学院医学研究科臨床神経学准教授 |

## 山中宏二（やまなか　こうじ）
名古屋大学環境医学研究所教授，副所長

| | | | |
|---|---|---|---|
| 1992 年 | 京都大学医学部医学科卒業 | 2009 年 | 同運動ニューロン変性研究チームチームリーダー |
| 2000 年 | 同大学院医学研究科博士課程修了（博士（医学）） | 2013 年 | 名古屋大学環境医学研究所教授 |
| 2001 年 | 米国カリフォルニア大学サンディエゴ校博士研究員 | 2014 年 | 同副所長（兼務） |
| 2006 年 | 独立行政法人理化学研究所脳科学総合研究センターユニットリーダー | | |

## 樋口真人（ひぐち　まこと）
独立行政法人 放射線医学総合研究所分子イメージング研究センターチームリーダー

| | | | |
|---|---|---|---|
| 1993 年 | 東北大学医学部卒業 | 2003 年 | 独立行政法人理化学研究所脳科学総合研究センター研究員 |
| 1997 年 | 同大学院医学研究科修了（医学博士） | 2005 年 | 独立行政法人放射線医学総合研究所分子イメージング研究センターチームリーダー |
| 1999 年 | 同医学部附属病院老年・呼吸器内科助手 | | |
| | 米国ペンシルバニア大学医学部神経変性疾患研究センター研究員 | | |

---

遺伝子医学MOOK 26
**脳内環境−
維持機構と破綻がもたらす
疾患研究**

定　価：本体 5,200 円＋税
2014 年 11 月 25 日　第 1 版第 1 刷発行

編　集　高橋良輔・漆谷　真
　　　　山中宏二・樋口真人
発行人　大上　均
発行所　株式会社 メディカル ドゥ

〒550-0004　大阪市西区靱本町 1-6-6 大阪華東ビル
TEL. 06-6441-2231/ FAX. 06-6441-3227
E-mail：home@medicaldo.co.jp
URL：http://www.medicaldo.co.jp
振替口座　00990-2-104175
印　刷　根間印刷株式会社
©MEDICAL DO CO., LTD. 2014　Printed in Japan

・本書の複製権・上映権・譲渡権・公衆送信権（送信可能化権を含む）は株式会社メディカルドゥが保有します。
・JCOPY ＜（社）出版者著作権管理機構 委託出版物＞
本書の無断複写は著作権法上での例外を除き禁じられています。複写される場合は、そのつど事前に、（社）出版者著作権管理機構（電話 03-3513-6969、FAX 03-3513-6979、e-mail: info@jcopy.or.jp）の許諾を得てください。

ISBN978-4-944157-56-3